内容简介

全书分九章，理法方穴术皆有涉猎。钩玄针灸要穴，提要九针所宜，论手法探幽述真，汇验方摘萃集锦，读书心悟不乏独到见解，诊余随笔旨在启人思路。重点着墨经得起重复验证的治疗方法，分别列于证治辑要章节之中，其中既有古哲今贤的捷法效方，也有二十几位老师亲传的验方效法，更多的是作者临证四十余年经验与教训的实录。经筋病从西医解剖着眼，脏腑病按中医经络论治，对于针灸临床颇具指导意义。

本书发皇古义、融会新知，立足临床、务实求效，对于临床针灸工作者来说，是一本值得阅读的参考书。

本 书 特 点

效：立言唯求有益于世。不论古哲今贤之理论经验，或是笔者的心得体会，必屡验于临床而确有疗效者，方辑入。

新：不让读者嚼甘蔗渣。一般针籍，尤其是教科书中之内容不再赘言。立论新颖，启人思路。但亦非诡异僻论，稽之经典有据，验于临床有征。虽然有些题目别人也做过文章，但当读者品尝之后，便知这旧坛子里装的是什么新酿。

精：力求提纲挈领、发微摘萃，语句简洁、文笔轻松，既免读一般科技书之呆板枯燥，也不敢浪费读者的宝贵时间。

好书如好友，愿此书能如好友与你相伴。

作者识

目　录

CONTENTS

针 道 摸 象

（第二版）

王文德　著

全国百佳图书出版单位
中国中医药出版社
·北京·

图书在版编目（CIP）数据

针道摸象/王文德著 . —2 版 . —北京：中国中医药出版社，2023.6（2024.1重印）
ISBN 978-7-5132-8089-1

Ⅰ.①针… Ⅱ.①王… Ⅲ.①针灸疗法 Ⅳ.①R245

中国国家版本馆 CIP 数据核字（2023）第 045487 号

中国中医药出版社出版

北京经济技术开发区科创十三街 31 号院二区 8 号楼
邮政编码　100176
传真　010-64405721
廊坊市佳艺印务有限公司印刷
各地新华书店经销

开本 710×1000　1/16　印张 18.5　字数 278 千字
2023 年 6 月第 2 版　2024 年 1 月第 2 次印刷
书号　ISBN 978-7-5132-8089-1

定价　78.00 元
网址　www.cptcm.com

服务热线　010-64405510
购书热线　010-89535836
维权打假　010-64405753

微信服务号　zgzyycbs
微商城网址　https：//kdt.im/LIdUGr
官方微博　http：//e.weibo.com/cptcm
天猫旗舰店网址　https：//zgzyycbs.tmall.com

第一章　针道遗蕴

　　针道玄微，登堂入室者有几；一有所得，秘藏金匮者甚多。医乃济世寿民之术，自应布公天下同道，善法多一人知晓，则可多解除疾苦无数。不才淡泊世事，酷爱针道，读书有悟，临证有得，则点缀成文，其中不乏探幽发微之处，摘出与君共赏析。

一、意念是手法之真髓

　　前贤云："医者意也。"此语用于针灸则更是恰如其分，明白了这句话也就领悟到了针刺手法的实质。

　　尽管针刺手法见仁见智、众说纷纭，有的相似相同，有的相异相反，但有一个不可否认的事实，即每个医生都可运用自己的手法取得效果。这就是说，从表面现象上来看虽然不尽相同，但实质上必然有一个共同之处。

　　医生辨证后根据疾病的不同性质来决定运用何种手法。未针前已形成运用哪一种手法的概念，既针时也必定是在意念的支配下进行操作，不论其形式有多少，也不管手指如何转动，都无不受意念的控制。而意为心之用，心是意之体。故曰：心乃手之主，手为心之使，针乃手之役；法从心生，手随意动，针应手转。由此可见，与其说是手法，倒不如说是心法，明乎此，则于针道思过半矣！

　　中国的另一国粹——武术，其拳法门派之多、招数之广，颇与针法相似。拳法的要领讲究意到气到，气到力到，神气之用是实质，而一招一式只不过是神气的发挥而已。这与针刺手法竟是如此相似。

　　手法包括技法和功力，一般书上所讲的手法是技法部分，针怎样提插捻转、手指如何动作，名目之多令人眼花缭乱，其实这些只是外在的表现形式。而真正的内涵是唯有自知而难以言语道断的功力。功力需要通过技法才能发挥得淋漓尽致，技巧只有用功力才能表达得出神入化，但功力是需要通过长时间的意念训练来提高的。制心一处、意气相随，手指是心意的表达，金针是手指的延伸。无怪乎祖典云"粗守形，上守神"，孙真人更是一语点破天机："夫为针者，不离乎心。"

二、腧穴乃病邪之出路

"扶正祛邪"，这一重要治则可见于每一本针灸书中，但针灸为什么能祛邪，则言者甚少。至于邪气又是怎样被祛除体外的，这个问题更是鲜有论及。

丙寅仲夏，在太原崇善寺为一青年僧人治疗胃脘疼痛，刚刺入足三里便觉一股寒气随针而出，持针手掌感觉明显且随着留针时间的延长，疼痛缓解而冷气也渐减，以后便在临床上留意观察验证了这一事实的客观性和普遍性。研究方法有以下四个方面。

（一）患者自己感觉

临证时常可听到患者诉身体某处有出凉风或冒热气的感觉，尤其是寒热之证明显者对病邪排出的体验颇深。有的患者在留针期间也能感觉到邪气的排出。曾治许某之肋软骨炎，先针内关，得气后传感至咽，继刺阿是即患肋之最高点，针尖摩骨，患者自觉一股热气从胸至咽喉经手而出，胸痛立止。有一次在为寒湿腰痛患者深刺大肠俞时，患者觉得一股冷气自腰下腿至脚心窜出，而后腰痛遂除。

（二）医者测试

医者手掌伸开，掌心对着针尾以测病气。治李某之头痛。李某，产后20天在院内行走时，忽觉一股凉风从脑后钻入，遂致头痛，针药少效，病已经年。因思《经》云"脑为髓之海，其输上在于其盖，下在风府"。病从风府入，还需由此出，乃针风府，当用手掌测试时，手心如风吹，两位同道测试感觉一致。这种方法不论有无气功锻炼皆可运用。

（三）通过仪器观察

健康人的经络是一条白亮发光的线（带），腧穴是亮点。当人体发生疾病时相应的经络和腧穴所发之光即发暗，且因病势的轻重不同，而呈现灰色、青色或黑色。

（四）文献记载

《素问·缪刺论》曰："夫邪之客于形也，必先舍于皮毛，留而不去……入舍于经脉，内连五脏，散于肠胃。"这是说外邪之内。《灵枢·邪客》云："肺心有邪，其气留于两肘；肝有邪，其气留于两腋；脾有邪，其气留于两髀；肾有邪，其气留于两腘。"这是说内邪外传。正所谓"天之风寒暑湿燥火，无形之气每常从络入经；人之气血痰饮积聚，有形之物每常由经滞络"。

《灵枢·小针解》对"神乎神，客在门"作如是解："神客者，正邪共会也。神者，正气也；客者，邪气也；在门者，邪循正气之所出入也。"邪正出入之门即腧穴。而《素问·气穴论》则更明确指出："孙络三百六十五穴会……以溢奇邪，以通荣卫。"《灵枢·刺节真邪》曰："凡刺热邪越而沧，出游不归，乃无病，为开通，辟门户，使邪得出病乃已。"巢元方也曾有"人脏腑俞皆在背中，风多从俞入，随所中之俞而发病"之论。吕景山论对穴中也有"风池、风府为风寒之邪侵入的门户，以针刺之可以祛风散邪而治一切风疾"的记载。高式国释风府"犹统领风穴之衙府也，以病理言之，则风邪内传之门户也"，释脑户说"脑喜清凉，养生家按摩脑后兼以搓敲，能使头目清爽，乃由脑户穴放出头部郁热也"。代田文志著《针灸真髓》中谈及"门脉通三十六门，此门不通疾病不能治愈，疾病也全要由门进出的"，这三十六门是指穴名有门字的36个腧穴，如风门、哑门、梁门等。事实上邪气之进出并不限于门穴，每一个腧穴都是邪气出入的门户，不过十二经穴在十二时辰中有启有闭罢了。因为人与天地息息相通，其中腧穴就是人体和外界相通的重要门户。

不难看出，腧穴是病邪出入的门户这一观点，已散见于上述文献记载中，只不过是未明确或单独提出来。

小结：当人体发生疾病时，邪气和正气并存于经络腧穴中，病变部位是邪气侵犯产生的中心，病邪沿着相应的经络而至腧穴以寻求出路，形成病—经—穴的格式，当病邪过盛来不及从腧穴排出，或腧穴闭而不开时，邪气就聚集在腧穴中，于是就在腧穴上出现疼痛、压痛或其他阳性病理反应。针刺就是顺应了这个规律，因势利导，开通穴孔，以利于邪出，邪气就是从病灶沿着经络到腧穴从针体排出体外的。明白了这个道理，我们也就清楚了选取与疾病相关腧穴的重要性，也就懂得了如何运用泻法。

附：三十六门

金门、魂门、殷门、箕门、冲门、液门、风门、肓门、哑门、命门、幽门、梁门、关门、滑肉门、章门、京门、神门、郄门、云门。

三、大穴论

20世纪80年代，有人用仪器研究生命现象，以探索其实质并期望总结出规律。发现经络是一条光亮的线，而腧穴就像串在银线上的一颗颗珍珠，这些光亮的穴（生物冷光，国外称之为"查瑞克"）有大有小，分四五个等级；而亮点大的就叫作大穴，其形状大，那么功用自然也就与众不同了。第一大的腧穴是百会、涌泉、劳宫、丹田，第二大的是风府、大椎、至阳、命门、会阴、天目、承浆、膻中、中脘、肩井、肩髃、曲池、合谷、环跳、阴陵泉、足三里、悬钟等。（图1-1）

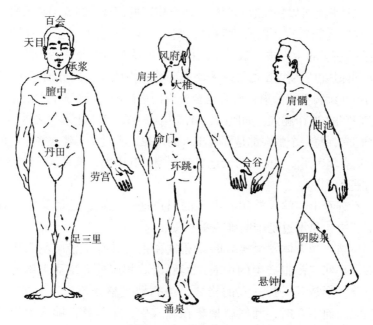

图1-1　全身大穴

王执中在《针灸资生经》中谈道："偶睹阴阳书有云，人身四穴最急应，四百四病皆能治之，百会盖其一也。"每当读到此，常以不知其他三穴为憾。后来当得知大穴之说后才恍然大悟，这百病皆治的四大穴即是大穴中之最大者——百会、涌泉、劳宫、丹田（图1-2），这是以天目所见，其功夫以练己修真所得，故与道家所言应是相去不远。

人身乃一小天地，与四时相应，与天地相通，而百会接天气，涌泉连地气，劳宫通神气，丹田固元气，可见四穴于人命至关重要，尤其是在危重患者的救治中，善用者每有起死回生之功，但要记住丹田内藏真元，不可妄针。

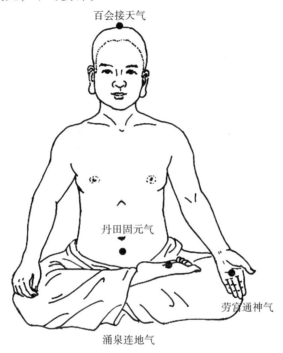

百会接天气

丹田固元气

劳宫通神气

涌泉连地气

图 1-2　四大穴

李濒湖在《奇经八脉考》中曾引用张紫阳语"内景隧道惟返观内视者照察之"。张伯瑞，字紫阳，曾在天台山之琼台仙谷炼丹修真得道，创道家南宗。传说黄帝亦曾去天台求道，这些修行者积精全神，返观内视，洞悉了人体的藏象经络，所以中医学与道教的关系就更密切些。"子午流注针法"即是全真派丘处机道长所创。现在的经络研究是向外去找，南辕北辙，结果可想而知。

话说得远了，不论从生理功能上看，还是从治疗作用上讲，较之一般的腧穴，大穴就显得更重要一些。这一点就如同针灸要穴一样，但它是从另一种角度，用另一种方法去认识腧穴，所以大穴与要穴可以互补。当我们取一般孔穴不效时，不妨试用一下开大穴的方法，有时会收到意想不到的效果，尤其在许多慢性病与疑难怪病的治疗中，学会了大穴理论，就多掌握了一套行之有效的方法。

附：四百四病，有二说

其一，凡百病不离五脏，五脏各有八十一种疾冷热风，计成四百四病，识其相类，善以知之。病有四种：一冷痹、二气疾、三邪风、四热毒。（《备急千金要方》）

其二，四大增损所生病

1. 地大增者肿结沉重身体枯瘠等一百零一种病生。
2. 水大增者痰癊胀满腹痛下痢等一百零一种病生。
3. 火大增者煎寒壮热支节皆痛等一百零一种病生。
4. 风大增者虚悬战掉呕逆气急等一百零一种病生。

四、任督二脉燮理阴阳

道家修命，首重周天，抽坎添离，真气运行，百日筑基，千日大成。有谚云"周天一通，百病不生"，虽涉过誉，但任督二脉在人体中确实至关重要。你看它环行前后，历循三焦，诸多大穴珠贯其中，故为阴阳之总纲，对十二经气血起着统领、主导、调节、蓄溢的作用，而其中许多腧穴有着神奇的疗效。诸如长强通颠，虚证病久之头痛当针；丹田藏真，五劳七伤之羸象常灸。百会苏厥，扁鹊公医名因之鹊起；人中回生，老百姓常用之以救危。哑门止小儿夜啼；承浆疏妇人气郁。六寸芒针入身柱透风府，定成人癫狂；从大椎往下数七穴点刺，退小儿高热。颈椎病钩刺大椎，腰脊痛埋线阳关。补风府治历节卓效，灸神阙追亡阳速归。关元灸治下元虚损，中脘斡旋三焦气机。胃脘痛指压至阳立止，气不畅针刺膻中即通。督脉治痿，乃乐亭先生之良方；素髎升压，为近代针医之新识。鸠尾深刺治癫狂痫，长强滞针愈肠套叠。针天突理肺失宣降，刺气海调气机紊乱。埋线督脉治痫证有良效，寄针中脘除胃病之难瘳。

任督之用、难尽其要，略述斯言，管中窥豹。概言之，热者宜泻督、寒证须温督、虚劳补任督、久病通任督，遇到危急重症难治病，请君勿忘小周天。

五、铁门关守将——项三针

枕下项上发际中，乃是真元入脑处，修真者谓之玉枕关，它是通督三关中最难通的一关，故又叫铁门关。重关必守大将，天柱独任其能。天柱在平后发际项筋两侧，即斜方肌外侧缘凹陷中，左右各一；与两穴同一水平线之督脉上一穴（哑门）。一名三穴，故名"项三针"（图1-3）。

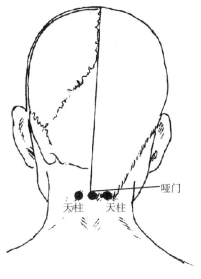

图1-3 项三针

取穴：用拇指循斜方肌外缘，从上往下按压，当触及明显压痛点时是穴。两侧都有压痛点即以两点连线中点定第三点；如只一侧有压痛点或一侧压痛明显者，即在此点的水平线上定另两点。如无压痛，则不针。

刺法：先刺两边，后针中间。得气后施以补泻。以补为主。笔者用的手法为：用拇、食指指腹夹住针柄，从针尾往里捋，同时意念使天地间清气通过针体进入体内为补；从针根往外捋，意念将病气拉出体外为泻。

深度：以病为准，因人而异。如骨病深刺至骨，筋病中筋为度。

留针：一般留针30分钟左右。

通过上百例临床观察，项三针对头项腰背四肢疾病有不同程度的治疗作用，有些病症单用项三针即效，有些则需配合其他穴位或治法才能增强或巩固疗效。而对某些慢性病，间以项三针作为整体疗法，其疗效则可明显提高。

从位置上看，脑为元神之府，借颈项联系全身，颈项如关隘，项三针为守将，位处要冲，其用必宏，故能上达头面、下贯腰脊、远至下肢、横行手臂。

从经脉来讲，项三针属督脉和足太阳膀胱经，督脉为全身阳气之总纲，膀胱经乃经脉中走行最长者，故以调理二经气血能治全身。

从功用论，项三针以振奋阳气、温通经脉见长，故擅治阳馁气虚、寒邪偏盛之证。

项三针得气强、感传明显、治疗范围广，但令人不解的是，有时疗效特佳，有时则平平如也，不知是何原因，尚待进一步研究。

例一 头痛 周某，女，16岁，学生。头痛两小时，上课时突发前额、两太阳穴处剧烈疼痛，咳嗽已四天，无寒热。毫针刺项三针，疼痛立止。

例二　眩晕　彭某，女，44 岁。眩晕 3 年。头昏耳鸣，午后面赤烘热，咽干口苦，胸肋胀满，不思饮食，性急易怒，乏力潮热，热时喜盖棉被。风阳上扰是标，阴血亏虚是本。实验室检查：RBC（红细胞）3.02×10^{12}/L，Hb（血红蛋白）85g/L。急则治标，取项三针。针两侧即眩减，刺中穴头脑清朗，手心微汗，眩晕消失。嘱服铁剂以治贫血。

例三　腰痛　刘某，男，35 岁，农民。腰胯疼痛不能负重，劳则甚，查腰肌紧张压痛，火针腰夹脊，毫针刺志室、昆仑、天柱。四诊时腰胯酸困微痛，项三针施补，热传至腰，手心热感明显，酸痛消除，次日挑水 3 担，腰亦未痛。

六、开发颈项区

颈项八经 18 穴，自前向后依次为：任脉天突、廉泉；足阳明胃经人迎、气舍、水突、缺盆；手阳明大肠经天鼎、扶突；手太阳小肠经天窗、天容；手少阳三焦经天牖、翳风；足少阳胆经完骨、风池；足太阳膀胱经天柱；督脉风府、哑门、大椎（图 1 -4）。

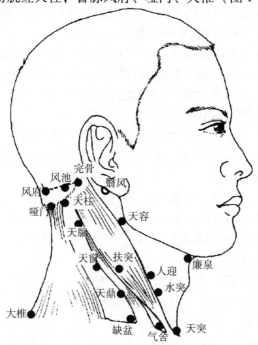

图 1 -4　颈项 18 穴

《针经》讲手足阳经脉气流行出入的部位是根、溜、注、入。而入在颈部、络穴，"根结"六穴即人迎、扶突、天鼎、天窗、天牖、天突。缺盆为十二经通行之道路；人迎为气海之输，功擅调气；天突处胸骨上窝，偏于降逆；天鼎、扶突扼上下通道，上治咽喉颈项，下通肩臂肘腕。风池、风府为治风要穴，外散风寒风热，内平肝风脑风；而风府主咽喉诸病及毒气归心等恶证。大椎治寒热诸疾。而将西医学知识运用于针灸的神经干刺激疗法中之臂丛神经点、颈夹脊、芒针创用穴"全知"、善治延髓疾病之项针等，皆重视颈部取穴。总之，颈项腧穴，上治头面五官，下治躯干四肢，内调脏腑气机；其颈部穴治心腹胸胁在里之疾，项部穴主肩背腰腿阳分之病。近人总结《灵枢·本输》《灵枢·寒热》之颈部八要穴：天突、人迎、扶突、天容、天窗、天牖、天柱、风府，这些腧穴治疗急症和全身性疾病，取效甚捷。其中天突、扶突、人迎主治哮喘、咳嗽、鼻衄、胃痛、发热、头痛；天窗、天容、天牖主治头痛、耳鸣、暴聋、中风偏瘫、上肢关节痛；天柱、风府主治外感风寒、头痛、项强、寒热汗出、眩晕、目疾、腰痛、下肢疾患。

这绝非夸大其词，诸君试想，头为元神之府，通过颈项以主宰联系全身。颈项是承上启下之要津，而其前有饮食空气入肺胃的咽喉之地，后有真气上入脑髓的玉枕关，居此要塞的腧穴功用自然大不一般。遗憾的是一般针灸书籍着墨不多，而现今的教科书又标明颈项区治局部病，使颈项诸穴难免有英雄无用武之地之慨，可见开发颈项区已是刻不容缓。

七、针刺以泻为先

"风、寒、暑、湿、燥、火无形之气，每常由络入经；气、血、痰、湿、积、聚有形之物，每常由经滞络。"无论是外来之邪，还是内生之患，留于人体皆是病。所谓是病必有邪，无邪不成病，病邪一日不除，患体一日难安。故治病当以祛邪为先务，针刺当以泻法为首着。

或曰："虚则补之，实则泻之"，乃千古明训，尔今不论虚实概以泻法为先，用之实证则可，施于虚证，毋乃犯虚虚之戒哉。

答曰：《经》云"邪气盛则实，精气夺则虚"；又"邪之所凑，其气必虚"。正虚邪实方致病，从邪正相争之病机来讲，不外乎正虚、邪实和虚实夹杂。

纯虚、大虚之人，即神亏气虚形羸者，则是：阴阳俱不足，勿以针，当以甘药，或用灸法，《内经》已有明文，非针之所宜。

所谓实证，也是相对正虚而言，邪气偏盛，自当祛邪为主。

虚实夹杂之证，则需根据邪正双方力量之具体情况，而分为大泻、小泻，亦可补泻分先后，先泻后补，祛邪以扶正。

其实，从针灸学角度来认识疾病，不过是邪正相争而致脏腑经络的气血阴阳失调而已。邪正并存于体内，病邪由经络至腧穴，欲出无门或欲出不畅，针刺就是开穴启闭、打通出路，以使病邪排出体外。所以，针刺当以泻为先，邪去则正安。

八、调血亦可调气

张来有先生之经络收放疗法中有指压肓俞（腹主动脉）治疗腰腿疼痛之法。其法为患者仰卧，术者立其侧，双手拇指按压肓俞约30秒后迅速起手，然后再重复三至五次，使患者感觉两腿发热。效果佳时，可上至头面，下至足趾，后达腰脊，乃至全身发热。

考张氏此法，《内经》已有记载，即按冲脉法。冲脉为五脏六腑之海，其上出颃颡，渗诸阳、灌诸经；其注少阴之络，并于少阴之经，渗三阴；后入脊中，前并肾脉。病症：厥则寒、腹痛、体重、身痛。《灵枢·百病始生》云"其著于伏冲之脉者，揣之应手而动，发手则热气下于两股，如汤沃之状"，形象地描述了医者手下的感觉和患者被按后的反应。《灵枢·杂病》云："腹痛，刺脐左右动脉，已刺按之，立已；不已，刺气街，已刺按之，立已。"

《灵枢·杂病》云："颅痛刺足阳明曲周动脉见血，立已；不已，按人迎于经，立已。"这里不仅是按，还是先刺动脉见血。实际上，人迎为气海之输，按之不只治颅痛，亦可治头面、五官、胸中之疾。

李墨林大师治疗颈椎病的手法中有一招是术者用两拇指分别按压极泉（腋动脉）与太渊（桡动脉）一压一放，并观察手掌颜色变化（压则白，放则红），对改善上肢血液循环疗效甚佳。

按人迎（颈总动脉）主治头面五官，按极泉（腋动脉）主治上肢，按气冲（腹股沟动脉处）主治下肢，按肓俞（腹主动脉）主治全身而以腰腿为主。只是按压人迎不可用力太大，以免刺激颈动脉窦而引起不适。

我们在临床上用按压脐旁动脉法，治疗阳虚气馁、寒湿偏盛、血行不畅诸症，如风寒湿痹、腰痛、腰腿痛、下肢寒冷感以及下肢水肿等。此法能有效且迅速地改善下肢血液循环。或单独运用，或配合针灸。

1990 年夏秋之交，在五台山治一位患风湿性心脏病多年的老者，双下肢水肿，时有心悸，为其按压肓俞，并推拿背俞穴，三日后，左下肢肿胀全消，右下肢尚有轻微肿胀。

1990 年 12 月，在忻州市阳方口中心卫生院治一位张姓女教师，年近三十，未婚，自觉双下肢冰冷，夏天亦需穿棉裤。以按压脐旁动脉为主，配合毫针、火针，约两周后痊愈。

2000 年在深圳市康复医院治一年过七旬的老人，双下肢膝以下水肿，两脚肿胀穿鞋困难，原籍东北，满族，北方人有"男怕穿靴、女怕戴帽"之说，所以已准备好后事。经按压肓俞，圆利针刺"代秩边"，麻热感传至足底，艾灸三阴交，三日后肿胀全消。老人于2017 年农历七月二十一辞世。

笔者自1990 年学得此法，运用此法治疗患者成千上万，颇觉得心应手。惜如此善法，今鲜为人知，故写出以献于同仁，实可补针灸力所不逮。

气血者，同类而异名耳，分之则二，合则为一。气为血之用，血为气之体，同行于经脉，名可分而实不可离。一位入静者看到经络中运行的是白色的气，并说不知中医经络之中是气还是血，他的治学态度是实事求是的，其返观内视时看到的现象也是客观存在的，只是未明气血一体之理。若论经络之气血，本是一物，血在经脉中运行，在组织内布化，乃是动态之血、气化之血。这和自然界中的水、气互化，同属一理。

"用针之类，在于调气"，毫针是通过调气来调血的，而本法和锋针放血则是通过调血来调气的，只不过锋针是刺静脉放出瘀血而疏通经络，本法则是通过对动脉的按压收放（或称启闭）来治疗疾病。三种方法相辅相成，皆可调理气血，只是或在气或在血，或调或补或泻，侧重点有所不同。

九、左升右降之临床应用

1991年在左云行医时，遇到一位老人，传授一招治疗复发性口腔溃疡的针灸验方，取心包经双侧，左侧中冲、劳宫、大陵、间使、曲泽、肩髃、肩井（胆经），大椎（督脉），右侧肩井（胆经）、肩髃、曲泽、间使、大陵、劳宫、中冲，以"左升右降"针法，用毫针循序浅刺，不留针。后在临床上遇到复发性口腔溃疡，即用此法，疗效甚佳。

2007年腊月南京出诊时，幸遇儿科专家陈主任授其治疗小儿咳喘的家传秘方，从左手起按肺经五输穴循序，即左手少商、鱼际、太渊、经渠、尺泽，大椎（督脉），然后针右手肺经五输穴，即尺泽、经渠、太渊、鱼际、少商。用毫针点刺不留针，轻者1次即愈，重者3次，并需配合背俞穴如风门、肺俞，针后拔罐或按摩。

2009年1月22日在太原治疗本科女医师张某之气郁胃痛，自诉昨日与家人争执后，遂觉气上冲于咽，右侧颈部、胃脘部疼痛。证属肝气不舒，左右者，阴阳之道路也，气机左升而右降，男子左气而右血，女子右气而左血。今气机升降失常，升而不降、郁而不通，故右侧颈部疼痛；肝木横逆乘胃，故胃脘部疼痛。

予针刺：天柱（右）、人迎（右）、内关（左）。

方解：膻中为气海，其腧穴上出于天柱、人迎，故针天柱、人迎；针内关以调神解郁、疏理气机。每针3~5呼，不留针，针后诸证顿消。病因脾气暴躁而起，嘱其以平和心态待人接物，调理情志，方为治本之策。

在教学生站桩时发现，男生左半身容易出现气感，女生则右半身气感更加明显，说明古人的"男左女右"之说是有理论依据的。

"左右者，阴阳之道路也"，一般多解作肝主左升，肺主右降，脾主升、胃主降，这是从全身整体来论升降，其实，阴阳之中又分阴阳，一脏之中亦有升降，尤其是从经络角度来讲，就更是这样。每一条经络都是由手足、阴阳、脏腑三部分组成，经络走行线路呈左右对称形式，所以左升右降在这里可以体现得更形象、运用得更具体。

第二章　取穴述要

古之为医者，不在穴之妙用无穷，而在善用穴之妙用无穷也。

——清·陈廷铨《罗遗编》

一、经纬奇正取穴法

经纬奇正取穴法，是在总结了古今众多取穴、配穴方法的基础上而形成的一种精炼、实用、有效的取穴方法。它以脏腑经络辨证取穴为经，以定位取穴为纬，这样经纬相合，纵横交错，把人体分成无数个方格，所以只要能准确地指出病变的部位，就可以开出一张相应的治疗处方。而实际上，即使是用这种比较完备的取穴方法，有时也难以取得预期的效果，这就要用病穴取穴法来补充完善。因为病穴是和疾病直接相关的穴位，针之可以直泻病邪。如果说经纬取穴法是正师，那么病穴取穴法犹如奇兵，这样经纬相合、奇正相应，随证处方、出奇守正，就可以面对复杂的病证而游刃有余，达到治疗全身任何一个部位疾病的目的。

（一）取穴准绳——脏腑经络辨证取穴法

中医学整体观念认为，人体是一个有机的整体，是以五脏为中心、经络为通路，联系六腑、五体、五官、九窍、四肢百骸。因为脏腑学说是对人类复杂的生理、病理现象的高度概括，所以尽管全身病症多，但都可以按照脏腑经络辨证来归纳治疗。

如对一位内伤头痛的患者，则须用脏腑经络辨证来区别证型：头痛眩晕、胁肋胀满、口苦、舌红苔黄、脉弦有力，则辨为肝阳头痛，治当平肝潜阳。处方：太冲、太溪、风池、太阳、头维。头痛如刺，久病不愈，痛处固定不移，记忆力减退，舌暗有瘀斑，脉细或涩，治当活血化瘀。处方：阿是（放血）、大椎、天柱、合谷、三阴交。这就是脏腑经络辨证取穴法的运用。

如对肩痛的患者，则需要按脏腑经络辨证法来分辨属于哪条经脉的病变。肩内侧疼痛，后伸背手受限，为手太阴肺经病变，治取鱼际、阴陵泉；如痛在肩峰下前侧，且上举困难，属手阳明大肠经，治取合谷、条口透承山；痛在肩峰下后侧肩髎穴处，则属于手少阳三焦经，取中渚、阳陵泉；痛在肩后或肩胛处，当上肢内收横越胸前方时疼痛加重者，属手太阳小肠经，治取后溪、飞扬。

如舌痛一症，兼见心烦口渴、心尖红、小便短赤，用脏腑经络辨证为心火上炎，治当清心泄热，刺少府以泻心火。

下述三方面的病症也就是脏腑经络辨证取穴法的主要适应证：①五脏六腑病症；②经络循行线路上的病症；③与脏腑病变相关联的组织器官的疾病。

（二）异病同治——定位取穴法

临床上大多数的病症，都有明确的发病部位和范围。凡发生在某一部位的病症，只要选用一组常用配穴，就可以治疗该部发生的多种病症。虽然在脏腑经络辨证取穴法中也包含有定位的内容，但本法的定位则主要是采用西医的解剖定位。因为有些疾病，运用传统的脏腑经络辨证取穴法难以取效或收效甚微，而西医对这类疾病却有比较精细的认识。如以病变部位为取穴基准、以解剖学知识作为指导，则能取得良好的效果。

如肱骨外上髁炎一病，属中医之肘劳范畴，其痛点和压痛点在外上髁及其上下，其部位介于手阳明大肠经与手少阳三焦经之间，这就难以按经络辨证取穴来施治。虽然从经筋上来讲属于手阳明之筋，但遵《灵枢·经筋》之"治在燔针劫刺，以知为数，以痛为输"的方法则取效较缓。若按照西医解剖知识和病理学上对此病的新认识（粘连说），就可用小针刀或锋钩针剥离粘连，疼痛立止。

再如第三腰椎横突综合征，患者感觉腰痛，不能弯腰、久坐、久立，劳累后加重，休息后缓解。中医学认为腰为肾之府，所以腰痛虽可分为寒湿、瘀血等，认为其本皆为肾虚，而临床上用补肾之法则很难收效。实际上，此病多见于青壮年，肾虚尚不属主要原因。西医学认为其病理机制是腰背筋膜、骶棘肌和第三腰椎横突尖部慢性摩擦劳损或急性摩擦损伤出血、机化而发生粘连所致，用小针刀在横突尖部进行剥离和松解，使得此处骨肉粘连剥开、肌肉松解，往往就能收到立竿见影之效。

定位取穴法的适应证：①四肢躯干上的经筋病，尤其是颈肩臂腰背腿疼痛为本法最宜。②非十二经脉循行路线上的病变，如屈指肌腱狭窄性腱鞘炎。③与脏腑病关联不大的组织器官的疾病，如跟骨骨刺、脚扭伤等。

定位取穴法主要包括以下三个方面：①病位取穴法，即局部取穴法，此法尤其适用于病位固定、局限，且和全身其他组织器官联系不大或无关的疾病，如项韧带炎、肱骨外上髁炎、学生肘等，多取阿是穴。②与病位相对大体在同一水平面上的部位，如眼病取脑后的风池，胃脘痛取肝俞、胆俞、脾俞、胃俞。③根据神经节段支配理论，如上肢病取臂丛神经点，三叉神经痛选取眶上、眶下、颌神经点。

（三）直捣黄龙——病穴取穴法

病穴是指有阳性反应的腧穴，是疾病在腧穴上的反映，是和疾病直接相连的部位。病变部位是病邪产生的中心，病邪沿着经络（病经）而至腧穴，形成病—经—穴的格式。病邪与正气并存于经络中，可通过针孔来达到排邪外出的目的。当邪气过盛排出不畅或来不及排泄时，则堆积在腧穴这个出口上，因而出现压痛及其他反应。针刺病穴可以开通穴孔，直泻病邪。所以运用病穴取穴法，可使针刺具有更强的针对性，尤其是对邪气较盛的疾病，取效更捷。疾病反映于腧穴，是有一定规律可循的，掌握了这些规律，就可以节省查穴时间，提高治疗效果。主要的病穴多在俞、募、郄、原、下合穴，本经、表里经、同名经等。也有不少的病穴不在经穴或经脉上，这就是病理状态下的"经无常道"。而经筋病的病穴多在筋尽头，即肌肉的起止点及肌腱的附着点。

另外，病穴取穴法还有一个很重要的作用，就是可以验证辨证和取穴的正确与否。因为从病穴上，不仅可以确定病变的部位，而且可以从病穴反应物和触感的性质，来判断疾病的寒热虚实。一般来讲，触按凉感属寒证，热感属热证，疼痛隆起属实证，酸麻陷下属虚证。如治一胃脘痛的患者，疼痛数年，隐隐作痛，喜温喜按，舌淡苔白，口腔黏膜白斑，脉象沉迟，证属脾胃虚寒，按脏腑辨证取穴法，当取中脘、胃俞、足三里，而在查穴时却发现上述腧穴均无阳性反应，而在脾俞、肾俞、阴都、地机处有压痛，说明属于脾肾阳虚，当取脾、肾经穴治疗。还有的胃痛患者，在肝俞、胆俞、心俞上压痛明显，此为情志致病，肝气犯胃之证，治当疏肝理气。

所以从此种意义上讲，病穴取穴法才是更符合辨证论治原旨的。

　　这三种取穴法，既可单独运用，也可联合使用。在治疗脏腑疾病时，这三种方法绝大多数是一致的。如痰浊阻肺之咳喘症，按脏腑经络辨证取穴法，当取肺俞、脾俞、中脘、膻中、丰隆、孔最；而按定位取穴法也是前取膻中、后刺肺俞、远取孔最；而用病穴取穴法时，也会发现上述穴位有压痛反应，那么三种取穴法就融为一法了。

　　而更多的时候是这三种方法可以相互补充。如一位急性扁桃体炎的患者，症见咽喉红肿热痛、干痒而咳，伴高热恶寒、身痛乏力，查扁桃体Ⅱ度肿大，有脓点，咽喉部充血，辨证为外感风热型。治当疏风清热，取风门、合谷、天容；根据定位取穴加大椎、天柱；而用病穴取穴法时发现手三里、太溪有压痛，在询问患者尚有咽干夜甚，腰痛膝酸等症，知是素体肾阴不足，复感风热，所以治当疏风清热，兼用金水相生法，取大椎、天柱、天容、手三里、太溪、少商，这样就使取穴更适应复杂的病症了。

二、俞募原合调整脏腑

　　俞穴是脏腑经络气血输注于背部之处，募穴是脏腑经络之气聚集的地方。脏腑有病，首先会反映在俞穴和募穴上来，脏病多在原穴、腑病多在下合穴、急性病多在郄穴、脏腑同病多在络穴上出现压痛等阳性反应点。脏腑病的压痛点有一定的规律可循，如脏病：俞穴、募穴、原穴，腑病：俞穴、募穴、下合穴。

　　查其腧穴的压痛、过敏、肿胀、结节、凉热及局部肌肉的坚实虚软程度，并审其皮肤的色泽、瘀点、丘疹、脱屑，肌肉的隆起、凹陷等有助于诊断。

　　《素问·气穴论》说："孙络……以溢奇邪，以通荣卫。"人体体表出现的"反应点"，就是"溢奇邪"和"通荣卫"的抗御病邪作用的表现。按照中医理论，循经触摸，体表见热、肿、弹性强、压痛显著、皮下硬结等，可知为经气实；体表温度低下、无弹性、按之酸麻不痛、陷下等，可知为经气虚。触摸时，见有硬结、压痛、敏感、快感的反应点，此点即为病穴。压痛强烈，多属实证；压有快感，多属虚证。急性病反应在背俞穴，慢性病除背俞穴外，重点在募穴。

　　压痛点是病灶所在点、疾病反应点、诊断的要点，更是治疗的关键点。按照上法找出压痛点，分析病经病穴，结合四诊八纲，确定病因、病位、病性，就可提出有效的治疗方案。

　　背俞穴图（图2－1）

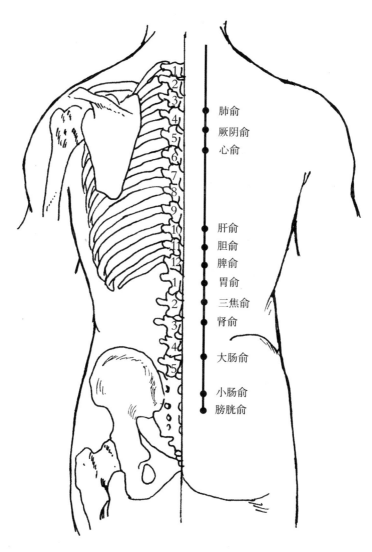

肺俞
厥阴俞
心俞

肝俞
胆俞
脾俞
胃俞
三焦俞
肾俞

大肠俞

小肠俞
膀胱俞

图2－1　背俞穴

募穴图（图2-2）

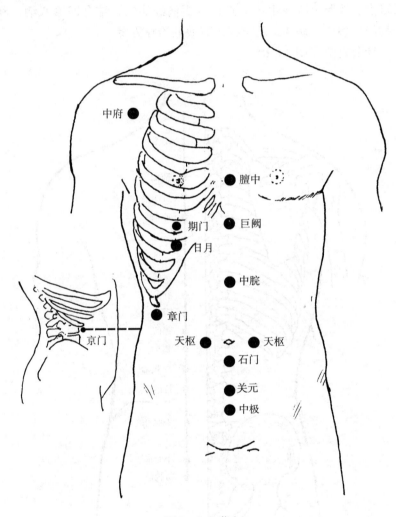

图2-2　募穴

原穴、下合穴图（图2-3）

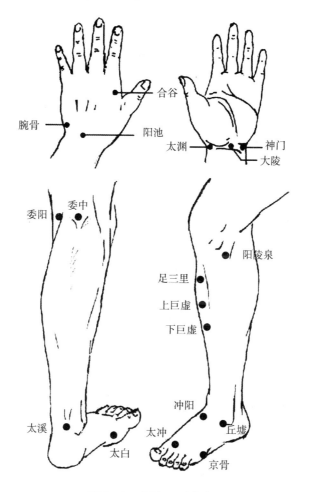

图2-3　原穴、下合穴

三、以痛为输治理经筋

经筋病多与西医学称之软组织损伤相似，是机体的某个部位急性损伤和慢性劳损形成粘连和纤维化的瘢痕，体检时可发现患者一侧或局部肌肉紧张、痉挛、隆起、挛缩、僵硬。这些病变组织压迫、刺激神经末梢，使机体局部新陈代谢发生紊乱，产生疼痛。代谢不全的物质刺激病变部位组织，使疼痛加重，并在病变局部形成固定的压痛点。压痛点位置常固定在肌肉的起止点附近或两组不同方向的肌肉交接处，压痛点深部可摸到痛性硬结或痛性肌索。

临床以颈肩腰臀部的压痛点较为多见、亦可见于四肢，如颞肌点、枕大神经出口处、枕后乳突、C_2棘突两侧、颈椎横突、肩胛骨内上角、冈上肌压痛点、上斜方肌横行部中点、肩胛骨脊柱缘上中部、冈下窝大小圆肌起点、肩峰下肱骨大小结节、结节间沟、喙突、三角肌肱骨粗隆附着点、肱骨内外上髁、尺骨鹰嘴突、前臂桡侧下1/3处压痛点、桡骨茎突部、手掌部压痛点、中胸段棘上韧带、腰方肌第12肋骨下缘压痛点、腰椎棘上韧带压痛点、L_3横突尖、$L_{4~5}$、L_5/S_1棘间及横突间、髂腰韧带髂嵴点、髂骨臀上皮神经点、髂后上棘内侧缘压痛点、骶棘肌髂后上棘内缘、骶中嵴外缘、骶骨末端上缘、髂后上棘压痛点、骶髂后长韧带、臀大肌（髂后上棘下缘）压痛点、坐骨神经梨状肌出口、臀中肌点、臀小肌点、内收肌群压痛点、膝关节髌周压痛点、内外侧副韧带点、髌韧带、鹅足腱、髌下脂肪垫压痛点、踝关节外侧副韧带压痛点、踝关节内侧副韧带压痛点、踝部腱鞘炎压痛点、跟腱滑囊炎压痛点、跟骨皮下滑囊炎压痛点、跟骨骨刺及跖筋膜炎压痛点、脂肪垫压痛点、跖神经损伤压痛点等。

以上各点，都有规律可循，不妨把它们当作"以痛为输"的阿是穴来进行治疗。

软组织损伤中常见特定压痛点见图 2 - 4、图 2 - 5、图 2 - 6。

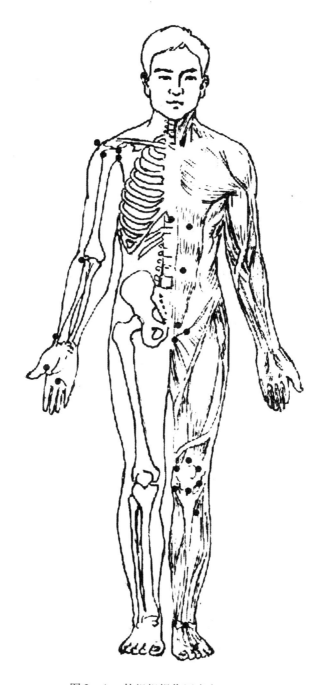

图 2-4　软组织损伤压痛点－正面

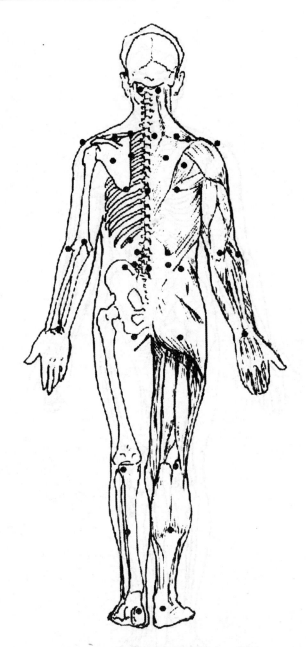

图 2 - 5　软组织损伤压痛点 - 背面

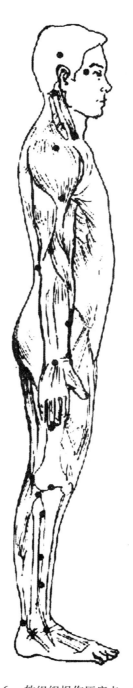

图 2 - 6 软组织损伤压痛点 - 侧面

四、针灸要穴论

经穴三百六，奇穴一千多个，且一穴主治多端，一症取穴数个，甚则十数个，初业针灸者每有开卷茫然、临证无措之慨。因此，如何做到由博返约，取穴精要，的确是针灸学的一个重要问题。笔者就针灸前哲之"针灸要穴"整理如下。

陈会集四十年临床心得撰《神应经》，将全身疾患分为二十四部，五百四十八证，用穴多为十四经穴，且多为五输穴，其"百法穴歌"和"穴法图"共载腧穴一百一十余。《医学入门》列治病要穴九十个，分头、腹、背、手、足五部论述。《类经图翼》十四经针灸要穴歌，腧穴与《神应经》基本相同，可能是学术思想之遥承。《医宗金鉴》要穴分类方法同《医学入门》，只是将腹部改为胸腹部，其取穴则是综合了以上三书，增至一百六十多。承淡安所述经络要穴与《医宗金鉴》大同小异。现将五书要穴列如表 2 - 1 ~ 表 2 - 14。

表 2 - 1　　　　　　手太阴肺经穴

腧穴	《神应经》	《类经图翼》	《医学入门》	《医宗金鉴》	《承淡安针灸选集》
少商	√	√	√	√	√
鱼际	√	√	√	√	√
太渊	√	√		√	√
经渠	√	√		√	√
尺泽	√	√	√	√	√
列缺	√	√	√	√	√
中府					√

表 2 - 2　　　　　　手阳明大肠经穴

腧穴	《神应经》	《类经图翼》	《医学入门》	《医宗金鉴》	《承淡安针灸选集》
商阳	√	√		√	√
二间	√	√	√	√	√
三间	√	√	√	√	√

腧穴	《神应经》	《类经图翼》	《医学入门》	《医宗金鉴》	《承淡安针灸选集》
合谷	√	√	√	√	√
阳溪	√	√		√	√
曲池	√	√	√	√	√
手三里	√	√	√	√	√
肩髃	√	√	√	√	√
迎香	√	√		√	√
扶突				√	

表 2－3　　　　　　　足阳明胃经穴

腧穴	《神应经》	《类经图翼》	《医学入门》	《医宗金鉴》	《承淡安针灸选集》
厉兑	√	√		√	√
内庭	√	√	√	√	√
陷谷	√	√		√	√
冲阳	√	√			√
解溪	√	√		√	√
三里	√	√	√	√	√
下廉	√	√			
上廉	√	√			
阴市	√	√		√	√
伏兔	√	√		√	√
头维	√	√		√	√
颊车	√	√	√	√	√
地仓	√	√		√	√
乳根			√	√	√
天枢			√	√	√
丰隆			√		√
承泣				√	

表 2 - 4　　　　　　　　　　足太阴脾经穴

腧穴	《神应经》	《类经图翼》	《医学入门》	《医宗金鉴》	《承淡安针灸选集》
隐白	√	√	√	√	√
大都	√	√		√	√
太白	√	√		√	√
商丘	√	√		√	√
阴陵泉	√	√	√	√	√
公孙	√	√	√	√	√
三阴交	√	√	√	√	√
血海				√	√

表 2 - 5　　　　　　　　　　手少阴心经穴

腧穴	《神应经》	《类经图翼》	《医学入门》	《医宗金鉴》	《承淡安针灸选集》
少冲		√	√	√	√
少府		√		√	√
神门	√	√	√	√	√
灵道	√	√		√	√
少海	√	√		√	√
通里	√	√		√	√

表 2 - 6　　　　　　　　　　手太阳小肠经穴

腧穴	《神应经》	《类经图翼》	《医学入门》	《医宗金鉴》	《承淡安针灸选集》
少泽	√	√	√	√	√
前谷	√	√		√	√
后溪	√	√	√	√	√
腕骨	√	√		√	√
阳谷	√	√	√	√	√
小海	√	√		√	√
听宫	√	√		√	√
支正			√	√	√

表 2-7　　　　　　　　　足太阳膀胱经穴

腧穴	《神应经》	《类经图翼》	《医学入门》	《医宗金鉴》	《承淡安针灸选集》
至阴					√
通谷					√
束骨					√
京骨					√
昆仑	√	√	√	√	√
委中	√	√	√	√	√
睛明	√	√			√
攒竹	√	√		√	√
络却	√	√			
肺俞	√	√	√	√	√
肝俞	√	√	√	√	√
肾俞	√	√	√	√	√
承山	√	√	√	√	√
申脉	√	√	√	√	√
金门	√	√	√	√	√
大杼			√	√	√
风门			√	√	√
膈俞	√		√	√	√
胆俞			√	√	√
脾俞			√	√	√
胃俞			√	√	√
三焦俞			√	√	√
大肠俞			√	√	√
膀胱俞			√	√	√
譩譆			√	√	√
意舍			√	√	√

续表

腧穴	《神应经》	《类经图翼》	《医学入门》	《医宗金鉴》	《承淡安针灸选集》
飞扬		√		√	√
通天		√		√	√

表 2 – 8　　　　　　　足少阴肾经穴

腧穴	《神应经》	《类经图翼》	《医学入门》	《医宗金鉴》	《承淡安针灸选集》
涌泉	√	√	√	√	√
然谷	√	√	√	√	√
太溪	√	√	√	√	√
复溜	√	√		√	√
阴谷		√		√	√
照海	√	√	√		√
筑宾		√		√	
大赫		√		√	√
交信					√

表 2 – 9　　　　　　　手厥阴心包经穴

腧穴	《神应经》	《类经图翼》	《医学入门》	《医宗金鉴》	《承淡安针灸选集》
中冲	√	√		√	√
劳宫	√	√	√	√	√
大陵	√	√	√	√	√
间使	√	√	√	√	√
曲泽	√	√		√	
内关	√	√		√	√

表 2 – 10　　　　　　手少阳三焦经穴

腧穴	《神应经》	《类经图翼》	《医学入门》	《医宗金鉴》	《承淡安针灸选集》
关冲				√	√
液门	√	√		√	√

续表

腧穴	《神应经》	《类经图翼》	《医学入门》	《医宗金鉴》	《承淡安针灸选集》
中渚	√	√	√	√	√
阳池	√	√		√	√
支沟	√	√		√	√
天井	√	√		√	√
外关	√	√		√	√
角孙	√	√			√
耳门	√	√			√
丝竹空	√	√			√
翳风			√		√

表 2 – 11　　　　　　　　足少阳胆经穴

腧穴	《神应经》	《类经图翼》	《医学入门》	《医宗金鉴》	《承淡安针灸选集》
窍阴	√		√	√	
侠溪	√	√		√	√
足临泣	√	√		√	√
丘墟	√	√		√	√
阳辅	√	√		√	√
阳陵泉	√	√	√	√	√
环跳	√	√	√	√	√
肩井	√	√	√	√	√
带脉	√	√	√	√	√
风池	√	√	√	√	
目窗	√	√			
头临泣	√	√		√	√
听会	√	√		√	√
风市	√		√	√	
悬钟	√		√	√	√

续表

腧穴	《神应经》	《类经图翼》	《医学入门》	《医宗金鉴》	《承淡安针灸选集》
日月			√	√	
率谷			√	√	
脑空			√	√	

表 2 – 12　　　　　　　　足厥阴肝经穴

腧穴	《神应经》	《类经图翼》	《医学入门》	《医宗金鉴》	《承淡安针灸选集》
大敦	√	√	√	√	√
行间	√	√	√	√	√
太冲	√	√	√	√	√
中封	√	√		√	√
曲泉	√	√		√	√
章门	√	√	√	√	√
期门	√	√		√	√

表 2 – 13　　　　　　　　督脉穴

腧穴	《神应经》	《类经图翼》	《医学入门》	《医宗金鉴》	《承淡安针灸选集》
人中	√	√		√	√
上星	√	√	√	√	√
百会	√	√	√	√	√
哑门	√	√		√	√
大椎	√	√		√	√
腰俞	√	√		√	√
长强			√	√	√
命门			√	√	√
至阳			√	√	√
神道			√	√	√
身柱				√	√
神庭			√	√	

表 2 – 14　　　　　　　　　　　　任脉穴

腧穴	《神应经》	《类经图翼》	《医学入门》	《医宗金鉴》	《承淡安针灸选集》
关元	√	√	√	√	√
气海	√	√	√	√	√
神阙	√	√	√	√	√
水分	√	√	√	√	√
中脘	√	√	√	√	√
膻中	√	√	√	√	√
承浆	√	√		√	√
巨阙			√	√	√
上脘			√	√	√
中极			√	√	√

从上表可以看出如下内容和规律：

1. 五输穴

"五脏腧二十五穴，六腑腧三十六穴，并巨虚上下廉，共六十五腧，实切要之穴也。脏腑有病，此六十四穴皆主之。"（《类经图翼》）太渊、大陵、太冲、太白、太溪为五脏之原，足三里、巨虚上下廉、委中、委阳、阳陵泉为六腑之下合，又切要之切要，而医所最当先者也。

2. 八脉交会穴

周身三百六十穴，统于手足六十六穴，六十六穴又统于此八穴，故窦氏云："交经八穴者，针道之要也。"

3. 八会穴

八会穴可治脏、腑、气、血、筋、脉、骨、髓八大类病症。

4. 原穴

《经》云："五脏有疾，当取之十二原"，针灸原穴能通达三焦原气，调整内脏功能，故曰："原治内脏。"

5. 下合穴

"合治内腑"，无委阳，临床上也较少用。

6. 俞、募穴

背俞穴中无心俞、厥阴俞，可能是"刺中心，一日死，乃《素问》之所戒，岂可妄针耶！"募穴无石门、京门。石门，因其内藏真元，不可妄开。虽有实证、脏病、急性病多取背俞穴，虚证、腑病、慢性病多取募穴之说，但一般临床上不论新久虚实，只要是脏腑病，多俞募相配，前后夹攻，则取效快捷。

7. 十四经中以胆、胃、膀胱经要穴为多

这与三经的循行路线长、腧穴分布广和附属的生理特性有关，盖"十一脏皆取决于胆""胃为五脏六腑之海""五脏六腑之腧穴皆隶属于膀胱经"。

8. 针灸歌赋中用穴

历代相传的针灸歌赋中用穴，或全部或绝大部分是针灸要穴。前者如《四总穴歌》《回阳九针歌》《兰江赋》《马丹阳天星十二穴治杂病》《百法穴歌》等；后者如《行针指要赋》（无百劳）、《通玄指要赋》（无髋骨）、《杂病十一穴》（无髋骨）、《灵光赋》（无禾髎、天突、犊鼻、鸠尾、下脘）、《胜玉歌》（无清冷渊、大迎、天突、筋缩、归来、中空、膝眼、心俞）、《杂病穴法歌》（无中膂俞、条口、仆参、璇玑、禾髎）、《长桑君天星秘诀歌》（无璇玑、五会、条口、建里）、《肘后歌》（无阴包）等。

经特殊仪器检查腧穴是大小不等的发光的亮点，根据其形状大小可分为数个等级，亮点大的即是大穴。就其生理功能和治疗作用来说，大穴就显得相对重要些。人身主要的大穴有：百会、天目、风府、承浆、膻中、丹田、大椎、至阳、命门、长强、会阴、肩井、肩髃、曲池、合谷、劳宫、环跳、足三里、阴陵泉、悬钟、涌泉等。大穴理论从另一角度阐述了人身的重要穴道。这些大穴虽未出针灸要穴之范畴，却是要穴中之要穴，尤其是在危、急、重、难病症的治疗上，有着重要的作用。

综上所述，掌握针灸要穴，不仅使取穴执简驭繁，而且在治疗上可以收到事半功倍之效。我们运用针灸要穴理论于临床，颇有得心应手之感，认为针灸要穴大有深入研究之必要，正如景岳先生所示："以上要穴，乃十四经溪谷气血所聚之处，皆极切于用者，较之诸穴有所不同……凡业针灸者，不可不加之意也。"

五、风穴祛风邪

风邪侵入人体，一般要突破三道防线：

风门（图2-7）：足太阳膀胱经为诸经之藩篱，风门为第一道防线，俗话说："背心受寒，咳嗽吐痰"，《行针指要歌》曰："或针嗽，肺俞风门须用灸"，刺风门宜浅，针后拔罐则疗效更好。

风池、翳风：翳风为手少阳三焦经第17个腧穴，前有耳垂为屏障，后有乳突作为掩体，隐于骨肉之间，少阳半表半里，面瘫诊断治疗预后之要穴，周围性面瘫患者大多数翳风穴有压痛。风池，"在脑空后大筋外发际线中，侠风府旁二寸，风所从入之地也。""穴处似池，为治风之要穴，故名风池。"

风府，府衙、府第，玉枕关，督脉之要穴，乃风邪内传入脑之门户也。凡疾病之与风邪有关者，尤其是内风，均可取本穴。

《古法新解会元针灸学》曰："风府者，风邪所入之府，脑后之孔窍也。""人之一身风眼甚多，如肩井、云门、背缝、手足心、九窍、太阳、眉心、腘中、腋下、阴囊，皆令人受风寒。惟不若其风府、风门伤人之甚，故名风府。"

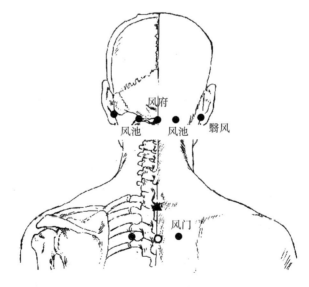

图2-7　风穴

风门是边防军，翳风、风池是卫戍区，风府是御林军、铁门关，如被攻破，则危矣。针刺之时，风门宜浅刺、3~5分为宜，针后拔罐可加强引邪外出的力量；风池、翳风刺宜适中，亦合半表半里之义；风府刺宜深但不可过深，浅则疗效欠佳，过深则有毙命之虞，以不穿过寰枕筋膜后膜为准。

低头扎风池，抬头扎风府。针刺风池针尖方向很重要，刺向眼睛治眼病，刺向鼻尖疗鼻患，刺向咽喉可治喉痹咽痛。

由此可见，风邪侵入人体，有浅深先后之别，治疗亦应对症治之。风为百病之长，风为六淫之首，所以，治外感先疏风，风去则余邪势孤，所谓：擒贼先擒王。

六、气血要冲话四关

四关穴即合谷、太冲穴的总称。合谷穴是手阳明大肠经的原穴，位于第一、二掌骨之间；太冲穴是足厥阴肝经的输穴和原穴，位于足背第一、二跖骨之间。合谷穴与太冲穴都是人体的重要穴位，合谷偏于调气，太冲长于调血，两穴同用，气血双调、升降相因、上下互配、阴阳相济，协同作用更强。

《灵枢·九针十二原》曰："五脏有六腑，六腑有十二原，十二原出于四关，四关主治五脏。"十二经皆出于四关，所以说，四关擅调气血，可治五脏六腑、十二经脉之病症。虚证可补，实证可泻，只是需要施以不同的手法。

有专家建议每天按摩四关穴 5 分钟，可减少中风和心肌梗死的发生，达到预防胜于治疗的效果。实际上，针刺四关穴在治疗中风方面也有着重要的作用。

四关穴气血并调，可作为整体疗法中的一个常用处方，在一些慢性病的针灸治疗期间，可以配合针刺四关穴来促进气血流畅。

七、肝俞膈俞治久病

1. 肝俞（图 2-8）

出处："五脏之俞，出于背者……肝俞在九椎之傍。"（《灵枢·背腧》）

穴名释义："肝在膈下，本穴内应肝脏而为之俞，故名'肝俞'。其治在肝，如诸风掉眩，满闷多怒，咳引两胁，目翳生泪，疝气、挛筋，转筋引腹，小儿惊风，以及黄疸、积气等证，皆可取此。"（《针灸穴名解》）

主治：主肝家一切目疾，主治气短，咳血，多怒，胁肋满闷，咳引两胁脊背急痛不得息，转侧难，反则上视，惊狂，鼻衄，眩晕，痛循眉头，黄疸，鼻酸，热病后目中出泪，眼目诸疾，热痛生翳，或热病瘥后因食五辛患目，呕血或疝气经筋相引，转筋入腹。此穴主泻五脏之热，与五脏俞治同。(《类经图翼》《勉学堂针灸集成》)

2. 膈俞（图 2 - 8）

"膈是天地之界，膈俞是天地的界限，病从此进入。膈上为天，膈下为地，病从此天地之交界处侵入，所以针治膈俞，能医不少疾病。

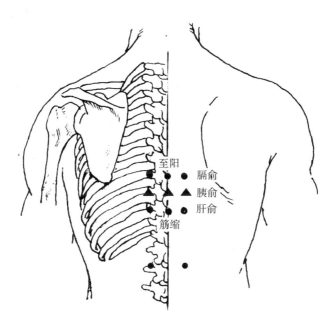

图 2 - 8　膈俞、肝俞

人的身体，前阴后阳，膈以上为上焦，从膈至脐为中焦，脐以下是下焦。上中下三脘，主此三焦。灸上脘，上焦处有反应；灸中脘，上中下三焦均有反应；灸下脘，则下焦有反应。三脘与三焦相合为九，似天之九星。脊椎有二十一椎。膈上七椎，膈至肾七椎，肾以下七椎，分为三焦。这个'七'是应七曜，背中是太阳历，腹部是太阴历，三百六十五穴，合于三百六十五日。了解这个关系后，即可了解《难经》中三百六十五穴的由来了。"

"病起于膈肝之间，归于膈肝之间。"这个原则，泽田健在立山大病时亲身体验出来，泽田健先生以为这是神授的。实际上这是难治的病在治疗后所残留的病根，欲治此膈肝间的余病，应用第八椎下的无名穴。泽田健先生说第八椎下边，病势左右交叉。他说："肝膈之间古书里没有，但是重要的主要的病已治好了，残余的病气聚集于此，取此穴治疗，大抵可以痊愈。此穴虽被古人遗漏，但却是重要的。"（《针灸真髓》）

3. 肝俞、膈俞为血腧

肝藏血，血会膈俞，病久不愈，每多由气及血，这就是常说的"久病入络"。所以临床上遇到久病不愈的疑难杂症，应该想到肝俞和膈俞，可用毫针调气，也可用锋针放血、锋钩针钩断部分肌纤维可使疗效巩固，穴位埋线长期刺激则可使疗效更加长久。

八、九五之尊话百会

《针灸甲乙经》云："百会，一名三阳五会，在前顶后一寸五分。顶中央旋毛中，陷可容指。督脉足太阳之会。"

《古法新解会元针灸学》云："百会者，五脏六腑、奇经三阳、百脉之所会，故名百会。又名三阳者，手三阳、足三阳、督阳、阳跷、阳维，三三所朝之处，故又名三阳。"

《针灸大成》云："犹天之极星居北。手足三阳，督脉之会也，故曰头为诸阳之会。"

道家称"泥丸宫"，头有九宫，两眉间入一寸为明堂宫，入三寸为泥丸。为万神出入之所。《杂著捷径》："天脑者，一身之宗。百神之会，道合太玄，故曰泥丸。"

密宗有破瓦法，称此穴为梵穴，修炼成功者，神识则可由此冲出而至三善道。

周楣声在《黄庭经医疏·至道章·第七疏注》注解"至道不烦存决真，泥丸百节皆有神"时云："在这一大泥丸之中，其中不同节度，皆能与全身各部的神气息息相通。"由此可见，百会不仅是治疗头部诸病之总穴，也可治疗全身阳经之病变。所以有百病皆治之说。但要分别火热炎上、肝阳上亢、阳气不足、气虚下陷诸证，针灸补泻，随证不同。

热证、实证宜毫针泻，或锋针放血，治疗头面诸疾，如头痛眩晕、目赤肿痛、耳聋、鼻流浊涕、厥证、中风闭证等。有学者认为脑出血急性期一般不宜针刺，其实此时在头部百会等处放血，有利于止血、降低血压、降低颅内压。虚者宜灸，精气不足之头脑昏昏沉沉、眩晕、神疲气短、四肢无力，麦粒灸百会九壮，灸到颅内感觉发热最佳。也可用三头火针频频点刺，重者用细火针深刺至骨膜，疗效亦佳。小儿脱肛，古书记载灸百会可愈。今人用之或效或不效，所以有人质疑其效。其实在治疗时，应该把局部治疗和整体治疗结合起来，针灸百会以升阳举陷，火针点刺肛周四穴（膀胱截石位3、6、9、12点）以缩肛固脱，疗效可靠。

头痛、头晕、高血压等肝火上炎、肝阳上亢之证，刺百会须配列缺、丰隆、昆仑、太冲以及其他下行作用之穴以佐之。古人以中国地势而论，境内群山以昆仑为最，地脉河流多由此处，故百会一名昆仑。本穴为治疗头部诸病之总穴，但以其地位至高，故有时虽用泻法，而反升提，何则？因人身血气循环有压力亦有浮力。热邪与浮力结合，故有时降至不下也。后世质疑昆仑穴为何到了脚后跟，岂不知上下昆仑遥相呼应，上昆仑是真昆仑，下昆仑是治疗昆仑——即头疾之穴，针下昆仑用泻法，以引上亢之阳以下行，亦即上病下取之意也。

九、大椎功用大

1. 出处

"灸寒热之法，先灸项大椎，以年为壮数。"（《素问·骨空论》王冰注）

2. 穴位释义

本穴位于背部极上（图2-9），背为阳，本穴为阳中之阳。为督脉诸穴之在横膈以上者，调益阳气之总纲。又为督脉与手太阳、手阳明、手少阳四经之会。故名阴阳交争一方偏胜不得其平也，多取本穴以调之。（《针灸穴名解》）

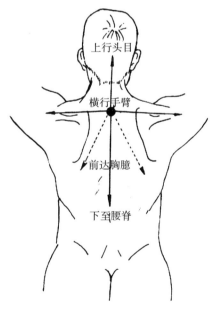

图2-9 大椎穴

3. 主治

"大椎为骨会，骨病可灸之。主治五劳七伤乏力，风劳食气，疟疟久不愈。肺胀胁满，呕吐上气，背膊拘急，项颈强不得回顾。一云：'能泻胸中之热及诸热气。若灸寒热之法，先大椎、次长强，以年为壮数。'一云：'治身痛寒热风气痛'。一云：'治衄血不止。灸二三十壮，断根不发。'《千金》云：'凡疟有不可瘥者，从未发前灸大椎至发时满百壮，无不瘥。'又云：'诸烦热，时气温病，灸大椎百壮，刺三分泻之。'又治气短不语，灸随年壮。又治颈瘿，灸百壮。《玉龙赋》：'百劳止虚汗。'《神农经》云：'治小儿急慢惊风。'窦太师治诸虚寒热灸此。《捷径》云：'治热不至肩。时传以此治百病。'"（《类经图翼》）

经仪器检查大椎是一个很大的亮点，但是也有少数人不发亮，叫作"无大椎"，所以针刺疗效不明显。

4. 体会

大椎为七条阳经之会，督脉总督一身之阳，大椎为阳中之大阳，虚可补、实可泻，凡阳经有余、不足诸疾，皆可主治。

从部位上分：上行头目、下至腰脊、前达胸臆、横行手臂。

从作用上讲：清利头目、解表散邪、和解少阳、清热、解毒利咽、解痉止搐、截疟平喘、振奋阳气。

（1）清利头目：主治头晕目眩、头痛，先刺风池后大椎，不效百会放血。咽痛：大椎、天柱、人迎。外感风热加合谷，肾水不足刺太溪。

（2）解表散邪：配风池、合谷。

（3）和解少阳：配外关、丘墟。

（4）清热：配曲池、十宣放血。

（5）解毒利咽：配风府、天柱、天容、少商。

（6）解痉止搐：配长强、合谷、太冲。

（7）截疟平喘：截疟配陶道、间使；平喘配风门、肺俞。

（8）振奋阳气：用补法至患者发热，一针足矣。

十、气会膻中

1. 出处

"厥阴根于大敦，结于玉英，络于膻中。"（《灵枢·根结》）

2. 穴名释义

《素问·灵兰秘典论》谓："膻中为臣使之官。"盖古时称君主所居为宫室，故由中庭再进而臣使在焉。在人身而喻臣使者，即心藏外卫充盈之气，俗称心气，又名中气。倘中气有所减损，则人体各部之气，均来填补。犹诸侯之会师勤王者，故称"膻中"为气会，又称为"上气海"，以诸气有时来归也。有因此中气之伤，致人体全局之气，因之气削弱，即此理也。故本穴能治一切气分之病。本穴主治颇关要害，故《针灸大成》示人禁针。但实证可以浅刺，虚证则灸之。(《针灸穴名解》)

3. 禁针与不禁针

"胸痹心痛，灸膻中百壮，忌针两乳间。"(《千金翼方》《外台秘要》)"灸七七壮，禁针，不幸令人夭。《明》云：日灸七壮，止七七，禁针，不幸令人死。《甲乙》云：针三分。《下》云：灸三壮。"(《针灸资生经》)

4. 气海与气海之输

人身腧穴有两处不可泄，一个百会一个心。所以，古人治气病，不刺膻中而是针刺气海之输。

《灵枢·海论》曰："膻中者，为气之海，其输上在于柱骨之上下，前在于人迎。"天柱骨在这里指颈椎骨，上为哑门(从临床意义来看，也可指哑门两侧之天柱)、下为大椎，前为人迎。

5. 主治与配方

主治："主治一切上气短气，痰喘哮嗽，咳逆噎气，隔食反胃，喉鸣气喘，肺痈呕吐涎沫脓血，妇人乳汁少。此气之会也，凡上气不下，及气噎气隔气痛之类，均宜灸之。《神农经》云：'上气喘咳可灸七壮……'《百症赋》云：'兼巨阙针之，能除膈痛，蓄饮难禁。一传：治伤寒，风痰壅盛。'"(《类经图翼》)

配方：气郁配内关、尺泽；气厥配肩井、足三里；气逆膻中(上气海)针尖向下刺、气海(下气海)直刺；气虚配关元、足三里(左)；乳疾配乳根、天宗、肩井、内关。哮喘、胸痹、心绞痛等病程较长者，可用锋钩针钩割膻中，或埋线治疗。

十一、中脘斡旋三焦

1. 穴名释义

"中脘者，禀人之中气，营气之所出。在时而论，春为阳中，万物以生；秋为阴中，万物以成；长夏居四季之中，当脾胃之令。脾胃居肺肝心肾之中，当于上下胃脘之中，故名中脘。又名太仓者，胃为仓廪之官，五谷之府。脾为谏议之官，知周分配各部，故又名太仓。"

2. 部位

"去蔽骨尖四寸，至脐四寸。"（图2-10）

3. 主治

心下胀满，伤饱食不化，五膈，五噎，翻胃不食，心脾烦热疼痛，积聚痰饮，面黄，伤寒饮水过多，腹胀，气喘，温疟，霍乱吐泻，寒热不已，或因奔豚气上攻，伏梁心下寒癖结气，凡脾冷不可忍，心下胀满，饮食不进不化，气结疼痛，雷鸣者，皆宜灸之。此为腑会，故凡腑病者当治之。

4. 运用体会

胃为五脏六腑之海，五脏六腑皆禀气于胃，中脘既是胃的募穴，又是八会穴中的腑会穴，所以中脘是很重要的经穴。中脘当上下三脘的中点，也是中焦的中点，即上中下三焦的中点。有三脘治三焦之说，即上脘治上焦病，中脘治中焦病，下脘治下焦

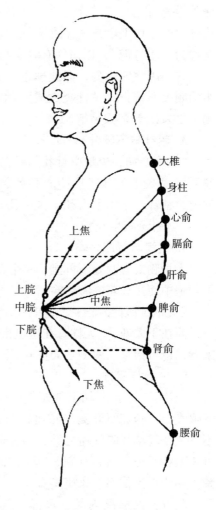

图2-10　中脘
引自《针灸真髓》

病。实际上中脘可以通治三焦，所以灸中脘一穴，三脘均有感觉。中脘的刺针，向上则针感向上，向下则针感向下，横刺则肾经中有针感。埋线中脘、足三里，不仅可以治疗胃病、腑病，而且可以治疗五劳七伤、气血亏虚的全身性疾病。

十二、一缕真元入至阳

至者，达也，人身以背为阳，而横膈以下为阳中之阴，横膈以

上为阳中之阳。督脉之气上行至至
阳穴，乃由阳中之阴到达于阳中之
阳，即背部阴阳交关处也，故名
至阳。（图 2 – 11）

　　至者，极也、大也。督脉阳气
从尾闾关上升到夹脊关，为阳气至盛
之处，周楣声教授将之称为阳光普照
区，几乎可治胸腔腹腔脏器全部疾
患："主治腰背疼痛，胸胁支满，胸
痛彻背，胫酸，四肢重痛，少气难
言，胃寒不能食，腹中鸣，肝胆病
证，疟疾等。"（《针灸学简编》）

　　指压至阳治疗胃脘疼痛，一般
5 分钟内见效，这种缓急止痛的方
法，可以通过改变治疗工具而使得
疗效长久。挚友李某在腊月二十三
送了些年货来，刚进门就说胃痛得
厉害，询问病史，得知其有胃溃疡
多年，便打算为其埋线治疗，奈年

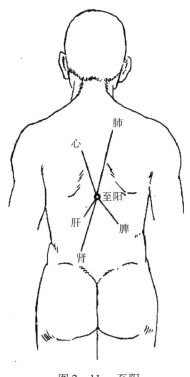

图 2 – 11　至阳

关将近，事务烦琐，仅求针灸治疗。其很相信针灸，就用锋钩针在
至阳穴上钩割了几下，当即疼痛消失。临走时对他说初八再来治疗
一次。初八那天他准时到，进门便说非要让初八来，搞得今天又痛
了起来！只好笑着为他解释，锋钩针对你的刺激效果可维持两周，
加之正月里大酒大肉损伤脾胃，所以就算到今天为你埋线，这次疗
效可在一个月以上，以后一月一次，连治 3 次，你的病就会好了。

　　一次在上海到宜昌的夜车上，一位韩国老板心绞痛发作，面色
苍白、大汗淋漓、呼吸困难、胸前区疼痛剧烈，两手手指冰凉，火
车上没有氧气和救心丸之类的，也未见别的医生出现，就只好为他
针灸：先针内关，配合深呼吸，继针心平、膻中、合谷等穴，症状
虽有缓解但不很理想，于是就在至阳穴上，用刀钩针切割钩刺数下，
患者大呼好痛，症状也得以明显缓解。这时有一位医生送来丹参滴
丸让他服下。后经安排，中途下车住院治疗。第二天上午，他的翻
译打来电话，喜告患者已经出院，只是背上昨晚钩过的地方很疼。

　　配中脘、足三里可和胃止痛，治胃脘疼痛疗效肯定。钩割至阳穴对胆绞痛有明显的止痛作用，配合肝俞、胆俞、期门、日月、阳陵泉则处方更加严谨，具有疏肝利胆、解痉止痛的功效。

　　至阳配膈俞、胰俞、肝俞、中脘、三阴交治疗 2 型糖尿病，对改善症状、降低血糖有着明显的疗效。有趣的是至阳又可解酒消醒，此乃贵州张应学先生所传。一次聚会后，有个同学喝得头晕脑涨，为其揉按至阳穴，当即头脑清醒。又一次晚上散步，遇一青年酒后呕吐难忍者，给他揉按至阳，即时见效。西医治疗酒精中毒，常规用胰岛素静滴。按压至阳解酒的道理是否提升了机体内的胰岛素水平，有待研究，若果真如此，那么至阳穴就能够双向调节胰岛素的分泌，有对这个问题感兴趣者去做深入研究，也许对针灸治疗糖尿病会有新的突破。

十三、理气调神第一穴

　　针灸治病，治外感先疏风，治内伤先解郁。内伤杂病，久治难愈，能有几个患者坦然处之，心情不好，气机难畅，所以治内伤要先理气解郁，内关当为首选。

　　"诸痛痒疮，皆属于心。"心藏神明、为君主之官，厥阴心包代君受邪，所以治疗心脏疾患多取手厥阴心包经，内关为手心主之别，乃治神调神第一穴。

　　针刺内关配合深呼吸可立止腹痛，几乎包括了胸腔腹腔内所有脏器的疾病，但如不配合呼吸就没有那么好的效果。笔者用此法治疗心绞痛、肋软骨炎、胸胁疼痛、胃脘痛、十二指肠球部溃疡穿孔引起的腹痛、胆绞痛、肾绞痛、阑尾炎、睾丸炎、癌痛等，其缓急止痛效果良好。

　　1985 年在一次查房中发现一位肋骨骨折的患者，疼痛剧烈，呼吸咳嗽则甚，不敢平卧，一夜未眠。骨折一症，血瘀在前，气滞在后，而心包为阴血之母，三焦为阳气之父，故取内关透外关，行针时嘱其深呼吸 7 次，当即疼痛大减，并可平卧。继针患侧阳陵泉以增强疗效。翌晨自诉昨夜熟睡，仅有轻微疼痛。

　　1985 年夏在太原路遇一位痢疾患者，由丈夫骑车带往医院就诊，忽然腹痛难忍，只得蹲在地上抱腹按肚。我用双手拇、食指对掐患者两侧内关、外关，嘱其做深长呼吸，疼痛立止。告其此乃缓急之法，速去医院治疗。

1993 年在乌鲁木齐某医院应邀为骨科史主任的爱人诊治，其已经是癌症晚期，因胸腔积液多，胸部憋闷，呼吸困难、只能半仰半卧，望其面色黧黑，诊其六脉无根。知是无力回天，只好暂时缓解一下痛苦，于是针左侧内关配合呼吸 7 次，患者自诉胸部不适缓解，并且当时就可以平卧。

十四、筋会阳陵泉

1. 出处

"疾高而外者，取之阳之陵泉也。"（《灵枢·九针十二原》）

2. 穴名释义

"阳陵者，在少阳经阳面，膝髌骨外侧下陷中，筋肉环聚，通肝布胁，络胃之下口，六阳经筋之联系，化精汁如甘泉，内和脏腑，外润经筋，含天然春日正阳冲和之气，故名阳陵泉。"（《古法新解会元针灸学》）

3. 主治

"主治膝肿并麻木，冷痹及偏风，起坐腰背重，面肿满胸中，举足不能起，坐卧似衰翁。注：主治两膝肿痛及冷痹麻木不仁，半身不遂，腰背重痛，起坐艰难，面目浮肿，胸中胀满，两足疼痛难移，起坐不能支持等症。"（《医宗金鉴·刺灸心法要诀》）

"治筋病，足膝冷痹无血色，半身不遂，脚气筋挛。"（《针灸逢源》）

4. 临床体会

阳陵泉为筋会，故治筋病，如肩痛不举，针阳陵泉即可上抬。胁肋胀痛，刺阳陵泉常配支沟。又为下合穴，配太冲疏发郁气以治肝胆诸病。临床常见胆胃同病，所以治胃须利胆，疏肝能和胃。不仅胆囊炎可在阳陵泉或下方找到压痛，十二指肠球部溃疡也多在此穴与胆俞、阳纲处有压痛。

《内经》认为鼻渊是胆移热于脑所致，泻阳陵可撤热下行，配风池、合谷则疗效更佳。针灸奇人王豫新先生，曾传他师父治疗带下证的方法于笔者，即用艾灸阳陵泉，真是发皇古义。

少阳为半表半里，故不宜深刺，从解剖上来讲，深刺容易损伤下面的腓总神经，而致足下垂等。笔者曾埋线阳陵泉偏深而致患者小腿外侧麻木发凉一个多月才恢复正常。

十五、女科要穴三阴交

1. 出处

"三阴交，在内踝上三寸骨下陷者中。"(《针灸甲乙经》)(图2－12)

2. 穴名释义

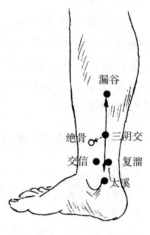

图2－12　三阴交

"穴名在足三阴交近处，因以为名。为足太阴、足少阴、足厥阴三经之会穴。其所治证，多关经血胎产及子宫精室各证。凡属肝脾肾三经证之关于血分者，统能治之。如药之当归也。"(《针灸穴名解》)

3. 主治

"脾胃虚弱，心腹胀满，不思饮食，脾痛身重，四肢不举，腹胀，肠鸣，溏泄，食不化，痃癖，腹寒，膝内廉痛，小便不利，阴茎痛，足痿不能行，疝气，小便遗失，胆虚，食后吐水，梦遗失精，霍乱手足逆冷，失欠，颊车蹉开，张口不合，男子阴茎痛，元藏发动，脐下痛不可忍，小儿客忤，妇人临经行房羸瘦，癥瘕，漏血不止，月水不止，妊娠胎动，横生，产后恶露不行，去血过多，血崩晕不省人事。如经脉闭塞不通，泻之立通，经脉虚耗不行者补之，经脉益盛则通。"(《针灸聚英》)

"刺入三分，留七呼，灸三壮。""孕妇勿用。"

4. 临床体会

三阴交除了常规刺法外，还可采用另外三种透刺法：向下透刺复溜、太溪；向上透刺漏谷、筑宾；向外透刺绝骨。

本穴是治疗妇科疾病的要穴，凡经带胎产诸疾皆可取之，或针或灸，或泻或补，随证取之。

《经》云"治痿独取阳明"，石学敏院士同时也重视阴经的治疗，治疗中风也以三阴交等为主穴。笔者临床观察，中风患者若能早期针刺三阴交，解决了阴急阳缓的问题，就不会出现脚内翻的后遗症，即使出现也很轻。

曾治一位下肢水肿的老人，先针代秩边，触电感下传至脚趾，艾条灸三阴交 3 次，在第三天艾灸的中间，原来发亮的皮肤迅速肿消胀退，显出了皱纹，在场的三位医生惊讶不已，如非亲眼看见，难以置信。

肾为先天之本、肝为女子之先天、脾为后天之本，一穴连三脏，关乎气血精。年过四十，阴气自半，大家只是热衷于喝汤进补，岂不知体内有大药，无须向外求，每天自己用拇指指腹揉按三阴交，持之以恒，可健康永葆。

十六、培补后天足三里

1. 出处

"胃气循足阳明脉合于三里，故胃有病取之三里疗胃府也。"（《黄帝内经太素·府病合输》）

"足三里二穴，土也，在膝下三寸胻外廉两筋间，当举足取之。"（《圣济总录》）

2. 主治

"全身性强壮要穴，治胃寒食不化，心腹胀痛，肠鸣，便秘，霍乱，中风瘫痪，口喝，癫痫，目疾，喉痹，热病汗不出，遗尿，大便不利，腰胫酸痛。"（《针灸学》）

3. 胃之大络与虚里

胃腑直接分出的大络脉，与十五别络不同。所以，一般将胃之大络归于十五络脉之外。循行路线从胃贯膈，上络于肺而出左乳之下，当心尖搏动处。

4. 临床体会

《素问·平人气象论》曰："胃之大络，名曰虚里，贯膈络肺，出于左乳下，其动应衣，脉宗气也。"《类经·卷五》注曰："是为十二经之宗，故曰脉宗气也。""虚里跳动，最为虚损病本。故凡患阴虚、劳怯，则心下多跳动，及为惊悸、慌张者，是即此证。"以上指出心跳有关宗气的功能，心跳过甚则称"宗气泄"。

这就是足三里治疗心脏病理论依据，临床证明，虚证心脏病可针灸足三里，或埋线治疗。

如治疗胃肠疾患，取左侧足三里，针尖偏向上，使针感上传到腹部病所，也可用意至病所法，再针右侧三里，气至或意至病所后向下拉针以引邪外出。这也是左升右降理论的具体应用。

有云足三里百病皆治，"治五劳七伤，诸虚百喘等证。"（《琼瑶神书》）一般来讲，先用针刺泻出病邪后，继用艾常灸，方克有济。

十七、太溪清清水

1. 出处

"阴中之太阴，肾也，其原出于太溪。"（《灵枢·九针十二原》）

2. 穴名释义

"太溪，在足内踝后五分，跟骨上动脉陷中，少阴所注，故谓之溪，以其为原，故称之为太溪也。"（《医经理解》）

3. 主治

"热痛、烦心、足寒清，多汗。热病汗不出，默默嗜卧，溺黄，少腹热，嗌中痛，腹胀内肿羡，心痛如锥。"（《针灸甲乙经》）

"消渴，小便数。"（《备急千金要方》）

4. 扩展

北京针灸大师张士杰，依据"五脏六腑、四肢百骸皆根于肾，肾之既病，百病皆生"的中医理论，结合自己的临床经验，单用太溪穴或佐以少数其他穴位，就可治疗失眠、神经性厌食、类风湿关节炎、痛风、偏头痛、面肌痉挛、膈肌痉挛、甲状腺功能亢进、三叉神经痛、支气管哮喘、神经性耳聋等近百种疾病。世人送以"张太溪"之美称。

太溪治智齿疼痛、虚火牙痛有滋阴降火、引火下行之效。有报道昆仑治牙痛，实际上也是刺太溪，只是从外侧进针透刺罢了。

太溪透昆仑治肾虚跟痛症，不过要刺得较标准定位低一些，用滞针手法，针感就可传到脚后跟。

补太溪滋阴降火，大多针感清凉，这与一般补后发热有别，故说太溪清清水。

笔者多用金水相生方：内关（左）、鱼际（右）、太溪（左）、太冲（右），则滋阴降火力量更强。

用劳宫穴对准内踝尖部，空心掌拍打时，掌根和大小鱼际恰好拍到太溪、大钟、水泉、照海、复溜、交信诸穴，手大者可拍到三阴交，每天坚持拍打，久则肾气充足、劳作有力，与叩齿漱口、鸣天鼓有异曲同工之妙。故云：天天拍打太溪穴，胜用六味地黄丸。

十八、地气之穴代秩边

这是师怀堂老师应用 50 余年的一个独创效穴。因受秩边穴临床疗效之启发而发现，故名"代秩边"。

1. 取穴

侧卧，下腿伸直，上腿屈曲，上腿屈髋屈膝、膝关节屈曲 130°，躯干部稍向前胸倾斜。以髂前上棘和股骨大转子两点间距离为边长，向后方臀部做一等边三角形，两边相交处的顶点即为本穴。（图 2－13）

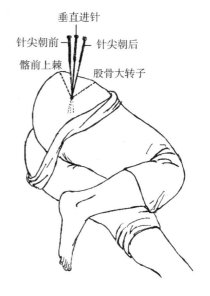

图 2－13　代秩边

2. 解剖

皮肤、浅筋膜、臀大肌、臀中肌、梨状肌、坐骨神经干。

3. 针法

取 3.5～5 寸长针，随体胖瘦选用。

（1）垂直进针，即 90°，针感即达下肢、足趾，用于治疗下肢诸疾患（如前述）。

（2）针身斜向前倾斜 10°，针感即达少腹、阴器、会阴部，用于治疗泌尿、生殖、妇科病。

（3）针身斜向后（背臀侧）倾斜 10°，针感即达肛肠部，并有便意。该穴针感强烈，传导明显，患者常因得气感应而急呼。或致肢体猛动，刺时应注意。进针后，在轻微提插捻转得气后，迅速使用滞针手法，使针感速达病所，留针 1～2 分钟即出针。如久留针，常致明显的针后异常感。

4. 主治

前后二阴与下肢疾患。

（1）下肢疾患：腰腿痛、风湿性腰痛、坐骨神经痛、下肢麻痹、下肢发凉、腓肠肌痉挛、小儿麻痹后遗症、脑血管意外后遗症、截瘫、吉兰－巴雷综合征、末梢神经炎、下肢各神经损伤、血栓闭塞性脉管炎等。

（2）泌尿、生殖、妇科疾病：膀胱炎、尿道炎、尿道痛、遗尿、尿潴留、痛经、带下、子宫脱垂、阴道炎、外阴白斑、阴痒、崩漏出血、月经不调、肠痉挛、阳痿。

（3）直肠、肛门疾病：便秘、肛门瘙痒、脱肛、大便失禁、排便困难（并非便燥干结）、肛门痛。

5. 体会

"天枢之上，天气主之；天枢之下，地气主之。"（《素问·六微旨大论》）

"身半以上，其气三矣，天之分也，天气主之；身半以下，其气三矣，地之分也，地气主之。以名命气，以气命处，而言其病。半，所谓天枢也。"（《素问·至真要大论》）

代秩边主治地气所属疾患，概凡脐以下病变皆可取之，得气快、针感强、治病多、疗效好。

第三章　刺法集锦

"工欲善其事，必先利其器。"十八般兵器各有所长，九大类针具治有所擅，要想效如桴鼓，当知据病择针。这就要求我们对每一种针具的刺法，不仅要熟悉其主治范围，还要熟练其操作技能。这样，临证时才能根据不同的病症选用不同的针具针法，所谓"兵来将挡，水来土掩"。

一、锋针刺络，祛病邪之大将

（一）针具

"四曰锋针，取法于絮针，筒其身，锋其末，长一寸六分，主痈热出血。"《灵枢·九针论》

"锋针者，刃三隅，以发痼疾。"《灵枢·九针十二原》

（二）功用

锋针长于破脉放血，通过泻血以调和气血。血瘀可决、血热可撒、排热毒、消肿胀、理气机、开窍启闭、缓急止痛、活络通阳。（图3－1）

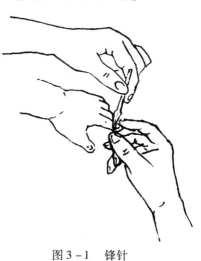

图3－1　锋针

（三）常用放血部位的选择

1. 四肢末端

如十二井穴、十宣，具有通经接气，醒神开窍之功，急救用之。

2. 局部静脉充盈处

以祛瘀生新，改善血液循环。

3. 络脉瘀处

络脉瘀处即浅表网状静脉瘀阻，相对静脉充盈要细而密，位于颈椎与胸椎结合部，治疗头项困疼、咳喘、胸痹；于腰骶部治腰腿痛及盆腔疾患。

4. 特定穴

耳尖散热治头面五官之疾；大椎治头项疾患；肘窝（尺泽、曲泽）治心胸胃疾病；腘窝放血治腰腿疼痛、小腿肚抽筋、不宁腿综合征。

5. 背部阳性反应点

治疗相应内脏疾病。

（四）十二经脉气血之多少及刺血原则

《素问·血气形志》云："夫人之常数，太阳常多血少气，少阳常少血多气，阳明常多气多血，少阴常少血多气，厥阴常多血少气，太阴常多气少血，此天之常数……今知手足阴阳所苦，凡治病必先去其血，乃去其所苦，伺之所欲，然后泻有余，补不足。"

"刺阳明出血气，刺太阳出血恶气，刺少阳出气恶血，刺太阴出气恶血，刺少阴出气恶血，刺厥阴出血恶气也。"

（五）宫杜若刺血疗法

刺血疗法：刺血法一定要开窍泻血，达到降热祛邪、活血消肿、散瘀提神、降压消暑、急救昏迷的目的。常取四肢末以泻中央。血色黑稠者病重，紫黯者次之，鲜红薄者病轻，不可再挑。如十二井挑刺出血，善能退热，治感冒昏吐，还可解除中毒困扰。尤以少商、中商、老商、商阳为感冒专穴；点刺耳尖出血，及挑刺肝俞红点（阳性反应点）放血，治针眼、急性结膜炎、眼生翳膜；十宣放血治疗肺炎、痢疾等高热引起惊厥效速；中暑、吐泻，十二井放血亦效，发痧加曲池、委中缓刺放血，可配合刮痧；喉痹、白喉，少商、商阳速刺放血，有高热者，加耳尖、尺泽，有表证者可加大椎、合谷……

挑血多用于小儿：挑马牙、扎蟠舌（重舌）、重龈。马牙即白齿生乳头状白点，流涎不乳，以三棱针尖挑挤出白浆即愈。蟠舌是舌下紫块，挑破出恶血。重龈即肿龈在外，用纱布缠针露尖，只固定于张口位，准确快速刺破放流恶液血水，未尽再挑，用盐水漱口，而民间喜用皂布擦牙，即取矾盐收敛之意。急慢惊风，除选十宣、人中外，沿督脉每一骨节放血，以平肝息风，惊厥乃止。

中风脑出血急救：在十二井、十宣速刺放血（取肢末以泻中央），初龈舌强不语，取舌下金津玉液，猛刺放血，舌即活软，同时因外溢血血管压力减小导致脑出血停止。

诸症放血：肝阳头昏放攒竹（黑紫血）；头痛放太阳；咳嗽放尺泽；哮喘放穴膻中；卒中、中暑、休克掐人中，十宣放血；吐泻肠胃炎，委中放血，丛刺曲泽、点刺手足十二井；尿闭挑曲泉；消渴点海泉；恶疟截大椎；癫痫散长强；暴盲、鼻渊扎内迎香；癫狂取大陵；喉痹、喉痛泻少商；旋耳放耳背紫筋处；风癣先放紫筋，后密刺癣区；湿疹、走黄、五疔、转筋霍乱、瘀血腰疼都在委中放血撤火毒，见血色变成鲜红方止；夏天痈毒疮疖配穴大椎针一分挤三滴血，效少配尺泽；红丝疔沿红线所行淋巴管，寸寸连挑，务必见血；四肢麻木指端放血；指头血肿放出血水消肿，立解跳痛；痹证放血加火罐，吸出风寒湿气，风寒自灭，血活痛止；放耳背上树枝状静脉小分枝的血治扁桃体炎；凡表皮麻痹、疮、疖、丹毒，则在病灶相应部位围刺使血活毒出；神经性皮炎、牛皮癣、过敏性皮炎、湿疹、胎毒在病灶局部散刺，祛毒利湿和营；民间揉按挫伤扭腰找出痛点，在健侧同一相应处点刺三五下挤出几滴血，伤痛立消。

总之，简易放血法应用最广，因其排毒祛瘀、血畅其流，余热可散，毒可解，肿可消，火可泻，痛痒麻木可止，镇吐止泻，止痛急救，是一有效的针灸辅翼疗法。

络刺治霍乱、发痧、中风、昏厥甚快。金津、玉液出血通窍醒神，治昏吐及木舌最灵。吐泻脱水之肠胃炎，于曲泽静脉刺出黑血，腹痛神昏立起。瘀血腰痛、吐泻肚疼及鱼口（横痃）恶疮，取委中放血立愈。耳后静脉或鼻腔血管（内迎香）刺破放血，治眼疾目肿，红丝膜翳当时清利。耳后前上小红动脉割断挤血立消双蛾（扁桃体炎）。我用治数百例，无不立愈。将于割挑法中细述手法。

放头部血：治好瘀血头痛，高血压头晕。十年八年，不再重发。其法：用围巾把颈项缠紧（不影响患者呼吸），使额中青筋暴起，用蒙医弹针或用筷子绑好带尖玻璃碴，对准孙络，猛以中指弹之，血当时喷射数尺，抛物线式落地；待成血堆，则于额口用艾灰或消炎粉揉住脉口止血；头脑当时清醒。此与百会烧艾是我两大绝招。对年久头痛，亦可用剃刀耳后割络流血。我善用割两太阳穴，放血治愈脑膜炎多例。

疮疡肿毒，若脓未成或面部三角区不可挤压，只宜点刺大椎、身柱加曲池、委中、血都，此乃治疮疡疖肿要穴，配合委中静脉及尺泽静脉放血，发热者大椎刺血。余常用背胛边曲垣穴下寻根点，用针挑破，加罐吸血，立即治好对侧拇指瘭疽（蛇头疔），胀痛立消，比针抽脓要快。

曾单针治愈结核性脑膜炎昏愦患儿，夜晚风池、风府、风门入针，次晨即转眼环顾、吸奶，一月抽搐竟一次治愈。

二、火针温通，除痼疾之劲旅

（一）针具

师氏火针种类很多，包括单头细、中、粗火针（即尖头火针），平头火针，三头火针，火锟针，火镵针，火铍针，火钩针等。临床上以尖头火针较为常用。（图3-2）

尖头火针根据直径分为粗、细、中三种型号。细火针直径0.5mm，中火针直径0.75mm，粗火针直径1.2mm。根据临床需求，我们又制作了直径0.4mm的特细火针，这样的针刺时疼痛轻微，并且针后不留瘢痕。

尖头细火针临床适应证最广，具有温经散寒、活血祛瘀、舒筋定痛、温阳利水等功效；尖头中火针功用同前，但多用于体质壮实，身体肥胖之人；尖头粗火针具温经散寒、活血通络、破脓祛腐等功效，多用于脓肿痈疡等外科疾患。

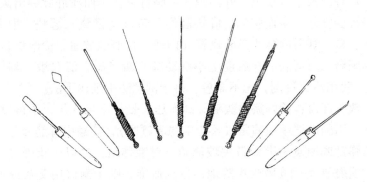

图3-2　火针全图

（二）操作要点

掌握好四个度：即温度、速度、准确度、深浅度。

1. 温度

深而速刺，烧针白亮；浅而点刺，烧至通红；慢而熨烙，烧至微红即可。

2. 速度

出针如闪电，回手似火烧。出针快速准确的诀窍，全在手眼之间：烧针时眼睛盯着针，烧红后，先将目光转向要扎的穴位，然后直接刺过去，中间不要停顿，一气呵成，又快又准。

3. 准确度

这就需要平时下工夫勤练，针针刺中，不得偏离穴位。

4. 深浅度

这是针刺取效的关键，要练到说扎多深就多深，既不太过、也无不及。火针进针多深就烧多深，应掌握深度。病浅针深，引邪入里，病深针浅，邪不得出。师老晚年用火针治疗风湿性关节病，多轻轻点刺而不刺破皮肤，疗效也很好。我们在治疗膝关节冷痛时，一侧火针深刺，另一侧火针轻点，经观察两种刺法的疗效并无显著差异。

注意事项：宁浅勿深，刺时要避开大的神经、血管；火针应烧红刺入，否则针刺时患者感觉疼痛明显且易于感染；针后3天内不见水，1周内忌食腥荤辛辣刺激物品。

练习手法时，用一个苹果或土豆，在上面做记号标点，并将其切成薄厚为2mm的薄片，用火针刺点来练准确度，刺薄片以练深浅度，练久了速度与准确度自然会有所成。熟练后，方可在患者身上运用。

（三）主治

1. 经筋病

《灵枢·经筋》论述治疗经筋病的大法是："治在燔针劫刺，以知为数，以痛为输。"可见在古代，火针是治疗经筋病首选方法。

经筋病类同于慢性软组织损伤性疾病。那么肌肉、肌腱、筋膜、韧带、滑膜、关节囊、软骨、骨膜等软组织损伤皆可用火针治疗。

"火针疗法"是将中医的针刺法与艾灸法结合为一体的方法，其中既有针刺的机械性刺激，也有热能效应。它可引起局部充血，改善血循环，促进炎症消散和粘连软化，降低神经系统的兴奋性，解除肌肉痉挛以达镇痛的目的。火针通过刺入、消除激痛点，以治疗肌筋膜综合征，疗效很好。

在治疗经筋病时，以痛为腧，找准痛点特别是关键痛点非常重要。临床上常见的经筋病，如肩周炎、网球肘、腰背肌筋膜炎等皆可用火针治疗。

2. 痹证

火针长于治疗风寒湿痹，施术后的针孔给邪气以出路，火性温通可除寒燥湿，最宜于治疗风寒湿性关节痛、风湿性关节炎、类风湿关节炎、强直性脊柱炎等风湿四病，亦适宜于大部分风湿病引起的颈肩腰腿痛。治疗以局部取穴为主，顽痹、尪痹可用火针刺华佗夹脊。风湿病南北方都很多见，只是北方寒气甚、南方湿气重罢了。在广东发现冬天里也有人光着脚，虽然天气不冷，但地气寒凉，寒从脚下生，久而久之，寒湿之气便进入人体了，所以火针在南方同样应用非常广泛。

其实火针本身就是从南方来的。《素问·异法方宜论》曰："南方者，天地所长养，阳之所盛处也。其地下，水土弱，雾露之所聚也，其民嗜酸而食胕，故其民皆致理而赤色，其病挛痹，其治宜微针。故九针者，亦从南方来。"1985 年 10 月，考古工作者在广西大明山脚的武鸣县马头乡元龙坡商周古墓中，发现了两枚青铜浅刺针，是迄今为止我国出土年代最早的医用金属针具，为"九针从南方来"提供了实物例证。

3. 中风

唐代以前，火针主要用来治疗中风，现在用的反而少了。在偏瘫后遗症期，多见肩周炎、肢体末端水肿，肢体运动、功能感觉障碍，可用火针深刺，隔 2 天 1 次。火针点刺面部常用穴位治疗面瘫后遗症，疗效显著，但要选用特细火针，以免留下针痕，针前皮肤消毒，针后 3 天针眼不能见水，以免感染。

4. 痰核瘰疬

火铍针长于切开溃腐排脓，火镵针长于烙熨止血收口，对淋巴结核溃烂流脓者有特效。先用火铍针划开肿物前壁，排尽囊内容物，然后用火镵针将囊内壁全部熨烙，最后创口用纱布包扎，待其自愈。囊内空腔大者可放入抗生素纱布条，定期换药至伤口愈合。本家叔母患颈部淋巴结核 10 余年，一到夏秋就溃烂流脓，曾口服、静滴抗痨药，局部换药，偏方秘方，多方求治，终无疗效。1987 年师老在某院针灸科坐诊，特请师老诊治，师老用火铍针切开囊壁，将里面奶酪样东西清理干净，然后用火锟针边烙边说，不要说结核杆菌、就是癌细胞也把它烧死了。1周后复诊时，创面基本愈合了，终身未再复发。

5. 久病痼疾

火针温通气血、洞开穴门，使伏邪涌出。以治疗面瘫后期、顽固性头痛等病邪久伏体内者。博乐有一胃脘痛患者，毫针针刺两次无效，火针点刺一次后痛止。

6. 湿邪偏盛

火针温通燥湿，可治湿邪偏盛之疾，如泄泻、类风湿关节炎指关节肿胀、卒中后遗症因血液循环不良引起的四肢肿胀、特发性下肢水肿、关节腔积液等。下面重点介绍常见的膝关节积液的火针治疗：

将患膝屈曲，取主穴液点（在髌底外上缘梁丘穴上下、局部皮色光亮、肿胀明显处），先用细火针探刺"液点"，有积液流出，然后持中或粗火针速刺速出，积液即自行流出甚或喷出。然后在针眼处拔火罐，吸出部分残留积液。粗火针放液初期每日1次，积液减少后隔二至三日1次。配合内膝眼、犊鼻、血海、梁丘、阴陵泉、足三里等穴以细火针或毫针交替治疗。

7. 久不愈合之溃疡

曾治一糖尿病患者，左内踝上下有两个溃疡，久不愈合，用火锟针局部熨烙两次即愈。在三屯治疗一位在抗美援朝战场上被炮弹炸伤的老兵，左小腿内侧中上1/3处有一伤口，间断性溃烂流脓，先用过氧化氢清洗患处，见其伤口很小，先用细火针在伤口围刺，然后用火锟针熨烙创面，隔日1次，3次即愈。复发性口腔溃疡可用火锟针点烙溃疡面，疗效佳。

8. 赘疣、息肉、斑、点、痣

火针可治疗皮肤赘疣息肉、色素痣、老年斑等，但在面部治疗时一定要严格执行无菌操作和术后注意事项，以防感染、留疤。多种火针配合可治疗肛肠疾病、妇科疾病、传染性软疣等。这里介绍眼科翼状胬肉的火针治疗：先用丁卡因麻醉，使眼球固定，根据病灶大小酌情选用粗火针、三头火针及小头火锟针，从胬肉近瞳孔端开始向眼角方向点烙，速起速落，要求轻巧、快速、准确，对医生运用火针的熟练程度和控针能力要求很高，必须做到万无一失。

9. 以针代灸

艾灸温经通络、走窜搜寒之力胜；火针烧烁针孔、开门排邪是其长。用火针代灸使操作简单，可免艾灸烟熏费时之弊。有一些艾灸适应证可用火针取而代之，如点刺角孙治痄腮；点刺隐白、大敦治崩漏；点刺梁丘、血海、鹤顶、内外膝眼、足三里等治疗膝关节冷痛；梅尼埃综合征可用三头火针点刺百会穴 9 下；还可用细火针深刺至骨膜治疗顽固性头晕等。

三、移疼止痛，锋钩针大显身手

（一）针具

锋钩针是综合古锋针与民间钩针之特点而制成，有双头与单头之分。整体由不锈钢制作，长 14cm，分针柄、针身、针头三部分。针头为针身末端钩尖部分，与针身呈 135°角，是三面有刃之锋利钩尖，长约 3mm；针身两端针头，大小粗细略异。（图 3 - 3）

（二）功效

破结松筋、强通经络、刺血祛瘀、泻火排毒。

（三）操作

右手拇、食、中三指持捏针柄，中指置于针身下部，露出针头，呈持笔式持针，迅速将针头刺入皮下，然后将针体扶正（与皮肤垂直），先向下按压，达病灶的基底部，再上下提动进行钩割数下，此时可听到割断皮下纤维的吱吱声。出针时应将针体恢复到进针时的角度，使针尖部分顺针孔而出。

为了避免交叉感染，锋钩针每次只限一人使用，并且严格消毒：用完清洗后浸泡于消毒液中，然后再高压消毒。

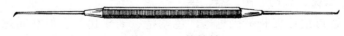

图 3 - 3　锋钩针

1. 点刺

运用如三棱针，可代替锋针，一点、多点、刺络放血等。

2. 点按

刺入人体后，可先用针头转弯处背面为着力点按压局部，起到针刺、点穴、按摩的作用。

3. 钩拉

体现锋钩针的主要作用。由内向外钩拉，但不要把针拉出体外，向外钩拉时可听到"咔嚓""咔嚓"的肌纤维断裂声。

4. 火钩针

即将锋钩针烧红，钩破患处，用于破疮溃脓，治疗扁桃体化脓、腱鞘囊肿等。

（四）主治

1. 固定痛点

网球肘、肩周炎、膝关节侧副韧带损伤等。师老喜用锋钩针治疗疼痛性疾病，治疗点多选用阿是穴（以痛为腧），常见患者来时愁眉苦脸、钩时啊呀呼痛、针后喜笑颜开。

2. 大面积筋膜粘连

颈椎病项部肌筋膜处、腰背部肌筋膜炎往往粘连面积较大，用锋钩针把网状筋膜粘连处拉开，钩断纤维、在高压密闭处撕开一个裂口，减张减压，消除了对神经血管的压迫刺激，增加了血供、氧气，改善了局部的血液循环，带走了局部堆积的致痛代谢产物，有利于粘连部位的组织修复。

3. 火热上炎

头面五官诸疾，可在十宣穴放血，如锋针般点刺出血。也可在背部至阳以上两肩胛骨内缘之间找出阳性反应点，然后用锋钩针钩割，效果非常明显。

4. 瘰疬、久病入络者

钩割肝俞、膈俞，此又称作截根疗法。

5. 羊毛疗

过去先在前胸后背寻找扁豆大的红疹，用锋针粗头按压疹顶，有陷窝不起者，为真羊毛疗，然后用三棱针挑破疹皮，把皮下白毛挑断，最好针挑起白色纤维，再用剃刀割断。现在使用锋钩针则可将挑起、割断两个步骤一次完成。

6. 面瘫早期

用锋钩针挑破口腔黏膜斑的中线、钩割口腔黏膜内的压痛硬结以及肩胛骨脊柱缘压痛点。

7. 腰背痛

在腰背部压痛点按压钩割、钩刺后拔火罐，委中点刺放血。

8. 代替挑治法

挑治疗法为广西壮医所擅。下面重点介绍宫老师的挑治经验。

（五）宫杜若挑治经验

挑治是用浮针手法：针尖上浮，不伤肌络而能轻快治急。

1. 挑痔

上挑上唇系带两边痔点，下挑脊柱两侧（越靠下越好）的红斑点。

2. 老年前列腺肥大

膀胱俞、大肠俞周围挑色素点，选择点皮稍皱缩，边缘清楚，突出皮表，将下白色纤维挑断，出血少、多挑断，刺激强效果好，使皮下有空动感，挑后 2 天，小便自行排出。

3. 后颈毛囊炎

脊柱两侧胸椎上部找带色丘疹，压之不褪色，3～4 次即愈。

4. 声带结节

肺俞上、身柱、大椎周围反应点，每挑 2～3 点，每次间隔 2～3 天。3 次即消。

5. 神经性头痛、慢性咽炎

C_3～C_4 旁、百劳穴周围，选取反应点 2～4 个，曾治 20 例获痊愈。

6. 慢性风湿病

大杼、膈俞、肾俞、肾脊周围。

7. 脑炎后遗症

肾脊、大椎、百劳周围找病点：圆形似丘，稍突出表面，针头大小、颜色灰白、棕褐、淡红、压之不褪色，若找不到可在穴位上挑治，每挑 2～4 点，2～3 天 1 次。

8. 疳积

缝衣短针挑四缝配合针足三里，或与挑刺同时进行，疗效显著。我常用大缝衣针挑小儿疳积，须先扪诊腹胁心口有无硬块，如心口窝有块为护心疳；就在对准脊背，相当于筋缩及两肝俞之间下针；如两胁下有两硬肿，相当于肝脾肿大，须在相应背俞取穴，严重腹胀如脾亢瘦黄的，还要在太乙和升胃之间找出肉切迹扎粗银针两针，消痞肿最快，但勿刺深，一般有背针足可消积健身了。不要轻易扎，除非有再障、恶网、慢粒。这是缠腰痞的挑痞法。还有一种叫抽尻痞，治臀肌萎缩、肾虚骨软，就在命门上扎入转针一挑；再在下旁两气海俞上斜挑两针，随即拔上火罐，抽出黄水珠，贴上小儿神效攻积膏或十香暖脐膏，中心放川椒粉效果更好，三四天内面目一新，精神营养立即改善，其机理是刺激脊神经，调理内脏、增强吸收，此与北京祖传四代冯福泉捏脊疗法有异曲同工之效，且简单易学，一次成功。

9. 挑治羊毛疗

西北地寒，风邪结胸，气闭胸疼，呼吸极困难，有窒息感，据乡老经验，不挑羊毛疗就会憋死！其法：先检验前后胸发现扁豆大的红疹，用缝针粗头按压疹顶，有陷窝不起者，是真羊毛疗，然后用三棱针挑破疹皮，必须把皮下白毛挑断，最好挑一绺，用剃刀割断才彻底，据说这束羊毛，渐向心脏钉紧，不挑断有生命危险。凡红点下边，白毛特多，挑完后和荞面成条，放胸背上硬搓，沾出白毛，将面条揪断，迎光检查面中有无白毛，为预后指标。我亲见多次，挑断后，用胶粘面擀，立时轻快。依法挑肺炎、胸膜炎亦效。

10. 挑翻症

古籍对急性腹痛有这样的描述：猫翻、狗翻、翻腾触首或如动物蜷伏。按形象急检，发现肛口水泡，但不像栓塞性痔疮那样紫红，用针挑破出水，涂以椒末，腹痛立止。

11. 挑治坐骨神经痛

取环跳上边相当于跳跃穴，神经血管较少处，用三棱针挑破表皮，用锋钩针钩起挑断白色纤维，能触动酸麻筋丝，将钉感下传趾背效果更佳，用针挑破感传经络，使不受痛觉干扰，得以恢复。挑法挑治病种太多了，如在锁骨上窝找疹点挑治甲亢，可缩小瘿肿；挑肺俞一两次后，角膜溃疡面缩小，症状明显减轻；尤其是挑法治疗神经性耳鸣、耳聋等，令百人痊愈。

四、松筋解结，小针刀毕露锋芒

朱汉章教授创立的针刀医学扩大了针灸学治疗范围，且明显提高了临床疗效。他发明的小针刀（图3-4），解决了许多过去认为的难治、不治之症，尤其在治疗经筋病方面，优势凸显。

（一）作用机理

小针刀除了具备针的作用外，其主要的还是刀的切割松解的作用：通过切割粘连变性的纤维组织，解除肌筋膜纤维的痉挛、短缩，减除了对血管和神经的压迫，改善局部血液循环，促进有氧代谢与代谢产物的排泄，减低病变局部的张力和压力，有利于病变组织的修复与再生，恢复局部与整体的静态和动态平衡。如果说毫针是调气、锋针是调血，那么针刀就是通过松筋解结来疏通经络气血。

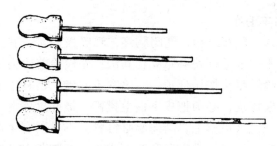

图 3-4　小针刀

（二）适应证

针刀治疗范围颇广，除了慢性软组织损伤引起的颈肩腰腿痛，还可治疗内外妇儿等各科与软组织损伤相关疾患。将针刀的作用及其治疗范围归纳分析后不难看出，其主要适应证分为三大类：

（1）慢性软组织损伤与某些急性软组织损伤，如肩周炎、网球肘、腰三横突综合征等；

（2）慢性软组织损伤为主要病变的骨关节病变，如颈椎病、腰椎间盘突出症、骨性关节炎等；

（3）慢性软组织损伤和小关节错位为主要病变及其继发的内脏疾病（即脊柱相关疾病），如哮喘、眩晕、糖尿病等。

（三）操作要领

1. 四步

针刀手术在刺入时必须遵循四步操作规程：定点、定向、加压分离、刺入。

2. 八法

根据临床的具体情况，选择应用针刀手术八法：纵行疏通剥离、横行剥离、切开剥离、通透剥离、铲磨削平、切割肌纤维、瘢痕刮除、刺激腧穴。八法重在切割，其他方法可以看作是切割的扩展。

3. 定点

治疗点的选择有多种，归纳起来三个字：痛、紧、硬。痛是医生在患者指出的痛处进一步明确的压痛点。紧是指肌肉筋膜软组织绷紧处。硬有骨肉之分，包括软组织粘连瘢痕变性和关节错位隆起。

4. 操作

针刀刺入后，一般要避开神经和血管，沿着肌纤维的走行，对病变部位进行切割松解、疏通剥离等手法，遇到肌痉挛和紧张的肌纤维，在高张力处横切减压。遇到硬结，可做纵向切开。若在高风险区，则要求操作轻柔稳捷、摸索进针，刀刃不离开骨面或不超过病灶的基底部。中病则止，勿做大幅度的切割、摆动等手法。

5. 适度

至于切几下、切多深，则应做到病深则针深、病浅则针浅，在筋治筋、在骨治骨，针刀刺入的深浅依据病灶所在部位而决定，以不超过病灶基底部为宜；切割几下应根据病灶大小、质地软硬来决定。做到深浅适宜、松解适度。

（四）手法配合

在针刀治疗中，手法的运用也很重要，就是常说的"针刀一半、手法一半"。针刀医学手法，与传统的推拿按摩不尽相同，其目的性和针对性更强，手法更精练，常常能达到"手到病除""立竿见影"之效。有些疾病单用手法即可解决问题，而对有明显瘢痕、挛缩、甚至钙化者，则必须先以小针刀切开松解。有些病变在针刀术后需继续手法治疗。

手法可分三种，术前的痛点筛选性复位手法、针刀术中的治疗手法与针刀术后的补充手法。

1. 术前的痛点筛选性复位手法

许多疾病在头、颈、肩、背乃至四肢许多部位存在压痛点。但并非每个痛点都需要用小针刀松解，其中相当一部分痛点是在肌肉痉挛引起小关节错位、交锁、椎体旋转、移位等病理状态下，神经血管受到暂时性牵拉、扭曲、压迫造成的。经手法治疗后椎体旋转、移位纠正，小关节错位、交锁复位，肌肉痉挛紧张松解，神经血管压迫解除，许多痛点即随之消失。我们称这些痛点为"暂时性痛点"或"假性痛点"。

2. 针刀术后的补充手法

只有那些复位手法后仍继续存在的少数顽固性压痛点才是需要用小针刀松解的，这些部位往往是应力最大、损伤机会最多及病理性粘连、瘢痕，甚至钙化最重的关键部位，用小针刀松解术，剥离粘连、切开瘢痕。

针刀术后马上进行手法治疗：一可使松解更彻底，二可解决筋出槽、骨错缝。

3. 针刀术后的整理手法与强壮手法

旨在进一步放松肌肉消除痉挛，解除神经血管的压迫，舒筋活血，改善局部循环，增强体质、促进康复。

此外，针刀术后的制动、护理、锻炼、康复，与其他疗法的配合，及对针刀意外的预防和处理等也很重要。

关于针刀详情，请读朱汉章《小针刀疗法》《针刀医学原理》等书。

五、刺激神经，圆利针古为今用

师怀堂九针中有长、短圆利针。短圆利针针身粗而挺直，挑刺弹拨是其所长，可用来通经络、拨筋膜、弹拨神经干、刺激神经根，对治疗神经系统疾病疗效很好。这里重点介绍短圆利针刺激神经的方法，现谨摘抄《针灸学》如下：

神经针刺疗法又叫神经干刺激疗法。它是针刺与病变部位有密切联系的神经而治疗疾病的一种方法，以干带梢、以干促脑的原则。本法适应证较广，疗效显著，尤其对神经系统疾病效果较好。

此法不依赖经络理论，而是以神经学说、解剖学、病理学为依据，对于那些熟悉西医或者是非传统中医的人容易接受和掌握。

（一）常用刺激点

准确地刺激神经干是本疗法的主要环节之一，为此必须掌握各神经的支配关系，熟悉其解剖位置。（表3－1～表3－5）

表 3 - 1　　　　　　　　　　头面部

神经点	神经部位	针刺
眶上神经点	眶上缘内 1/3 与外 2/3 交界凹陷处，即眶上切迹的部位	进针 0.2～0.3 寸，左右方向拨动针体，当刺激神经时，麻电感向额部放射
眶下神经点	鼻翼外下缘至外眼角连线中点，即眶下孔凹陷处	摸到眶下孔凹陷处进针，针尖稍向外上斜刺 0.3～0.5 寸，左右滑动针体，于面部下睑与上唇之间可出现麻电感
颏神经点	口角下一横指处，或在下颌骨体上下缘之间，正对第二前磨牙	摸到颏孔的位置，由颏孔稍向后上方进针，以 45°向前下方斜刺 0.2～0.3 寸，上下滑动针体，麻电感向下颌部放射
耳颞神经点	耳屏前缘凹陷的沟中，颞浅动脉后方	先在耳屏前摸到颞浅动脉之跳动，在其稍后方垂直进针 0.2～0.3 寸，前后拨动针体，可有麻电感向颞部放射
面神经点	耳垂下至屏间切迹连线的中点与颞浅动脉间	直刺 0.2～0.3 寸，上下拨动针体，可出现面部肌肉的抽动

表 3 - 2　　　　　　　　　　颈部

神经点	神经部位	针刺
舌下神经点	舌骨大角与下颌角连线中点	针尖向舌根方向刺入 1.0 寸左右，刺中时舌根麻电感
喉返神经点	喉结下两横指，气管两旁	针尖稍向内斜刺 0.5～1.0 寸
枕大神经点	两乳突连线与后正中线相交点旁开 1.5cm	垂直进针 0.5～0.8 寸，左右拨动针体，可有麻电感向枕部放射
副神经点	胸锁乳突肌中点上 1 寸	患者头转向对侧，进针 0.5 寸左右，前后拨动针体，可出现耸肩动作和麻电感

续表

神经点	神经部位	针刺
颈丛神经点	胸锁乳突肌后缘中点	患者转向对侧，进针后针尖向后上方，可刺到枕小神经，麻电感向枕部放射；针尖向前上方可刺到耳大神经，麻电感向耳及耳后放射；针尖向前为颈皮神经，麻电感向颈前或咽部放射；针尖向后为锁骨上神经，麻电感向锁骨上下及肩部放射；向下为膈神经，麻电感向胸腔、膈肌放射

表 3 - 3　　　　　　　　　　上肢部

神经点	神经部位	针刺
臂丛神经点	锁骨中点上 1 寸	患者头转向对侧，进针 0.3 ~ 0.5 寸即可，直刺可刺到中干及其分支，针尖向外上方可及上干，向内下可及下干，刺勿过深，防止发生气胸
腋神经点	肱骨头后下凹陷处，相当肩胛冈中点三角肌止点连线中点	上肢外展 45°，进针 1.5 ~ 2 寸，上下拨动针体，可出现三角肌的跳动和麻电感向肩部放射
肌皮神经点	胸大肌前下缘抵止于肱骨处，肱二头肌长短肌之间	上肢外展 45°，进针 0.5 ~ 1 寸，前后拨动针体，出现屈肌动作及麻电感向前臂外侧放射
桡神经点	肩与肱骨外上髁连线中点	侧卧，半屈肘，掌心向上，自然放于体侧，摸到桡神经，在其旁进针 1.0 寸左右，前后拨动针体，可出现伸腕指动作及麻电感向拇、食、中指放射
正中神经点	臂内侧肱二头肌内侧沟上、中 1/3 交界处	仰卧，上肢外展 45°，摸到肱动脉，在其外侧进针 1.5 ~ 2.0 寸，前后拨动，可出现屈腕指动作及拇、食、中指麻电感

续表

神经点	神经部位	针刺
尺神经点	肘尖和肱骨内上髁之间的尺神经沟中	进针 0.2 ~ 0.4 寸，前后拨动针体，可出现屈腕指和对掌动作，麻电感向小指、无名指放射

表 3 - 4　　　　　　　　　　　　下肢部

神经点	神经部位	针刺
坐骨神经点	坐骨结节与股骨大转子连线的中、内 1/3 交界处，或臀横纹与腘窝连线中点	俯卧，进针 2.5 ~ 3.0 寸，左右拨动针体，可出现大腿后侧和小腿肌肉跳动及向脚放射和麻电感
臀上神经点	坐骨神经点上 3 寸	俯卧，进针 2.5 ~ 3.0 寸，左右拨动针体，可出现臀肌跳动和麻电感
臀下神经点	坐骨神经点内上 2 寸	同上
胫神经点	腘窝中点下 2 寸	进针 1.5 ~ 2.0 寸，左右拨动，可出现小腿后侧肌群的跳动和麻电感
腓总神经点	腓骨小头后下缘	进针 0.3 ~ 0.4 寸，由后向前拨动针体出现足背屈、外翻和麻电感
腓深神经点	外膝眼下 3 寸，胫骨外缘一横指	进针 1.5 ~ 2.0 寸，左右拨动针体，可出现足背屈和麻电感
腓浅神经点	腓骨小头下 2 寸	进针 1.5 ~ 2.0 寸，左右拨动针体，可出现足外展和足背麻电感
股神经点	腹股沟韧带下 1 寸，股动脉外缘	摸到股动脉后，紧贴其外缘进针 1.0 寸左右，由外向内拨动针体，可出现大腿肌肉跳动和膝部或足内侧麻电感

表3－5　　　　　　　　　　　　　　胸腰骶部

神经点	神经部位	针刺
胸神经根点	各胸椎棘突之间旁开1寸	坐位，针尖稍向内斜刺1.5~2.0寸（不可深刺），可有麻电感向肋间放散
腰神经根点	各腰椎棘突之间旁开1寸	坐位或俯卧，直刺2.0~2.5寸，可出现下肢麻电感和肌肉跳动
骶神经点	两髂后上棘连线距中线2.5cm处上1.2cm为第一骶后孔	用指尖按压可触及骶后孔之凹陷，针尖指向外下斜刺，刺入骶后孔时手下发紧，患者有明显的麻胀感
脊髓神经点	第二腰椎以上的各脊椎棘突间（多用于下颈段和胸段）	坐位稍低头弯腰，针尖稍向上斜刺1.5~2.5寸，缓慢进针，当出现放电感后不深刺，不提插捻转，不留针，速退针，此法有一定危险，要慎用

（二）刺激点的选择

1. 根据脊神经节段分布选取刺激点

全身各部的皮肤、肌肉和内脏器官都受相应的脊髓阶段支配。因此，可根据病变所在部位，按照脊神经节段性支配关系，选择相应的神经或脊髓作为治疗刺激点。如食道受 $T_{7~8}$ 脊髓节段所支配，故食管痉挛可取该节段的神经或脊髓；取 $L_{2~4}$ 段脊髓节段治疗大腿前肌群麻痹。

2. 根据周围神经支配关系选择刺激点

按照周围神经与病变部位的支配关系，在相应神经干的通路上选取治疗刺激点。如刺激股神经可治疗髂腰肌和股四头肌瘫痪引起的不能屈髋、伸腰、直腿的疾患。

3. 根据神经与内脏的关系选取刺激点

外周神经可通过脊髓节段之间及交感神经节之间的联络与内脏发生间接联系，刺激外周神经可通过这种间接联系影响内脏活动，从而治疗内脏疾病。如刺激正中神经或桡神经治疗心动过速、神经性呕吐、膈肌痉挛等；刺激腓深神经或腓总神经可治疗腹痛、胃肠功能紊乱、胆绞痛等；刺激腓浅神经或坐骨神经对治疗夜尿频数、功能失调性子宫出血疗效显著。

（三）常见病及其刺激点

详见表 3 - 6。

表 3 - 6   常见病及其刺激点

常见病	刺激点
食管痉挛	T_{5-8}脊髓点，颈丛神经点
膈肌痉挛	C_4 脊髓点，颈丛神经点
胆绞痛	T_{7-9}脊髓点或胸神经根点，腓总神经点
神经性呕吐	T_{6-9}脊髓点或胸神经根点，颈丛神经点，正中神经点
遗尿、功血	骶神经点
面神经炎	面神经点
面肌痉挛	眶上神经点，眶下神经点，颏神经点
三叉神经痛	眶上神经点，眶下神经点，颏神经点
前头痛、眶上神经痛	眶上神经点
侧头痛、耳颞神经痛	耳颞神经点，眶下神经
后头痛、枕大神经痛	枕大神经点，颈丛神经点
颈痛、落枕	颈丛神经点，副神经点
腰痛、腰扭伤	腰神经根点
坐骨神经痛	坐骨神经点，腓总神经点，胫神经点，腰神经根点
股外侧皮神经炎	股外侧皮神经点
癔证	根据症状，按神经支配关系灵活选取刺激点
瘫痪（中风及小儿麻痹后遗症）	
举臂障碍	臂丛神经点，腋神经点
屈肘障碍	臂丛神经点，肌皮神经点
伸肘、腕、指障碍	臂丛神经点，桡神经点
屈腕、指障碍	臂丛神经点，正中神经点，尺神经点
大腿内收、外展障碍	内收障碍取闭孔神经点，外展障碍取臀上神经点

续表

常见病	刺激点
屈、伸髋障碍	屈髋障碍取股神经点，伸髋障碍取臀下神经点或坐骨神经点
足背屈、外转障碍	腓总神经点，腓深神经点，腓浅神经点
足跖屈、外转障碍	胫神经点
上肢痉挛性瘫痪	肌皮神经点，正中、桡、尺神经点
下肢痉挛性瘫痪	臀下、坐骨、股、胫、腓总神经点
舌肌麻痹	舌下神经点
失语	喉返神经点，舌下神经点
面瘫	面神经点

（四）针刺方法

1. 针具

选用普通粗毫针或神经干弹拨针，普通毫针多用于面、背部刺激点；神经干弹拨针是用直径0.6～1cm 的不锈钢丝做成不同长度的针具（一般有 30mm、60mm、75mm、100mm、150mm 多种长度），较多用于四肢神经干弹拨，100mm、150mm 长针多用于臀部坐骨神经干的刺激。（图 3 – 5）

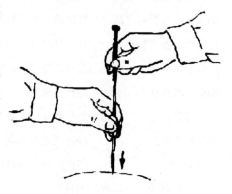

图 3 – 5　长圆利针示意图

2. 弹拨法

选好刺激点消毒后，用神经干弹拨针快速刺入皮肤，一边缓慢进针，一边与神经干成垂直方向左右划动，当患者出现强烈的麻电感及肌肉跳动时，表示已刺到神经干，然后根据病情及患者耐受度，连续或间断进行弹拨 5～10 次，即可出针，用棉球按压针孔片刻。一般每日或隔日 1 次，15～20 次为 1 疗程，疗程间隔 3～5 天。本法主要用于痢疾、癔证、各种神经痛、麻木等病症。

3. 毫针刺法

本法与普通针刺方法相同，但要求出现较好的针感。如针感不好，表示没有刺到神经，需要调整针刺的深度和方向，否则影响疗效。

4. 其他疗法

此外，还可以用穴位注射法，但所选药液必须对神经无害。如维生素 B_1、维生素 B_{12}、0.9% 生理盐水、0.25% ~0.5% 盐酸普鲁卡因等。对神经有损害的药液，如氯霉素液、复方氨基比林、某些中草药提取液等，可引起瘫痪，慎用或忌用。亦可用埋线、电刺激法。

（五）注意事项

1. 严密消毒，防止感染。

2. 针刺臂丛点、胸段椎旁点时，不得过深，以防气胸；针刺脊髓点时，禁止反复提插，固定好体位，深度要适宜，以防脊柱血管损伤；针刺股神经点时，要避开股动脉。

3. 针刺时，尤其用粗针弹拨时，要沿神经走行方向稍移动一点位置，因多次反复刺激一点，可引起神经的过度损伤，并影响针感的传导。

4. 弹拨针的针尖要光滑、圆钝，不可过锐，动作要轻柔，不可过强，并应避开大血管。

5. 毫针刺时，出现较好针感后不深刺、不提插，轻轻捻转或颤动针体数次即可退针。

6. 痉挛性瘫痪弹拨坐骨神经点时，由内向外，主要刺激内侧部分。

六、长针透刺，通关过节、松筋散结

（一）针具

长圆利针，直径 0.6mm，长度有 75mm、100mm、125mm、150mm、175mm、200mm、240mm 等规格，针身长而粗，实际上就是粗的长针，与芒针、巨针、粗针、过梁针、赤医针、粗圆针等同属一类。

（二）作用

疏通经络、行气活血、松筋散结、通关过节、沟通表里、贯穿上下。

（三）透刺分类

1. 选经取穴分类

（1）一经多穴，如足三里透下巨虚止泻痢，合阳与承山互透治腓肠肌痉挛。

（2）两经互透，如中脘透梁门治胃病，丘墟透照海治半侧身体疾患。

（3）表里经互透，外关透内关治胁痛岔气，太溪透昆仑治牙疼腰痛。

（4）经穴与奇穴互透，如太阳透率谷治偏头痛，印堂下刺鼻根治前头痛、鼻塞、鼻衄。

2. 针刺角度分类

（1）横刺透穴，如曲池透臂臑治颈部瘰疬，志室透肾俞、命门治肾虚腰痛。

（2）斜刺，阳陵泉透足三里治膝痛屈伸不利，多针围刺法治疗甲状腺瘤。

（3）直刺，肩髃透极泉治肩凝，阳陵泉透阴陵泉治肘挛臂痛。

（四）操作要领

长针操作时，左手夹持针身靠前部分、右手持针向里捻转刺入、刺入过程要注意控制好针刺的方向、角度与深度。尤其在重要脏器、血管、神经处针刺更要留意。

（五）主治举要

1. 腰痛

呼和浩特蒙医巴特尔老师诊脉准、针法好，深得患者好评。于是慕名前去拜访，学了一种长针治腰痛的方法：患者俯卧，从肾俞向下斜刺到大肠俞，从志室横刺透过肾俞到达命门，直刺大肠俞、秩边、环跳。快速针刺，不留针。一般患者，起针后腰已不痛。

2. 膝痛

详见第五章"十八、长针三通，止膝关节疼痛"。

3. 代秩边

详见第二章"十八、地气之穴代秩边"。

4. 卒中后遗症之偏瘫

用长针透穴法，一针贯多穴。

5. 肩痛不举

合谷刺法针肩髃，从肩髃进针，分别向极泉、肩贞、肩前三个方向透刺。

6. 背脊疼痛

背脊疼痛多为棘上韧带损伤，从上往下沿着脊椎逐个检查，确定病变的椎体后，从最下一椎体棘突下缘沿着棘突的上缘向上刺到最上一个痛椎。如 $T_3 \sim T_7$ 棘突皆有压痛，就从至阳透身柱。

7. 癫狂

身柱透风府。

8. 顽固性腰痛

深刺腰夹脊，刺激神经根，有触电感放射到下肢。

（六）验案

1. 一位河南籍八旬老人右手颤抖，不能端碗、写字，用短圆利针刺臂丛点（胸锁乳突肌外缘与颈外静脉交汇处下方），电击样感觉传至手，当即明显好转，连针 3 次基本痊愈。

2. 某患者患干性坐骨神经痛经年不愈，用长圆利针刺代秩边，触电感下传至脚趾，一次即愈，半年后随访，未见复发。

3. 某患者，女，56 岁，维吾尔族，塔城市烟酒公司职工。1994年 10 月 24 日初诊。主诉：左下肢疼痛 1 周，左膝痛 3 年。诊断：①干性坐骨神经痛。②左膝关节增生性骨性关节炎。治疗：①石氏（石学敏）法：大肠俞、环跳长针直刺，触电感向下传导 3 次，仰卧位针刺委中，向下放射 3 次，刺阳陵泉触电感向下传 3 次。②火针：膝周穴。二诊时，说其昨晚痛减，寐佳，长针刺环跳，毫针刺阳陵泉。三诊、四诊，治疗同上。五诊时已不痛。继针两口，以巩固疗效。

七、穴位埋线，长效针感疗效巩固

针灸治病，多有立竿见影之效，但令人遗憾的是，有不少病例在复诊时依旧如故，或虽有好转，但仍未痊愈，尤其对一些慢性病，需要较长时间的治疗，如何能使疗效长期地维持下来，这的确是一个很重要的问题。

受民间体内寄针和长效药物的启示，在 20 世纪 60 年代埋线疗法风行于世，主要的埋线方法有注线法、穿线法、切埋法、扎埋线和植线法等。我们所用的主要是植线法——陆氏埋线针埋线法，又叫长效针感疗法。本法系解放军白求恩国际和平医院陆健老师所创，它避免了切埋、扎埋法给患者带来的痛苦大的弊端，消除了穿线法不能达到深刺的缺点，也不像注线法那样操作烦琐且很难达到无菌操作要求。植线法是一种易学易行，一学就会，一用就灵，便于普及，尤其适合向基层推广的好方法。

（一）定义

埋线疗法是将羊肠线埋入穴位，通过对人体持久温和的刺激，来治疗疾病的一种方法。

（二）治疗原理

1. 长期穴位刺激

肠线埋入穴位，在未被吸收以前，一直对人体起作用，以 0 号线为例，其在肌肉层的吸收需要 20 ~ 30 天，而在皮下则需要 1 ~ 2 个月，有的则时间更长，这就等于把针刺和留针疗程融为一体，所以埋一次线等于或超过针刺 1 个月的效果。这是埋线疗法最重要的作用。

2. 组织疗法

肠线是异体蛋白，它可使人体淋巴细胞致敏，其细胞又配合体液中的抗体、巨噬细胞等反过来破坏、分解、液化羊肠线使之变为多肽、氨基酸等，最后被吞噬吸收，同时产生多种淋巴因子，这些相当于抗原对穴位产生刺激，提高人体应激能力，激发人体免疫功能，调节脏腑器官功能，因而具有组织疗法的作用。

3. 穴位封闭效应

埋线伊始，必先进行局部麻醉，作用部位均在皮肤。局麻是对中枢与末梢神经的一种综合作用，在整个过程中，有 3 个阶段的不同变化及效应：①针尖刺入皮内及注药时产生的疼痛信号传到相应节段脊髓后角，抑制了相同节段所支配内脏器官的病理信号传递，使相应内脏得到调整。②注药后 1 ~ 3 分钟即可选择性地阻断末梢神经及神经干冲动的传导，使患病部位对穴位及中枢神经产生的不利刺激传导受阻，从而使神经系统获得休息和修复的机会，逐渐恢复正常功能活动。③局麻后期，穴位局部血管可轻度扩张，促进血液循环及淋巴回流，使局部新陈代谢归于正常，改善了其营养状况。这些变化产生的特殊刺激经过经络、神经—体液作用于相应患病部位，使之也得到改善和调整。故临床上，常常会有一些患者在局麻时，局部皮肤疼痛异常，但出针后疼痛马上减轻或消失。局麻的主要目的是预防术中主观疼痛，而在客观上对疾病却起着不可忽视的治疗作用。

4. 刺血效应

刺血疗法是用针具刺破络脉，放出少量血液以治疗疾病的一种方法。刺血对微循环中血的颜色、流变、流速具有改善作用。埋线时也可起到刺血效应，其可疏通经络中壅滞的气血、协调经络的虚实，从而调整人体脏腑、经络及气血功能。

5. 自血疗法

埋线针针刺入穴位，会有一些出血留在体内，机体会将其吸收，其作用类似于自血疗法。

6. 磁疗、药物疗效

将羊肠线磁化后备用，兼具磁疗的作用。也可将线浸泡在特制的药液中备用，而兼备药物和埋线两种疗效。

（三）适应证

凡针刺能治疗的疾病，短时间（15 天）内不能治愈者均可。

（四）埋线工具

埋线针、羊肠线、镊子、注射器、75% 酒精棉球、碘伏棉球、局麻药、注射用水，创可贴。

1. 埋线针

陆氏埋线针，是一种用坚制的金属特制的专用于埋线的针具，长12 ~ 15cm，针尖呈三角形，底部有一缺口用以穿羊肠线。（图 3 - 6）

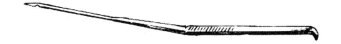

图 3 - 6　陆氏埋线针

2. 线

（1）制作：将羊肠线剪成需要的长度，一般 3 ~ 5cm，放入 75%

酒精浸泡备用。

（2）选用：应根据不同的部位、患者体质、年龄、病情、敏感程度及医者的经验来灵活选用不同型号的线和采用不同的埋线方法。

（3）规格：依粗细分为 11 个型号，埋线常用的有 00、0、1 三种：00 号适用于头、面、手、足；0 号用于四肢；1 号用于躯干。

（4）有用丝线代替羊肠线，经临床观察，远期疗效更好。

（五）操作常规

1. 点穴在正穴旁 0.5 寸，火锞针点压做标记。

2. 常规消毒。

3. 局麻，2% 利多卡因，打好局麻皮丘。

4. 酒精再消毒。

5. 左手持镊夹备用羊肠线，将线置于局麻皮丘上。

6. 埋入，右手持埋线针，缺口向下压线，以 15° 角将线埋入穴位中，待线头见不到时再进针 0.5cm（加速针眼愈合，减少感染机会），快速拔针。要领：持针稳、进针慢、出针快。进针时用力要均匀，不要过猛，防止刺入过深。

7. 创可贴外贴，防止感染。

8. 向患者交代注意事项。

（六）常用的埋线方法

1. 穴位埋线

一般针刺的穴位（除指、趾、眼、耳外）均可埋线。

2. 一穴多线埋线法

在一个穴位上分别向几个方向或深层埋入多根线，此法适应于某些精神分裂症、瘫痪等。如面瘫，埋颊扇；胆囊炎埋胆俞 - 脾俞，或胆俞 - 阳纲。

3. 痛点埋线法

有固定痛点的病症，如血管神经性头痛、小面积纤维织炎等。

4. 临时埋线法

即把线埋入穴位后，留出线头在体外，3 ~ 7 天要取出，适用于某些急性病。如：急性扁桃体炎；或某些疼痛剧烈需留针控制，并近期可治愈者，如牙痛。

（七）注意事项

1. 严格执行无菌操作，防止感染。

2. 根据不同部位，掌握埋线的角度和深度，不可伤及内脏、大的血管和神经干。

3. 最好埋在皮下组织与肌肉之间，肌肉丰满处埋入肌肉层，不宜埋于脂肪组织中，以防脂肪液化、渗液流出。如局部化脓流水，可抽出羊肠线，拔罐吸出脓液，外盖敷料，必要时抗感染处理。

4. 在一个穴位上做多次埋线时，应偏离上一次的治疗部位。

5. 经埋线症状控制后，最好再埋一次以巩固疗效。有的慢性病则需埋线 3～4 次才开始见效，应争取患者配合。

（八）术后反应及防治

1. 正常反应

由于损伤刺激及羊肠线刺激，在埋线 1～5 天内局部可出现红、肿、热、痛等炎症反应，一般在 36 小时左右达到高峰，少数患者可有全身反应，埋线 4～24 小时体温上升，一般在 2～4 天后可恢复正常。少数会留有周身不适，食欲不佳等症状。

2. 异常反应

（1）感染：治疗 3～4 天出现局部红、肿、疼痛加剧，伴发热。予以锋钩针放血、拔罐，抗感染处理。

（2）神经损伤：及时抽出肠线，并给予适当处理。

（3）损伤血管：埋线后出血多而不止，可能损伤血管，应加压包扎，若血仍不能止则应抽出线后加压处理。

（九）埋线禁忌证

1. 皮肤局部有感染溃疡处不宜埋线。

2. 发热、感冒、肺结核活动期、骨结核、急性心脑血管疾患、意识不清、身体极度衰弱等均不宜。

3. 妊娠期、经期慎用。

4. 有出血倾向性疾病者应慎用。

（十）几种常见病的埋线处方

1. 慢性支气管炎、哮喘

（1）大椎　风门→肺俞　膻中　尺泽

（2）肺俞→厥阴俞　中脘　丰隆

痰多加脾俞、胃俞、足三里，肾不纳气加肾俞、气海

2. 慢性胃炎、消化道溃疡

（1）至阳　脾俞→胃俞　中脘　足三里

（2）肝俞→胆俞　胃俞→胃仓　中脘→梁门　阳陵泉

3. 慢性胆囊炎

至阳　中脘　日月　阳陵泉　足临泣

胆俞→阳纲　胆俞→脾俞

4. 心绞痛

（1）厥阴俞　膻中　心平

（2）心俞　巨阙　内关

5. 慢性腰痛

肾俞→气海俞　腰阳关　肾俞→志室

6. 癫痫

大椎　至阳　筋缩　腰奇　心俞　肝俞　鸠尾

7. 慢性盆腔炎

关元　关元俞　白环俞　三阴交

以上诸证取穴配方，仅供参考。临床上可在上述穴位或上下左右，通过触诊寻找阳性反应点，在此反应点上埋线，则疗效更佳。

八、扎针拔罐，病轻一半

（一）针后拔罐

针刺后针眼出血发暗发紫，示有瘀血。用锋针点刺，放出更多瘀血，然后拔罐。针刀治疗慢性腰背痛之瘀血偏甚者，出针后拔罐，吸出瘀血，病邪尽出，疗效更佳。

（二）罐后刺血

腰背肌筋膜痛，多与风湿寒瘀有关，大面积弥漫性疼痛酸困不适，压痛点广泛，针刺难免有广络原野之嫌，有用长针横竖刺者，有用火针频频点刺者，亦有多针密刺者，主要是未找到治疗的关键点。

先用火罐在疼痛的范围拔吸，或在腰背部走罐，即可发现其中有明显的瘀斑瘀点，这就是病灶所在，同时也是治疗的部位。可用

针或针刀，或刺或切或钩，放出瘀血，使气血流畅。

（三）龙玉和尚的整体罐

龙玉和尚当年在北京开会期间，有一位师父患感冒，吃药打针输液 3 天未愈。后来龙玉和尚给他拔罐，起罐即愈。并将此整体罐法传给大家：从胸椎开始，在脊柱两侧从上往下排罐。由于病位不同而有所侧重，如咳喘属肺，重点在上胸段；胃脘胀痛，重点在中胸段；腹泻便秘重点在胸腰段……以此类推。

（四）宫杜若论萨玛罐

蒙医也用血罐，称萨玛罐拔罐法：先在患处拔一罐，红肿后，三棱针点刺放血少许，再拔抽内含风寒湿之脏浊、瘀血等，通常在腿肘关节，外用极佳。对于项后毛囊炎、多发性疖肿，可屡次拔罐，印痕不退，又复重拔，使皮肤变黑、增厚、变老，毛囊疖肿永不复发。

1949 年在伊盟给斑疹伤寒患者拔吸罐退热清神，发觉斑疹伤寒患者火印特深，罐痕中能看出微血管栓塞紫蓝色枝杈中有黯黑色斑点。据对蚤斑有经验的老人说："拔出黑斑紫点的，迟早总发现斑疹。"这就如口腔黏膜斑，可早期诊断麻疹一样。这是有病理学根据的。因立克次体侵犯血管内皮细胞繁殖充斥，终致使细胞向血管膨胀，因罐吸力，使之脱落阻塞血管，形成栓子，出现紫癜，也就是斑疹伤寒命名来历。拔罐可使其提早出现，且准确可靠，简便易行。

刺血拔罐不见真红血，只见血沫子，预后不良，黑紫血为重笃，鲜红血多者，生机旺盛。

（五）游龙罐

即走罐，最适合腰背部肌肉丰满处。先在皮肤涂上液状石蜡或其他润滑介质以便于推拉滑走。走罐前应检查好罐口，确保其光滑平整。

（六）中药竹罐

在江南多用竹罐，先将竹罐放入药锅内煮沸，把竹罐从药锅内捞出，趁热拔在患处，中药竹罐所使用的煮罐药方有所不同。另有一种中药竹罐泻血疗法，先将患处的皮肤用针划破一点，再把药锅煮过的竹罐趁热拔在患处，通过药力、热力和竹罐的吸力，排出瘀血，气血畅通，病痛消除。

（七）针罐

将针刺入穴位后留
针，在针上拔火罐，将
针留在罐内。如治疗下
肢寒痛，先针环跳留针，
然后将火罐拔在针上，
既有针刺通经络的作用，
火罐又可拔出经络腧穴
中的寒湿。（图3－7）

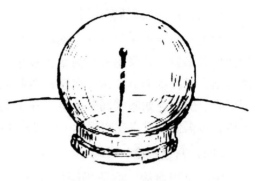

图3－7　针罐

（八）头罐

将头发剃光，拔罐
3~5分钟后，会出现瘀斑，用梅花针叩刺出血，然后再拔罐，反复
多次，直到血色正常为止。深圳刘维先生，喜用此法，治疗多例卒
中后遗症的脑病患者，其中有一昏迷3年的植物人经过治疗后竟然
清醒并能生活自理，为让我们相信此事，还特意邀请从美国回来的
患者女儿到医院来讲述治疗经过。刘先生祖籍哈尔滨，性格豪爽、
自信十足，其留罐时间长、拔罐次数频，反复拔吸远超常规，大有
除恶务尽之势，并将其治疗原理归纳为三：排酸、排毒、排栓。据
说太原也有一位医生专在头上拔罐的，求治的患者很多。但这种方
法还未有相关报道。

九、可切可钩，刀钩针疗效显著

于1993年在新疆玉尔滚农一师五团举办针灸学习班时，患者甚
多，用火针治疗颈椎病，无奈所带火针用完，于是改用锋钩针点压
钩割，发现效果很好，于是请牛二元师兄制作刀钩针，当时叫作锋
刀针，将锋钩针与小针刀优势互补而发明制作，并经祁越老师和多
位师兄弟临床验证，经过大家多年临床实践，证实了疗效确切。
2007年在山西省针灸研究所工作期间由同学李玲牵头申请国家专利，
（专利号：200820106034），始定名为刀钩针。

（一）针具

1. 规格

不锈钢制作，外形似锋钩针，分针体与针柄两部分。

（1）针体：分针身与针头两部分。针身为针柄一端延伸为有一定锥度的圆锥体，或直径前后一样粗细的圆柱体。针头为针身末端钩尖部分，与针身呈135°角，锋利双刃钩刀，长约3mm。

（2）针柄：为圆柱形，针体嵌于其中。（图3-8）

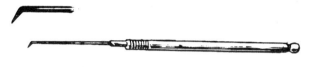

图3-8　刀钩针

2. 检查及保养

见锋钩针。

（二）功效

作用有三：锋针的点刺放血；钩针的钩割提拉；针刀的切割松解。故能通经活络、疏导气血、切割瘢痕、松解粘连。

（三）适应证

慢性软组织损伤引起的颈肩腰腿痛，一些急性、痉挛性及某些慢性疾患所致的局部功能障碍，或久而不愈的顽固性疼痛。如颈椎病、腰椎病、肩关节周围炎、网球肘、狭窄性腱鞘炎、多种关节炎、神经性头痛、胃痉挛、股骨头坏死、脊柱相关疾病等。

（四）禁忌证

1. 一切严重内脏病的发作期。

2. 施术部位有严重的感染、溃疡、创伤者。

3. 手术部位、瘢痕、恶性肿瘤部位、严重的静脉曲张禁用。

4. 施术部位有重要神经血管，或重要脏器而施术时无法避开者。

5. 血友病或其他出血倾向者、晕针者、孕妇及小儿囟门未闭者禁用。

6. 体质极度虚弱者。

7. 血压较高，且情绪紧张者。

（五）操作

1. 操作步骤

（1）定位：以锟针点按或甲紫标记定位。

（2）用具：刀钩针、碘伏棉球。

（3）消毒：针刺部位应常规消毒；针具应在高温高压消毒或在戊二醛消毒液（或其他消毒液）浸泡30分钟；医者应在针刺前将手刷洗干净，待干再用75%酒精棉球擦拭。

（4）患者体位：据施术部位选取，以利于操作且患者舒适为原则。可参照火针疗法体位选择方法。

（5）局麻：施术部位用1%利多卡因局麻，将刀钩针刺入所选部位先切割再钩刺，出针后敷料按压止血，创可贴外贴。

2. 操作要领

（1）持针法：右手拇、食、中三指持捏针柄，中指置于针身下部，微露针头，呈持笔式。

（2）刺法：钩割同锋钩针，不同的是比锋钩针多一步切割松解的操作，即先定点、定向，刺入后，将针刃向里按压，像小针刀一样纵行切割、横行剥离，遇到硬结就切碎；然后将针向上提起、钩割紧张的肌纤维和筋膜，其余操作就与锋钩针的操作相同。

（3）疗程：治疗急性病一般2~3次为1个疗程，隔2~3天治疗1次；治疗慢性病，一般3~5次为1个疗程，每周治疗2~3次。

（4）特点：刀钩针既有针刀切割松解深达病所之能，又有锋钩针钩割松筋由点及面之功，以最小的损伤带给患者最大的疗效。

锋钩针针头勾回，钩尖锋利，三面有刃，治疗时以点带面，可大范围松解浅层脂肪、纤维、筋膜等。但其针身由细及粗，针刺深度受限，对深层病变不能直达病所；且三面之刃锋利度不够，切割相对不够彻底。针刀疗法临床操作不受病位限制，深浅皆宜。但其以点为单位，不能长距离、大范围切割分离松解，若术点较多又可致不必要的损伤。我们在临床常遇到有些患者，由于病久而病变范围广，部位深，欲以钩针治疗恐其刺入浅而不能深达病所，欲以针刀治疗虑其术点有限不能最大程度解除患者病痛，遂结合二者之长，开发应用一种新的治疗工具——刀钩针，兼具二者之功，且取长弃短。

第四章　手法探幽

　　针刺手法，在针灸学中既是深秘玄奥、歧义最大的内容，又是临床上提高疗效的关键所在，其名目繁多、众说纷纭，一直是个颇具争议的话题。俗话说："手法不明，针灸不灵"，要想当一名好的针灸医生，必须把这个问题弄清楚。本讲溯源析流、抽丝剥茧，揭开其神秘面纱，直述手法之真谛。

一、溯源析流论手法

　　针刺手法是针灸治疗中的重要一环，然而也是针灸学中歧义最多的一个问题，究其原因实由古今医家见仁见智，各有心得，以致名类繁多、众说纷纭。但只有澄清理论上的是非曲直，才能准确有效地运用于临床。所以笔者不揣才疏，浅析如下。

（一）从历史沿革看手法的源流

　　针刺手法，《内经》肇基，《难经》辅翼，发挥于金元，集成于明清，陆寿康著《针刺手法一百种》，可谓集古哲今贤手法之大成。《内经》论补泻不外徐疾、迎随、呼吸、开合。《难经》发挥迎随补泻、营卫补泻。后世医家根据自己的经验整理创新，大大丰富了手法的内容。古今差异为何如此之大，从疾病角度看古人天性朴实，病情单纯，故法亦简。后人身心过用，病情复杂，法亦随之多变。从认识论讲，古人重理，故能执简驭繁；后人多因事碍理而落于名相，以至今人论手法有捻转量度数，提插计分寸之说。殊不知人非机械，恐难掌握得如此精细。

（二）从定义的含混看手法的争议

　　《针刺手法一百种》开宗明义："针刺手法有广义狭义之分，广义的针刺手法是指针刺操作的全部施术方法，包括了进针的准备、揣穴循切、进针后的操作和出针各种手法。狭义的手法是毫针进针后到出针之前的操作方法。"有的学者把针刺角度、方向、深浅等刺法的内容，甚至把子母补泻之配穴法也算作手法的范围，这就造成了概念上的混淆，而认识的含混不清必然导致运用中的模棱两可，所以讨论针刺手法时必须把手法和刺法区别开来。

（三）从针刺三要素看手法的作用

针刺治病是通过医者施针于患者来完成的，医、患、针即是针刺的三要素。①针具，古有九针，今以毫针、锋针、火针、梅花针为常用，其中只有毫针重手法，而其他针不重手法、同样也能治病，只是不如毫针常用。②患者的身体素质与病症的性质是施行手法的基础和依据。如补泻手法是针对正邪虚实而言，而凉热针感则是取效于疾病的寒热属性，离开患者的体质和病症的性质去讲手法都是空谈。取穴的精当与否也直接关系到手法的成败。③医者，古有上、中、下工之别，今以不同级别而分。一方面是不讲手法或不重手法也同样治病，而另一方面对针刺手法精熟与否，其治疗效果确有明显差异，即使是取穴相同用同一针具。这就说明：针刺手法不是取得疗效的关键，而是提高疗效的关键。

（四）从八纲辨证看手法的主要内涵

针因病设、法依证立，病症千变万化，而对之做出高度概括的莫过于八纲辨证。阴阳为总纲，要具体地落实于其他六纲之中，表里反映病邪的深浅，而与之相应的就是刺法的深浅。与手法关系密切者不外乎虚实寒热了，虚则补、实则泻、寒宜温、热宜清。而一般认为针刺手法是热补凉泻，所以针刺虚实寒热的针感也就简化成凉热两种，补泻是手法的主要内容。

（五）从单式补泻手法分析手法主干

补泻手法分为单式和复式两种，后者主要是由前者组成。单式补泻中，徐疾补泻是从进出针时间的长短来分，提插补泻是以进退力度的侧重来讲，迎随补泻多指针尖方向与经脉走行的关系，呼吸补泻则是要求患者的配合，捻转补泻注重转针的方向，开合补泻乃出针的要领。其主要内容就是提插、捻转，而以提插为主干。

（六）从热补法的繁简演变看手法的精髓

《素问·针解》曰："刺虚则实之者针下热也，气实乃热也。"指出补要出现热感。《标幽赋》有推内进搓随济左而补暖之法。徐凤《金针赋》录有烧山火一法：先浅后深，凡九阳而三进三退、慢提紧按，热至紧闭插针，由提插深浅进退九阳数，出针揉闭针孔等组成。

杨继洲在此基础上增呼吸配合"鼻吸气一口呵五口"，也有医家增捻转的方向，可谓热补法由简至繁。许式谦有简易热补法，即用缓慢压针法进针，进针后患者自觉有胀感时再向一边转针。"不分顺逆时针方向朝一边转，有胀感即可，使胀感逐渐加大几秒钟后多数患者即出现热感"。郑魁山改进了烧山火手法，"用捻转、推着、守气使针下沉紧产生热感"，这又是由博返约。不论繁简，目的都是一样，即要达到使局部或全身出现热感，所以只要求得热感，繁简自可不论。郑毓琳"临证多年悟出针刺手法的要领是意气相随"，可谓一语中的。

（七）从刺激论反佐

朱琏首先提出强弱刺激之说，虽然中医针灸界多有异议，但当今针灸名家亦大有信奉者，可谓针刺手法中的一大门派。因其从西医角度研究针灸，对疾病的分类是兴奋和抑制，治法就有强弱刺激了。显然这是认识论和方法论的区别，但治疗对象和刺激部位（腧穴）是一样的，且同样能治好病。实质上从客观讲，兴奋和抑制仍不出阴阳范畴，而强弱补泻即是调整阴阳，只是称谓不同，理无二致。从主观讲，不论进行补泻，还是强弱刺激，同样都是受着意念的支配。

（八）针刺手法的实质

针刺手法首先要求得气，在此基础上进行补泻，以达到调整阴阳、扶正祛邪的目的。手法的成功主要取决于四个方面：一是依病情：患者的机体、机能、状态是手法的依据，只有辨证准确，才能使手法具有针对性。二是取穴精当与否：针刺与病证相关的腧穴，才能达到预期的目的。三是顺乎自然：补是予、泻为夺。以患者为中心，凡输入即补、输出即泻。如提插补泻以提为主即泻，以插为主即补。四是手法纯熟：练到得心应手时，这才是你自己的手法。前三种都是施行手法的前提，所需遵循的规律，属客体，都不是手法的主要内容。手法是指医生的操作而言，医生是主体，虽然每一位医生都有一套自己风格的手法，并且有的相似，有的相异，甚至有的相反。然而不容置辩的事实是每个人的手法都能取效。这说明虽然表象形式上看来繁乱复杂，但实质上必然有一个共同之处。

医生辨证根据病性决定手法，未针前想好要用何种手法，并且在意念支配下进行针刺。不论手法形式多少，也不论手指怎样转动，都无不受着意念的支配。心乃手之主，手乃心之使，针乃手之役。法从心生，手随意转。与其说是手法，倒不如说是心法。

实质上手法分技法和功力两部分。一般大家都重视手法的技巧而忽略了医生的功力部分。技巧通过功力才能发挥得淋漓尽致，而功力通过借助技巧才能表达出来。这就要求针灸医生必须具备一定的功力，因为手法就是医者功力的具体体现，功力的深浅决定手法的纯熟与否。有一定的功力者可通过针体将自身元气输入病体以补，也可将病气拉出以泻，即《针灸大成》之抽添法。而练功有素者，其针寒热的成功率必高。近代针灸名家彭静山要求从气功入手，练气与练针结合。承淡安先生主张练气和练指并重……由此可见治神与练气是掌握好针刺手法的要领。从这一点讲针法如拳法，针为除病，拳要打人，虽然有千百种，但都讲究意到气到，气到力到，神气之用是其实质，而一招一式只不过是神气作用的发挥。试想一个没有功底的拳师不论其招式多么好看，也只不过是个银样蜡枪头。同样一个功力尚浅的医生手法的运用，必不会达到理想的效果。明乎此，则手法百种逾百亦不多，而精于一法亦足矣！

《经》云"粗守形，上守神"，孙思邈曰"夫为针者，不离乎心"，古今针家历来强调练心来调神，可谓手法之精髓。所以说："微针之道，在于调气；手法之要，在于治神。"以意调气即是针刺手法的实质。

二、手法精要

微针之道，在于调气；手法之要，在于治神。法因证立，顺乎自然；意念之用，贯穿始终。

首先，针下要得气，气不至者，或循按以催气，或留针以候气。

其次，在得气的基础上，使气至病所或意至病所。气至病所可使针尖方向指向病所，用捻转法控制气行方向；意至病所则要用意念法，意到气到。

最后则可行补泻，一般来讲补法必有热感、泻法必有凉意。《内经》有阳气隆至、阴气隆至之说。但阴虚之体补太溪多为凉感，而不可概以"补则热，泻则凉"统言。至于虚实不明显之证，则可"不实不虚以经取之"。

三、针下得气辨虚实

针下得气与否直接影响疗效：气速至效速，气迟至效缓，气不至无功。得气之征，医生应觉针下沉紧涩重，患者则感酸麻胀痛。这是针界所共识，只是临证时，针下之气至更须辨正邪虚实，所谓"邪气来也紧而急，谷气来也徐而和"。邪气偏盛之实证，下针即觉沉紧涩滞，这是邪气涌来欲出不畅。除了运用泻法外，尚需留针至针下松动无滞，邪气大去，方可出针。而正气虚弱之证，针下必感空虚，需行针补法或留针候气，如有物缠针即是正气来复。

四、气至病所留片刻

《三国志·华佗传》载其针病"若当针，亦不过一两处，下针言当到某许（处），若至语人，病者言已到，应便拔针，病亦行差"。《灵枢·九针十二原》云："刺之而气至，乃去之，勿复针。"可见出针的依据是气至病所。

我遵经言，效法古贤，或下针得气即出针，或气至病所即出针，可是不少患者反映当时效果立竿见影，过后病复如初。后读周楣声教授《灸绳》中"灸感三相"之高论，顿开茅塞：针与灸法虽有异，但理上相同，所以针刺得气、气至病所后，仍应留针，以使疗效巩固增强。

从患者角度来看，古人疾病单纯，今人病情复杂。从医生方面来说，华佗是何等功力，实非吾辈所能望其项背。所以彼能一战而下，病立已，勿须留针；而我们则要气至病所后留针。行针以扶正祛邪，就好像打仗一样，病所如敌城，攻进后仍需一个清理整顿的过程，方可匡平民安。否则敌人留有喘息之机，集结反攻，以致祸乱又起。所以要留针，留针时间须根据病情而定，不可概以半小时为准。

五、补泻含义

泻法有三：按子午流注针法刺中开穴，穴道门开邪气自出；刺中病穴，打开门户，邪气外出；通过手法抽拉出病邪。

补亦有三：一是通过针刺来激活经气，发挥机体的自我调节能力，将其他经脉之气血来补充不足的经脉，其中奇经八脉的调节和蓄溢作用在此为关键。二是医者将自身元气输入到患者体内，如同输血一样，只是比输血消耗体力要小。因为有形之血不能速生，而无形之气可以速至。但医生之元气毕竟有限，若所治患者太多，难免有杯水车薪之虑。所以补法主要靠第三项：即输入天地间清气。人与自然息息相通，天地间之清气可通过针、穴而进入经脉，源源不断地输入体内。只是运用此法要在选取腧穴、针刺时间方面做一番深究。方能运用自如。

　　由上可知补泻的含义包括三个方面：①机体自身调节，这就是有些疾病可以不治自愈或医者不重视手法也可治病的原因。②自动补泻：机体与外环境的沟通，取穴在这里比手法显得更重要，这就是针灸界"穴法派"不太重视手法的原因所在。因为他们善假于物，取穴精当，补则天地之气进入人体，泻则体内邪气自动排出。③手法补泻：这是一种借助医生这个外力来增强补泻效果的方法。如在辨证准确取穴精当的基础上，能够正确熟练地运用手法补泻，则可加速改变患者机体的虚实状态。这就是"手法派"之所以特别强调手法重要性的原因。手法是提高疗效的关键，医生的功力愈高，手法愈纯熟，补泻效果也就愈明显。

六、补泻直说

　　补泻是针对患者而言的，以患者为中心凡输入即是补、输出即是泻，而手法中以提插补泻最能顺乎此自然之理。以提为主向外抽拉邪气即为泻，以插为主向里输入正气即为补，而捻转补泻则是在提插补泻的基础上以加强补或泻的效果，至于其向哪一个方向转动，意义就不是很大的了。（图4-1）

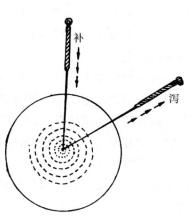

图4-1　补泻示意图

　　我们常用的手法是边捻转边向里插针，意念想着将气补入患者体内即补。边捻转边向外提拉针、意念想着将病邪拉出体外，即为泻。至于操作上的其他细节问题，譬如配合呼吸、数字、方位等，则可任意发挥。

七、补泻运用

1. 总则

虚则补之，实则泻之，所以针刺补泻是根据患体的虚实状态来决定的。

2. 部位

前后补泻，如脾胃虚寒之胃痛，补至阳而泻中脘；左右补泻，如寒瘀互结之肩痛，针天宗泻健侧而补患侧；或上下补泻，如水不涵木、肝阳上亢之眩晕当泻百会、补太溪（此与"又有一言真妙诀，上补下泻值千斤"恰好相反）。

3. 顺序

如治感冒取大椎，先泻后补，此为用一穴之补泻；如哮喘先泻膻中、肺俞以宣通金气，待肃降正常，喘逆得平时，或补足三里以培土生金，或补太溪而金水相生，此乃取多穴而分先后。

4. 穴位性质

按压腧穴疼痛、肿胀有硬结者属实，当泻；触之酸困、凹陷有舒适感者属虚，须补。

5. 病程

一般地讲，病初以祛邪为主，中期攻补兼施，终期以补虚扶正。

6. 时间

子午流注纳子法是一日之补泻，"望不补而晦不泻，弦不夺而朔不济"乃一月之补泻。笔者曾在晦日于绝骨放血治疗久痹历节痛，却导致患者次日即感冒，且经月方愈。亦曾遇望日用补法，一日晕针3例的教训。足见前人经验弥足珍贵，而手法之补泻确实是不可不明。

八、出针有度当约法三章

1. 出针时机

应根据针下之气盛衰来决定出针时宜。泻法，必得针下松动方可出针，即病势既退，针下已松，病势未退，针下固涩；补法，须至针下沉紧，此乃阳气隆至之征，即气血亏虚，针下空空，经气来复，针下潮涌。

2. 出针顺序

一般是从上往下先躯干后四肢。若以病势升降来讲，如咳喘呕哕等上逆之病，宜自上而下，以引气下行。而遗泄脱垂等下陷之症，应从下向上以提气上升。若以虚实开敛来看，欲散邪外，出则摇大针孔；欲固气补虚，则需要急急按住针孔。

3. 强化针感

为了巩固疗效，可单一方向捻转针柄到一定角度，并向内按针片刻，然后迅速向外拔出，运用得当，可使针感保持数小时乃至数日。

由此可见，出针虽然是一次针刺治疗的结束，但并不意味着针刺疗效的终了，得当出针手法可以强化和巩固疗效，这就像一篇好文章，结尾也一样要写得精彩。

九、抽添法与导气法

抽添法出自《针灸大成》，讲的是补法与泻法：抽是泻，添是补。具体操作如下：

抽法即泻法，在得气后，针尖朝向病灶的方向，以提为主、重提轻插，意念想着通过针将病气抽拉出体外；添法即补法，在得气后，针尖朝向患处的方向，以插为主、重插轻提，意念想着将医者的真气或天地间之清气添补到患者的体内。

导气法源自《内经》之"徐入徐出，谓之导气；补泻无形，谓之同精"。这是把补和泻融为一体，即进针时用补，出针时用泻。徐入徐出，一补一泻，将补泻手法行针于无形之中，与抽添手法同样精妙。我们操作时，让患者配合深长呼吸，鼻吸口呼，吸气时往里插针为补，呼气时往外拉针为泻，一吸一呼，一补一泻，正气得补，邪气得泻，行补泻于呼吸提插之间。

临床上，实证明显者多用抽法，虚证明显者多用添法，虚实夹杂或虚实不明显者用导气法。其实，这也是《内经》满则泻之，虚则补之，不实不虚以经取之的具体应用。

第五章　捷法效方

常言道：千方易得，一效难求。就像不要过信那些秘方验方一样，也不要执着这个捷法效方。不过它确实是大量临床经验的结晶，如能掌握得当，大多立可获效。但应谨记，不要乐此雕虫小技，而忘辨证论治大法。

一、天大三穴镇头痛

取穴：天柱、大椎加阿是穴。（图 5 - 1）

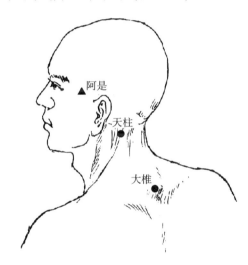

图 5 - 1　头痛要穴

针具：锋钩针。

适应证：头痛剧烈，而常法治疗无效者。

操作：用锋钩针钩刺大椎、天柱，刺入腧穴后先向里按压 3～5 下后提针向外钩拉，钩断部分肌纤维。阿是穴以患者手指痛点为准，除按压钩割外，可酌情用针尖点刺数下放出瘀血，则疗效更佳。

头圆为天，本应清静。今邪气冲天、上扰清阳，用锋钩针钩刺，有直泻病邪，斩关夺隘之功。头痛一症，临床常见，涉及病症范围广泛，辨经分型固然十分重要，但疼痛难忍刻不容缓，锋钩针钩刺天柱、大椎加阿是，每可止疼痛于谈笑间。

二、清理头目三部曲

1. 泻风池，毫针刺双侧风池，不留针。

2. 风府、承浆穴法相应，两针前后对刺，双手同步行针，先泻后补。

3. 按顺序针左合谷、百会、右列缺。阳明经多气多血，合谷为手阳明大肠经原穴，且气血之运行是左升右降。针左侧使其血气上升至头，针刺 3～5 分，不可深刺到劳宫，否则气血就难以上达头目了。百会是诸阳之会，可治头部诸疾，针刺可散脑中郁热，但其位处全身最高处，恐其亢龙有悔，欲降反升，故针右手列缺以引热下行。四总穴歌有"头项寻列缺"，可现在人用的不多。列缺，雷电名，阳热之邪笼罩阳位，列缺一刺、电闪雷鸣，大雨倾下，火气顿消，头目自然清凉。所以针刺列缺时要针尖向上，用泻法时向下抽拉，以引邪下行。

此法最适合火邪上扰清窍，或肝阳上亢之实证头晕。三步针完，即可头轻眼亮。如为气血亏虚或肾精不足证则另用补法或配合艾灸。

三、浅刺止嗽

河北一老中医祖传防治咳嗽、气喘良法，止咳点位于大椎与大杼连线的中点。（图 5 - 2）

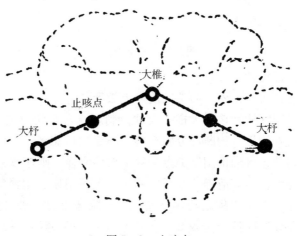

图 5 - 2　止咳点

该穴宜浅刺，3～5分，不留针。以应"治上焦如羽，非轻不举"之法。盖肺主皮毛，故针刺不宜深，治咳嗽为主之症，不论新久，均可获良效。笔者曾用此法治过咳嗽、哮喘，包括慢支、肺气肿甚至肺心病，针后咳喘即平，慢者则在次日明显见效。

四、分步定喘

先泻后补平咳喘

第一步：合并感染者，针双鱼际，持续行针5分钟；无感染者，针双内关。双手同步行针。

第二步：风门、肺俞，勿深刺。严重者，风门、肺俞加拔罐。膻中，针尖向下，沿皮平刺，以降逆气。

第三步：平喘后用补法，补大椎，使针感向前走，患者会有胸中豁然开朗的感觉。肺气不足补太渊，脾胃虚弱温补足三里，肾不纳气补太溪。

一般针到第一步，可见咳喘明显减轻；第二步即见咳止喘平；针完第三步，患者浑身发热，自觉有力。亦可加服汤药。或继以穴位埋线，则远期疗效巩固。

五、按压至阳止胃痛

一位粮食局的领导在"文革"期间与天津一位中医教授同住一屋，在劳动时和生活上对老教授多予关照，结下了深厚的友情。离别时，老教授为了表示感谢，就教了一招治胃痛的方法：让患者趴下，找到至阳穴，穴在两侧肩胛骨下角连线与脊柱相交处（图5-3），按压时患者会感到很痛，两手拇指重叠，用拇指指腹向下按压至患者感觉胃中发热即可。我学到此法，临床一用，果然很灵，且屡试不爽。后多传于同道，

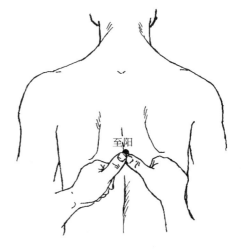

图5-3　按压至阳止胃痛

都说效果很好。

六、胃病三穴

原中国中医研究院针灸研究所荆尔滨教授研究针灸治疗胃病数十年，总结出治疗胃病的 3 个效穴：中脘、内关、足三里（图 5 - 4）。应用于临床，疗效甚佳。并发现若 3 穴针刺顺序得当，疗效更好。先针内关，用导气法，嘱患者配合深呼吸数次，轻则当即止痛，重者亦可缓解。继针中脘，捻针数百转，有针感下传者为佳。最后刺足三里，得气后，针尖刺向腹部，行手法，使气至病所或意至病所，根据病症之寒热虚实行补泻手法，最后用抽拉法抽拉 3 次以引邪外出。

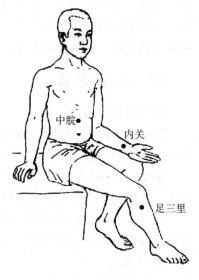

图 5 - 4　胃病三穴

七、升清降浊止泻痢

有一种说法：西医治疗细菌性感染，中医治疗病毒性疾病。其实不然，针灸治疗细菌性痢疾，其见效之神速，其疗效远远超抗生素。

基本方：中脘、天枢（双）、足三里（左）、上巨虚（右）。

外感寒热，加合谷、曲池；发热加曲池、大椎；里急后重加气海，症状阵发性加重者用行针手法；腹痛加气海、大肠俞、三焦俞。

1991 年 8 月，笔者应邀坐诊管涔山森林管理局职工医院，当时当地菌痢爆发流行，医院床位紧张，儿科主任是西医，认同并支持针灸疗法，凡因静脉点滴穿刺困难或用药疗效欠佳者，均请余针刺治疗，疗效满意，疗效最好的 1 次即愈。如李某，男，5 岁，宁武县东寨人，腹痛、腹泻两天，大便脓血夹杂，一日十几次，以急性细菌性痢疾、中度脱水收住院治疗。拟以静滴抗生素并补液，但因其脱水而致静脉穿刺 3 次均未成功，故请我会诊。余以毫针依次针合谷、天枢、气海、左足三里、右上巨虚，浅刺不留针，针后痛止，次日大便正常。连针 3 日，每日 1 次，痊愈出院。

八、金水相生降虚火

阴虚发热，临床常见：骨蒸潮热、五心烦热、神疲乏力、盗汗咽干、舌红少苔、脉象细数。阴虚发热多见于体格瘦小的女性及脑力劳动者。此乃肾水不足，虚火难敛，治宜金水相生以降虚火。

处方：左内关、右鱼际、左太溪、右太冲。

方义：肺属金，肾为水。鱼际为手太阴肺经荥（火）穴，太溪为足少阴肾经输（土）、原穴，两穴相配，金水相生，长于滋阴。肝脏与心包均藏相火，泻内关除心中烦热，刺太冲降肝内之相火，上清下降、偏于降火。心肺同居上焦，君主相辅、共主气血。内关配鱼际，气血双调。太溪，意为肾经在此形成较大的溪水，上济于心，可使心火不炎；横溢于肝，可使肝阳不亢。太溪配内关可使心肾相交、水火既济。太溪配太冲，滋水涵木、精血互生。四穴合用，金水相生，共奏滋阴降火之功。

九、气病五穴调畅气机

人生在世，不如意者十常七八，一有怫郁，则壅肺伤肝。肺主一身之气，性喜清净，气机壅塞，则上不能宣发气机以熏肤、充身、泽毛，下不能通调水道于膀胱。宣降失常则咳嗽喘逆、胸闷气憋，水津布散失常，则浮肿、癃闭，诸症丛生。肝藏血、体阴而用阳，主生发、喜条达、其时应春，肝气郁结，疏泄失常，殃及他脏，诸证蜂起，故有"肝为五脏六腑之贼"一说。故宣肺降逆、疏肝理气在调畅气机中占有重要地位。

在众多的调气腧穴中，筛选出 5 个功效独特的腧穴：内关、公孙、膻中、中脘、气海（图 5 - 5），这组处方可以通调全身气机，故名气病五穴。

内关配公孙为八脉交会穴之父母相配，合于心胸胃，《针灸大成》载其主治九种心疼、结胸、心胸痞满、翻胃、肠鸣、脐腹疼痛、胸胁痛、肠风疟疾、泄泻、中满、脱肛、积块、胎衣不下、血迷心等，可见其治疗范围已包括了上、中、下三焦疾患。而配气会——膻中，善治上焦病，偏于心肺；配腑会——中脘，善调中焦；配元气之海——气海，重在下焦，根据病位所在，而取穴有所侧重，如

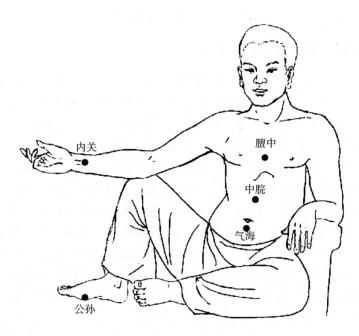

图 5 - 5　气病五穴

五穴同用则取穴更捷。

　　但情志病光凭无情之草木针石，往往只能取一时之快，因其只是治标之法。俗话说"心病还要心药医"，所以需要患者积极配合，移情易性，消气释怀。要知诸法无我，诸行无常，人生短暂，名利如烟，有什么看不开？有什么放不下？若能看得空一些、淡一些，便可欲火不起，心静气平，气血舒畅、五脏安和。可谓但得无名不起，何用医生空忙。

十、六君子方培补后天

　　处方：中脘（胃之募穴）、天枢（气机的升降枢纽）、气海（调补全身气机）、足三里（左侧，主升）、阳陵泉（右侧，主降）。（图5 - 6）

　　主治：脾胃虚弱、虚劳百伤、气血亏虚、筋骨无力诸证。

　　运用释义：脾胃为后天之本、气血生化之源。脾胃虚弱则生化无源，正气日虚，营养匮乏，病难向愈。故调理脾胃、斡旋中焦是中医治病的一大法门。

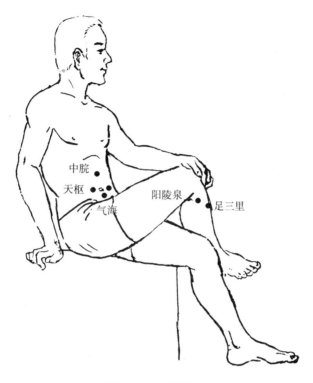

图 5 - 6 六君子方

　　此方通过调补脾胃来调理全身气机的升降，不仅用于治疗慢性胃病，而且可用于许多疾病恢复期、慢性病、体质虚弱等病症，也可作为一种整体疗法间断用于顽症痼疾的治疗中，会明显提高疗效。曾治一例七旬老人，肩臂酸痛不能上举，针肩髃、肩髎、肩贞等穴 3 次无效，看其年高体瘦、神疲语微，才有所悟，原来只注意病痛局部，怎忘了整体观念与辨证论治，于是就取六君子方，留针期间就能举手臂到正常位置。我们在治疗偏瘫、类风湿关节炎等慢性病时，要十分注意整体与局部、祛邪与扶正的关系，六君子方就是我作为整体疗法的一张常用处方。

十一、风穴除痹痛

　　这是河北一名中医的祖传针方，主治风寒湿痹，用于临床治疗风湿性关节炎、类风湿关节炎、风湿寒性关节痛等疗效显著。对改善类风湿关节炎的指趾疼痛，即时疗效非常明显。大多数轻症患者在泻风池、补风府时，手足疼痛的症状即可消除。这对患者增强战胜疾病的信心是非常有帮助的。具体取穴及操作方法简述如下：

1. 毫针泻双侧风池。风寒湿之邪必以风为先导，常从风穴出入人体，故先挫其先锋，泻风池以引风外出。

2. 补风府，先泻后补。先泻深在之邪，后补督脉以振奋阳气。补风府时，让患者配合活动疼痛部位，患者会感觉到全身逐步发热，热感所至，其痛即止。

3. 依次针合谷、中渚、后溪、阳陵泉、绝骨，每穴行针 3～5次，出针后继针下一穴，不留针，也可以留针 30～60 分钟。

十二、腹痛针治纲要

腹痛一症，病因多种，涉及内外妇儿等各科疾病，先要辨病，后辨证，定位、定性，做到心中有数，严格选择针灸适应证。用下法治腹痛，可谓执简驭繁。

一脐分两仪：脐上脐下定阴阳。天枢以上，天气主之；天枢以下，地气主之。

三焦配三才：膈上膈下分天人，膈上心肺为天，膈下中焦属人，脐下为下焦属地。

三穴主三部：上焦针内关，配合深呼吸，吸气至痛处，呼气要深长。中焦取足三里，针尖向近心端刺入，得气后气至病所或意至病所，然后向下拉针以引病下行并排出体外。下焦取三阴交，刺法、手法与足三里相同。

一针定乾坤：背后一针，至阳穴，此穴阳光普照、通治三焦。指压、针刺、火针、钩针、艾灸及埋线，三因治宜，随病选用。

十三、锋钩针斩关夺隘，消乳蛾化脓

祁越老师刚毕业时，在公社卫生院工作。村里有一患者不省人事、水米不进已经 3 天，家人已为其准备后事，后来听说祁大夫看病很灵，于是就请到家里。祁师闻到他口鼻之气腥臭异常，见其牙关紧闭，于是撬开上下牙齿，观察口腔，只见两侧扁桃体肿大发紫并挤在一起，就用三棱针绑在筷子上，在肿大的扁桃体猛刺几下，只听"哇"的一声，吐出了半碗多脓血，患者苏醒过来。

现在已经有了长柄三棱针，如遇到已化脓而未溃破者，就不用往筷子上绑了。

十四、火锟针轻轻烙熨，治慢性咽炎

慢性咽炎是咽部黏膜、黏膜下及淋巴组织的弥漫性炎症，常为呼吸道慢性炎症的一部分。主要表现为咽部异物感、咽干、咽痒、梗阻感或咽部紧张感，甚至轻度疼痛、干咳、恶心。一般分为 3 型：单纯性、滤泡增殖性和萎缩性。火锟针对滤泡增殖性慢性咽炎确有良效，有的可以 1 次即愈。

先在舌面和滤泡增殖之咽后壁上以 1% 丁卡因局部浸润麻醉后，左手用压舌板下压舌头，右手持火锟针在酒精灯上烧至通红，快速烙熨增生之滤泡。烙熨后用锋钩针钩刺大椎、天柱，并点刺少商、商阳、少冲放血。一者泻火毒以消肿止痛，二者可缓解麻药作用消失后的咽喉部疼痛。治疗后可予漱口液饭后睡前漱口，配合华素片或西瓜霜含片含服以防止局部感染，缓解患者不适。嘱患者 2 周内忌食辛辣寒凉及干硬食物。一般 1 次即愈，1 次未愈可于 1 个月后用同法治疗。

火锟针治疗慢性咽炎，高热使组织中蛋白质凝固形成白色膜，增生的淋巴滤泡在高温下热凝坏死、脱落，以达到治疗的目的。本法治疗该病，疗效显著，且痛苦小、无副作用，是目前中西医对于慢性咽炎尚无良方的一种有效治疗方法，但需注意烙刺时不必将所有滤泡烙尽。

十五、针二商合谷，退小儿高热

古人配穴成方中有：少商、商阳、合谷（图 5 - 7），治疗小儿发热、咳嗽、腹泻等。临床治疗小儿高热，疗效肯定。少商、商阳，用锋针刺破放血，出血不畅者，可挤出数滴鲜血。合谷毫针浅刺用泻法，不留针。

十六、牙签弹刺内迎香治面瘫

朔州有一老中医，擅用竹签弹刺内迎香治疗面瘫，方圆百里皆知其名。1991 年笔者学得此法，屡试屡效，尤其对不能鼓腮者，针后即不漏气。1999 年治疗某组织部长近两月的面瘫，用竹牙签弹刺后，即可将患腮高高鼓起。2006 年，治疗某刊主编，面瘫多年未愈，嘴角偏歪，鼓腮漏气，刺后即效。

考其所刺经络穴位，手阳明大肠之经脉，交人中，左之右、右之左，迎香为其最后一穴，为手足阳明之会，是治疗口眼歪斜的要穴。内迎香与迎香隔一鼻翼而脉气相同，故可愈歪僻之症。1995年在推广新九针期间，看到理疗科的复习资料中正好有一题是对此法的西医解释：鼻黏膜有丰富的三叉神经末梢及嗅感受器，与延脑的面神经、

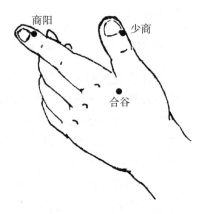

图 5 - 7　小儿成方

舌咽神经、舌下神经、迷走神经等神经核有复杂的神经联系。因此，刺激鼻黏膜可反射性影响上述脑神经，尤其是迷走神经的功能。例如：鼻黏膜反射治疗可调节胃的分泌与运动功能，而治疗胃部疾患等。只要有好的临床疗效，终究会有比较满意的解释。

十七、刺血腘窝，治小腿肚抽筋

小腿肚抽筋，即腓肠肌痉挛，多因寒冷刺激、过度劳累诱发。多由腰部或下肢病变而致小腿部血液循环受阻，血液供应减少，代谢产物不能被及时带走，而达到一定浓度时，就会刺激肌肉收缩，引起疼痛抽筋；同时血供减少，局部组织缺血缺氧，生理生化功能发生紊乱也可致疼痛抽筋。中医学认为这是寒凝血瘀，治则当温阳散寒或活血通络，放出瘀血则寒尽邪散、气顺筋柔。

八法神针传人宋奎义老先生擅用刺血委中治疗此病。找一只瓷盘或瓷碗，将其摔碎在地上，捡起有尖锋利的瓷片，让患者患侧单腿负重站立，膝上扎一胶带，用瓷尖对准腘窝静脉怒张处猛刺一下，黑血自动射出，等血色由黑变淡至正常时压迫止血，或任其自止。宋老当时说，一次治愈，永不再犯。我们在医院里多用锋针放血，治疗效果也很好。（图5-8）

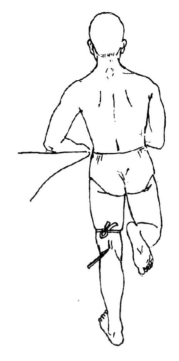

图 5 - 8　腘窝放血

十八、长针三通，止膝关节疼痛

"祁氏三通法"是山西省针灸研究所九针专家祁越所创，本法速刺不留针，得气快、针感强烈，具有强通经络、疏通气血、缓急止痛的功效，适应于膝痛较重的患者。

1. 针具

针身直径 0.45 ~ 0.60mm，长度有 100 ~ 150mm 不同型号，此针集九针长针之长、大针之粗于一身，功具"取深邪远痹"与"取大气之不能过于关节者"之专长。

2. 取穴

（1）大肠俞、代秩边（或环跳）；

（2）膝阳关—曲泉、阳陵泉—阴陵泉；

（3）膝中。

3. 操作

先针第一组：大肠俞、代秩边（或环跳），要求麻胀感下传过膝至足，此为上下通；次针第二组，用透刺法从阳经至阴经：膝阳关透曲泉、阳陵泉透阴陵泉沟通阴阳经气，此为内外通；最后针刺膝中，从膝下向关节腔后方刺入 1.5～2 寸，关节腔内充满憋胀感，此为前后通。故名三通法。

治疗时以祁氏三通法为主，可配合火针点刺梁丘、血海、内外膝眼、足三里等，可根据具体情况，每隔 2～5 天 1 次。

4. 体会

我们曾总结治疗过的 178 例膝痛患者，其中骨关节炎 98 例，髌骨软化症 4 例，风湿性关节炎 5 例，风湿寒性关节痛 53 例，类风湿关节炎 18 例。诊断与疗效标准依据《150 种关节病诊断与治疗》与"风湿四病"的中西医结合诊疗标准，疗效满意，而效差和无效的病例，多为类风湿关节炎和严重增生的骨关节炎患者。

祁氏三通法对以上五种疾病的共同症状：膝关节疼痛的治疗具有明显的疗效。这几种疾病的病因病机虽异，但其膝关节的经络受阻，气血不畅是其共性，属异病同治。本法从三维角度组方，疏通经络、通利关节、加快气血的运行，故能收到较好的效果。

第六章　诊余随笔

冬夜读书示子聿

——陆游

古人学问无遗力，

少壮工夫老始成。

纸上得来终觉浅，

绝知此事要躬行。

一、针药并举，内外兼攻

沈某，女，58岁，新疆博乐市水泥厂工作。1995年5月24日初诊。眩晕、右耳流脓10年，鼻流浊涕2年。眩晕日发十数次，开始发作时眼黑失明，达1小时多，现在眩晕时尚有一过性视力模糊、痰多体胖、目光混浊、语言低沉、整天昏昏沉沉，胖大舌、水滑苔、脉沉弦有力。曾做CT等多项检查排除了颅内占位性病变，诊为内耳眩晕、化脓性中耳炎、鼻窦炎。惜其只在医学院附属医院及西医处往返而从未到中医处诊治，因思《金匮要略》有"心下有支饮，其人苦冒眩，泽泻汤主之"之句。证属湿热内盛、上蒙清阳故终日头眩，上溢孔窍故耳鼻淌浊，先泻风池、风府以清头目，针合谷、中脘、足三里以温阳化饮，杜痰湿之源，针迎香、翳风通窍泄浊，细火针点刺百会9下以解荫蔽至尊之围，又恐因湿性缠绵病久难下，针力不能独胜，故辅以汤药3剂以助阵：泽泻60g，白术30g，灵磁石30g，仙鹤草30g，鹅不食草1g（因当地无最后一味药，10日后方配齐服用）。3日后即觉头清许多，7日后耳内无脓、鼻腔脓涕明显减少。6月3日来诊时说昨晚始服中药，次晨吐出痰涎半碗后，即觉头目清爽、无眩晕。6月5日，耳鼻皆无脓性分泌物，一切正常。6月6日针用六君子汤方即：中脘、天枢、气海、左足三里、右阳陵泉，留针中间吐痰数口，为巩固疗效继针10天，以绝后患。

二、针刺可引邪外出

李某，男，38岁，塔城162团司机。右胁闷痛两年。曾去多家医院检查治疗，疼痛终不得解。有医院考虑其为脂肪肝所致。患者终日忧郁，查其期门处有一红疹，为针内关、$T_{6\sim7}$夹脊，疼痛立止，出门不久复痛如初。回家后（医院至家约 10km），发现右胁下红色丘疹密布、痒痛难忍，遂按带状疱疹治愈。

患者性格内向，致肝气郁久化火，加以嗜酒食辣，肝胆火烁蕴积胁下欲出无门，故疼痛时久不愈，今借针刺之势疏导经气、开门启闭，内蕴之火得以发于体表，回想过去亦曾见到过此类现象，只是未深究。针治颈椎病有次日项背起红疹、亦有一例出现头面项部带状疱疹者；针治坐骨神经痛针刺环跳，当晚沿胆经出现红疹者。此类患者多属病邪郁于体内，郁而不出，针刺之开启祛邪外出之门户，亦合郁而发之之意。

左云县某院副院长，是本县外科"一把刀"，颈部右侧有 5 个成串的淋巴结，为针合谷、外关，针后肿块有所缩小但不很理想，次日晨起擤鼻涕时掉出一小肉球，他十分警觉，将之包起来送到大同医专病理室做病理检查，结果是鼻咽癌，属早期，后经在北京进行治疗，效果很好。在去北京治疗前后，夫妻二人皆来相告，并非常感激为他所做的针刺治疗。他们说，如果不是针灸，就不会掉出那块肉，也就不会早日发现癌症云云。这或许是一种机缘巧合，细细想想，这也算是针刺引邪外出？

三、寒瘀之辨

孙某，患左肩痛逾 10 年，遇寒则痛、得温则舒，毫针少效，火针刺入留针片刻觉舒，嗣后如旧。恰逢祁越老师来大同参加 1997 年山西省针灸年会，遂请至医院坐诊 3 天，师询此病治疗经过后拿起三棱针，在患肢肘窝静脉充盈处放血，任其自流，血色由紫暗变为红色则止，当即痛减大半。方悟此寒痛非因阳虚阴盛所致，乃由瘀血阻滞、气行不畅、阳气不得温煦而成。寒痛是症，瘀滞是因，正所谓疑似之间，不可不察，寒瘀之证，不可不辨。

临床上常常遇到久病发凉的患者，当患处气血疏通后，凉感亦随之消失了。这就像北方冬天烧暖气的水暖一样，当暖气片不热的时候，在排除了锅炉和管道的问题后，拧开暖气片的放水阀门，把冷水放尽后，热水就流了过来，暖气自然就热了。

四、气郁似气虚

诊一中年女性，坐下一言不发，伸出手便先让号脉，只好顺其性。诊其六脉俱沉，但久按则应指有力，关脉尤为明显。想起老师曾讲"妇人脉沉，便知是气"，仔细观察，见她眉头紧锁、鼻梁发青，诊脉期间，几声长叹，知其气郁不舒，于是告诉是肝气郁结之证，问是否有不愉快的事情压在心里。她连连称是，说她浑身无力、虚弱的一点力气也没有，于是就开始诉说原委。

临床上经常遇到这样的患者，主诉浑身无力、神疲懒言，乍看像是虚证。其实细细询问，往往伴有胸胁痞闷、善太息，甚者"口苦、咽干、目眩也"，此乃气郁而非气虚，多见于肝气不舒的成年女性。患者虽乏力，但喜叹息以泄胸中之郁；时懒言却遇人欲诉衷肠而后快；脉象虽沉却应指有力。国外有学者研究证明，乏力是郁证的第一主诉，所以临床上遇到诉说浑身无力的患者，应先别虚实。如将气郁误诊为气虚而用补，则难免犯实实之诫。即使是虚实夹杂之证，亦应先泻后补，开郁行气是第一要务，针内关导气是第一首选。

五、针宜常近人气

一次去安徽出诊，诊余安排去凤阳看看朱洪武（朱元璋）的皇家寺院，走到最后一个大殿时，一位老和尚口念"阿弥陀佛"上前寒暄，当得知我是针灸医师时，说他患风湿病多年，手足关节疼痛。于是给他做了颈项部手法，当时顿觉轻松。又叫给他针灸，我说："师父，不好意思，我来朝山，未带针具。"老人很严肃地说："医生的针就像当兵的枪，要随身带着"，并接着说，他那里有针。我说师父也会针灸，他说出家前就是一名擅长针术的医生，那时他是针不离身的。

从针不离身，想到一位针灸前辈曾讲过，针宜常近人气，就像侠客的宝剑一样，随身佩戴，使得金铁无情之品常得人气，久而久之，针时颇觉得心应手。现在多使用一次性针，虽说从消毒无菌上讲是进了一步，只是个人觉得少了一些人气，少了一点灵气。更重要的是身边随时都有可能出现急症患者，到时候你就可以在第一时间治病救人了。

六、气包

七里峪国家森林公园是一个原生态的山清水秀、林茂草肥的天然氧吧。5 月底常健邀我前去给他的搭伴张书记治疗喉疾。此前他曾去过太原几家医院检查治疗，诊断为声带水肿，治疗效果不理想。自诉咽喉堵塞憋胀，听其声音嘶哑，望其面色之中青气隐约，鼻梁瘦挺而泛青，为其诊脉，沉而有力，左手寸关较其他部位明显，知是气郁不舒、郁久化火、上冲咽喉而成。先与之聊天，怡其心性、开其郁气，继用针刀治疗。针刀松解时，大椎、右天髎、肺俞、天突诸穴皆出现"气包"现象，右天髎与天突气包最大，当即患者自述咽喉部有所轻松。1 周后电话回访说效果不太明显。7 月 24 日陪亦可去旅游，张书记专门去住处看望，其面色红润、声音洪亮，原来诸多不适一扫而光，并喜告明日即将上任到另一林场去当一把手。

临床上经常遇到此类疾病，针刺后会马上鼓起一个小包，尤以背部多见，开始以为是出血，可压迫之后随即消失，过后亦无瘀斑出现，故名之曰"气包"。之后通过临床观察总结，此种现象的规律主要有三：①多见于肝气不舒、气机郁滞的女性；②"气包"非出血，是郁久之气急于借针孔外出造成的，按压后可消失；③针后出现"气包"，症状多明显减轻，甚至痊愈，乃久郁之病气得以排出之故，亦合"郁而发之""邪去则正安"之义，只是不能去刻意追求。

七、初发心之力有多大

在温泉县 88 团治疗一例甲状腺瘤女性患者，颈部左侧有一鸡蛋大小的肿块，边缘光滑整齐，推之可移动。前几天在学习班上刚讲完抽拉邪气治痰核，针灸治疗乳腺增生、淋巴结肿大、甲状腺瘤等，还讲了甲状腺冷结节的针刺治疗，没想到今天遇到了一个这么大的肿物，自己都有些怯场，于是就叫连队医生秦亚红来治疗。秦医生毕业于西安医科大学，是一名西医大夫，这次参加九针学习班后才开始习针灸，没想到第一次针刺后瘤体就缩小一半，3 次后甲状腺瘤全部消失。现场患者惊讶不已，学习的医生也信心倍增。

在山西中医学院外科医院进修的侯瑞峰大夫，学会了针灸治疗乳腺增生的方法后，回去治疗了一例乳房包块有 3cm×3cm 大小的患者，一次针后即减小大半，两次治疗已全部消失。

临床上常常遇到这样的事情，就是刚学到一招，用于临床多能见效，久则效力渐减。究其缘由主要有二：一是初学会时，用心必专，心无旁骛；二是治得多了，遇到的情况更复杂、治疗难度也就加大了。

所以，对待患者要保持初发心，将每一次治疗都当作是第一次治疗，不仅能取得好的疗效，还可避免针刺意外的发生。

八、独取一穴治百病

曾听一位师父讲，他见过一位中医针灸治病非常了得，不管什么病，只扎一个穴，真是令人叹为观止。后来在北京学习遇到黑龙江鸡西市的冀友美医生，他针刺一侧足三里，可以让针感上到头然后再从另一侧转下来，我还特意让他试了一针，确有此感。可见中医在民间高手很多。

北京鼓楼中医院针灸科张士杰先生，将太溪穴用到出神入化，仅用太溪穴或佐以少数其他穴位，就可治疗近百种疾病，人称"张太溪"。

想来其中奥妙主要有二：一是所取穴位很重要，三里、太溪为人体大穴，主治范围甚广。足三里是足阳明胃经合穴，胃为十二经之海，气血生化之源，有百病皆治之说。太溪为肾经原穴，肾为先天之本，内含元阴元阳，乃生命之源泉，针太溪能通过激发肾经真元之气来调理全身。二是施术者行医数十年，他们的针刺手法已经达到了炉火纯青的地步了。因为十二经络阴阳相接、气血相通而如环无端，针刺手法熟练者，可以从一穴刺入，贯通经络而直达病所。

笔者也做过这样的试验，将就诊顺序挨着的 10 个患者，不论什么病，一律取内关，竟发现都有不同程度的疗效。只是后来没有在这个问题上做深入的研究。

九、病邪走窜

闫某，35 岁，某旅店经理。肩背痛、腰痛 2 年，以两肩胛骨中间为最。气候变化、遇冷、劳累、生气后则加重。首诊补项三针，全身发热，痛减大半。次日火针散刺膏肓俞、天宗、肩井、大椎。三诊时疼痛基本消失，毫针刺中脘、左外关、右后溪。四诊：病出于胸，华盖穴周围疼痛，针璇玑、内关。五诊：疼痛旁移两中府穴周围，刺双内关、人中。至此，诸痛消失。

走窜之症，多见于风邪为病或气机不畅者。

风痹多见游走性关节疼痛。曾在温泉县治疗一位头痛多年的女性患者，针好头痛后又说背痛，治好背痛了，腰又开始痛了，腰不痛了，最后就停留在腿上，是阳气来复、阴寒之邪下趋之象。

大怒后气的走窜规律，一般是先聚膻中而前胸后背憋闷胀痛，如得不到宣泄则下传胃脘而出现胃痛胀满、嗳气纳呆，迁延不治或治不得法则入脾经，最后固定在左下腹脐旁4寸下1.3寸之腹结穴。腹结，意指脾经的气血在此集结；一名腹屈，屈者，亏也，意指脾经气血在此亏缺。故病气乘虚而入、郁结在此。垂直向下按压，指下有硬结或条索状物，患者呼痛。治疗时也应顺着气路，先针膻中，次针中脘，终刺腹结。

在晋蒙交界的某卫生院治一头痛患者，家住山里，每天坐着自家的毛驴儿车来医院，治疗结束就到了中午，于是就到这个村里的亲戚家里吃顿午饭。她的头不痛了，可那位亲戚就开始头痛，于是那位亲戚下午也来针灸。第二天又出现这种现象，两人头痛互相转移。到了第三天，那位亲戚就不让她去家里吃饭了，说是怕把病传给她云云，并问我什么原因。我只好实话实说搞不清。录此留存待考。

十、输油管与发动机

朔州赵某，因车祸昏迷20多天。去北京某医院抽出500mL血水，当即清醒，神志、肢体功能恢复很好。唯遗留视神经萎缩未治愈，视力减退、视野缩小。出院后曾多处多地求治、疗效欠佳。于2009年慕名前来，要求针刀治疗。住院1个月以后，针刀后有所改善，视物清楚一些，视野扩大，尤其是左眼明显。2010年7月4日，要求治疗其心肌缺血，定点大椎、左厥阴俞、心俞、至阳、膻中、巨阙、左足三里，针后1小时，患者说左眼看东西比以前清楚了一些。

过去改善椎动脉供血总是着眼于颈椎之寰枕、寰枢及$C_{4/5}$，而忽略了胸椎的作用。如果将心脏比作发动机，椎动脉就像输油管，头目缺血不仅要治疗颈椎以保证椎动脉的畅通，即修理输油管道；同时也应该重视胸椎与心脏功能的检查治疗，促进心脏功能的恢复，即修好发动机。

中医治疗内脏杂病，重在调理先天与后天，先天补肾，后天健脾。从西医角度来认识，以心为中心，血管为通道，血液供应头面五官，着眼于颈椎来改善椎动脉供血，这是我们治疗椎动脉型颈椎病的基本思路，所以治疗时，重在用针刀松解颈项部软组织损伤处，手法矫正骨关节的错位；如果我们再加上对上胸段（$T_1 \sim T_5$）病变软组织的松解和错位小关节的整复，效果一定会更好。

赵某家里有一台上海产的体外反搏治疗仪，通过束带对四肢的血液进行挤压，将血液集中到心脏，再快速输送到缺血的病位，对改善微循环有良效，如果在针刀将粘连、瘢痕、挛缩的软组织松解后加以体位反搏疗法，就会使堵塞的血管恢复畅通，加快改善血液循环，效果会更好。

十一、九针治头痛小议

人生百年，没头痛过的人实在太少，但疗效好的办法为数不多。一代枭雄曹操终因忍受不了头痛，迁怒华佗，留下千古遗憾。后世没了华佗，痛者只好迁怒于墙，痛则以头狠撞。撞是撞了，仍不快然。可见头痛一症，着实令人"头痛"。

说是一症，也是一病。中医说头为"诸阳之会""清阳之府"，又为"髓海"之所在，居于人体之最高位，五脏精华之血，六腑清阳之气皆上注于头，手足三阳经亦上会于头。故凡外感诸邪，或内伤诸因皆能引起气血不利，经脉不调，清阳不疏而发生不同部位、不同性质的头痛。九针从中医理论出发，对不同病因导致的头痛给以不同的治法。风邪上行，达头为患，毫针针风池、风府祛风散寒；热扰清空，可在大椎放血泄热，或以梅花针叩击督脉和二阳经，至皮肤发红，邪热自去；痰蒙清窍，清阳不展可针中脘、丰隆化痰开窍；瘀血阻络则用三棱针放血，菀陈必除。由此治之，愈过半矣。

西医对头痛的认识分颅内颅外而论，其理论可谓"洋洋大观"，甚至看到头更痛时仍不能尽览，观其治疗目前仍无理想方法。对于临床中的颅内性头痛，应查明原因，治疗其原发病则头痛可止。九针中的锋钩针融中医经络学和西医解剖学于一体，临床中灵活发挥，钩筋膜、拨神经、调经气、放瘀血，尤其是针对占头痛比例几乎达到半数以上的肌紧张性头痛的治疗，效如桴鼓，每每应手而愈。偏头痛、枕神经痛以及脑外伤后遗症之头痛，绝大多数与寰枢关节紊乱有关，用手法矫正治疗每能手到痛除。

（刘东升　王文德）

十二、灵感取穴法

有时看病，通过望闻问切四诊合参、八纲辨证、脏腑经络辨证后，即可在病历本上写出一组处方。而到了治疗时，正准备按照原来制定好的方法针刺时，突然脑子里会出现一个新的穴位来，这一刹那间冒出的想法往往很灵光，一用效果不错。和同道们交流心得时谈及此事，他们也说有过这样的经历，于是我们就把这种取穴方法叫作"灵感取穴法"。

中国水稻专家袁隆平说过："灵感是知识、经验、追求、思索与智慧综合实践在一起升华的产物！"

"医之为言意也，腠理至微，随气用巧，针石之间，毫芒即乖，神存于心手之际，可得解而不得言也。"《后汉书·郭玉传》中的这段记载，可以看作是对灵感取穴法的最好解释。

灵感取穴法源于经验取穴法，却又是经验取穴法的升华。但灵感的产生是随机的、偶然的，它可遇而不可求，并非随用随有，随想随到的。灵感是稍纵即逝的，我们应该及时抓住，准确地应用于医疗实践中。其实每一个人都会有灵感一现之时，但大多数人茫然不知其意，错失良机，让其悄然而逝，岂不可惜！但灵感也是取之不尽、用之不竭的，而且越用越多，正如朱熹《观书有感》中所说的："问渠哪得清如许，为有源头活水来。"它得之于俄顷，积之于平日，源于事业心的催化，经验的积累，信息的诱导，联想的升华。这就要求我们医学工作者要有格物致知的精神，不断努力，夯实基础，将经络腧穴及其相关理论烂熟于心，并灵活运用于临床实践之中，遇到疾病时才能信手拈来，这是对一名针灸医生的基本要求。我们要努力去用心体会，把握每一次思维的火花、闪光！因为灵感和机遇总是青睐准备好了的人。

（夏愿　王文德）

十三、急腹症不可延误

曾治疗一位急症腹痛青年，有嗜酒史，有十二指肠球部溃疡病史。晚餐酒肉后突发腹痛，面色苍白，大汗淋漓，阵发性疼痛，有加重趋势，上腹部压痛、反跳痛、板状腹，考虑溃疡穿孔，准备送上级医院手术，在等救护车的时间为其针刺内关，疼痛明显缓解，患者说现在好多了，就不用去手术了。于是就告诉他说，这只是缓解一下，实质性的问题还没有解决。

一女结婚一年多，突发腹痛、出血量多，考虑宫外孕，但妊娠试验阴性，就为其针灸治疗，当时有所缓解。次日腹痛加重，遂送县医院全面检查，诊断为腹痛原因待查。后请一位退休的外科军医会诊，判断为宫外孕，要求立即手术，发现腹腔已有大量出血，要不是手术及时，恐有生命危险！

看来，正如一位老师所说：中医治急症，要有西医做后盾。

十四、从舌麻口咸案例看"胆主骨所生病"

《灵枢·经脉》讲"胆主骨所生病"，看了总是不太明白。

《类经》解曰："胆味苦，苦走骨，故胆主骨所生病。又骨为干，其质刚，胆为中正之官，其气亦刚，胆病则失其刚，故病及于骨。凡惊伤胆者骨必软，即其明证。"景岳从味苦走骨、骨胆气刚来解释，未免有些牵强。

《内经知要》作："胆而主骨病者，乙癸同元也。"李中梓说得有点简单，更何况胆为甲木、肝属乙木，既然从乙癸同源来讲，也应该是肝主骨所生病了。

后来为一个患者艾灸出现经络感传，便对这个问题有所思考。

王某，男，23岁，已婚，本矿职工。主诉：舌麻口咸4天。于1990年4月6日初诊。舌有麻感如吃花椒样，口中发咸，舌苔黑，口干饮水不解，舌体胖嫩色淡；头晕闷胀已有六七年，腰部困疼近10个月，乏力、纳呆、食后欲呕、午后夜晚身热、无盗汗，左脉沉细，右弦细。既往史：1987年7月右内踝上青枝骨折，1989年7月右内踝撕脱性骨折，腰上部挫裂伤。

用灸架、清艾条灸涌泉（右），灸感经过：上午11点40分开始，12点热感从涌泉→然谷→太溪，去掉艾灰，即觉沿肾经上行至髌骨，从髌骨下缘向外，然后沿胆经上至居髎而停，以居髎为中心约手掌大一片有热麻感，持续至12点16分大片热麻感消失，而又呈线状热感（停于居髎不上行），此时口咸口麻感均消失，而头胀腰困如前。12 点 25 分热感上行至带脉穴麻热明显，呈片状约 6cm × 7cm，上行至京门穴自觉穴处跳了一下，即热感消失，询问头胀腰困减轻 1/3，觉口干，3 分钟后热感传导如前，而上至居髎不行，仍以居髎为中心，呈手掌大片状麻热感，用指甲掐不知痛。12 点 39 分热感全部消失，涌泉仍热，2 分钟后又热如前，腰困全消，头胀减半。艾火越旺，居髎穴周麻木越重（可能居髎可治腿脚麻冷）于 12 点 50 分停灸。

4 月 7 日二诊：昨天下午 4 点口咸如故，夜间 3 点半全身瘙痒，以右腿右侧腰部明显，有丘疹，这是经络反应。

从 11 点 30 分开始灸左涌泉，无感传发生，11 点 54 分灸右涌泉未出现感传。12 点 24 分出现以居髎为中心的皮肤麻木感（同昨天），可惜患者未再来。

从此例艾灸感传现象来看，有几点值得探讨：①经络感传中足少阴肾经在膝下交汇于足少阳胆经；②经络传导：气机上行到京门而入内脏，这也说明了肾经募穴为何在胆经上；③肾经与胆经关系密切，肾主骨，肝主筋，肝胆相依、筋骨相连，筋能束骨、筋能养骨。肾主骨是讲主管骨骼的生长发育，是正常的生理现象；胆主骨所生病是指胆经的穴位可以治疗多种骨的病变，如头痛颔痛、胁肋髀膝外至胫绝骨外踝前及诸节皆痛。

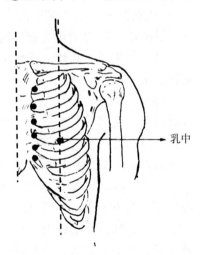

图 6 - 1 扁鹊夹胸穴

十五、扁鹊夹胸穴

与华佗夹脊相应的有扁鹊夹胸穴，在胸骨柄两侧与上下两根肋骨头的夹角处，任脉旁开 1 寸，当任脉与足少阴肾经之间，左右各 6，共 12 个穴位（图 6 - 1）。检查时用手指向胸骨柄方向按压，会发现明显压痛，即是穴位。针刺时针尖也斜向中线，针尖刺到胸骨柄骨面，不能穿过肋间肌。毫针刺不留针，或用锋钩针钩刺，疗效更好。久咳、气短、哮喘、胸痛、心慌、胸闷的患者在夹胸穴上有反应点出现。

十六、肩痛治胸椎

宋某的姑姑，患右肩关节骨性关节炎，为其针刀治疗，疼痛基本消失，唯肩关节功能未达正常，前臂上举150°左右，只好嘱其功能锻炼。1年后来治疗腰椎间盘突出症，说上胸段有一痛处，查其 T_3 压痛明显，于是为针大椎、身柱。针后患者喜告不仅背不痛了，右肩也举起来了，检查一看，果然上举到正常范围了。临床上治疗肩周炎，左侧治好一年半载，患者又来，说左侧已好，这次右肩又痛，有的是双肩都痛，这时不仅要考虑肩部的病变，还要同时考虑到肩痛是由颈椎胸椎病变引起的，需要同时治疗。

十七、临床常规检查之重要

一台湾老板来要求针灸治疗面瘫，望其面如蒙尘、印堂晦暗，于是让他查血常规，结果白细胞、红细胞、血小板都高出正常，嘱其做进一步检查。1个月后他太太来治病说她丈夫已经撒手西去。

蕲春某医院门诊部主任之哥哥患腰椎间盘突出症，准备做针刀治疗，术前检查发现血常规异常，没出20天就去世了。李总之妻陪侍丈夫，女医生护士都夸她会保养，一张白白净净的脸可不像50岁出头。她说时有头晕，可能是颈椎病，于是就去拍片化验，5分钟后化验结果出来，大家大吃一惊，就叫她赶快去其他医院进一步检查，结果发现是一种非常少见的血液病，后来又转到北京一家专治此病的医院。1年后李总专程来看我，原来英俊秀气的他已是白发苍苍了。

在上海治一患者腰痛伴双卜肢疼痛软弱的患者，晨起疼痛为著，治疗3次后，下肢痿软无力越来越明显，我们3个人会诊后考虑胸腰段病变，建议去华山医院做MRI，第一次扫描未见异常，加权后才发现 $T_{10/11}$ 处有一小肿瘤，活检良性，手术摘除，很快痊愈。最令人感动的是患者术后麻醉清醒后，第一时间就让家人打来电话，感谢为她做出了正确的判断，竟然对我们所做的无效治疗毫无怨言。

一位患腰椎间盘突出症、双下肢痿软无力的老人，检查后建议他去某医院全面检查，结果发现腰椎管肿瘤并做了肿瘤摘除。术后双下肢功能尚未恢复，患者主动要求回到我们医院进行针灸推拿康复治疗，来时用担架抬来，1 个月后，已能独立行走。

十八、说病

我师从的王老师，在治病上有许多独特的方法，"说病"为其一。

何为说病？顾名思义，就是在诊断过程中，医者通过四诊对病患个人信息的大体掌握后，主动向患者说出其还没有完全说出来的症状以及与疾病相关的信息，并为其剖析原因、结果，讲明治疗的方法，使他对自己的疾病有所了解，对医生的治疗充满信心，有的患者在说病的过程中症状就有所减轻。

王老师的说病中，融合了中医学经典上的治疗思想和方法，其中有"治病守神""凡治病，察其形气色泽，脉之盛衰，病之新故，乃治之，无后其时""天、地、人三才"等。

说病的基础在于医者要细心观察患者，正确认识患者所患的疾病。这就要求医者在每遇到一位病患时必须守神，用心观察。从患者的相貌体态、言行举止及穿着打扮等来获取需要的信息。除此之外，医者也要让患者守神，这样，患者的气血较为平和后，其脉象、面相、舌象等不正常的病理现象才会准确地显现出来。

在王师治疗的一例耳鸣女性患者中，将其面部观测到的病理生理心理信息分析后向患者"说病"。从该妇人的相貌来推测其年龄，故问患者是否绝经。患者回答，45 岁，月经已无。王师再次望其面，告我们学生，并故意让患者听：鼻梁（山根之下、鼻尖之上的区域）为肝的反应区，从此可判断患者的性情及病之新旧，今鼻梁色呈青黑，并有瘀斑，说明她性情急躁，容易发火。其色深沉中有瘀斑，此为久病；两颧泛红，为阴虚火旺；眼眶下及人中等部位肤色暗淡，说明肝郁肾虚且还患有妇科疾病。王师所言正对，患者喜笑颜开，其面色也随着老师的解说而逐渐改变，病情在脸上慢慢显露了出来。故选太溪补肾，液门透阳池、丘墟疏泄肝胆郁火，耳门调整局部经络气血，内关畅其情志，外四关（肝俞、膈俞）以活血祛瘀。

望诊固然重要，但四诊不可偏废，王师在治疗一位患者时，将望闻问切四诊合参且很好地融入说病当中。某患者为一位日久不愈、反复发作的口腔溃疡患者。始进门来，表情淡漠，话语不多。王师在给他诊查时，详问了病患的年龄及工作，从而大致判断了该患者的性格及经历。该患者是一位司机，出生于 20 世纪 50 年代，长身体的时候遭遇三年自然灾害，读书的时候，赶上了"文革"时期，高中毕业遇到上山下乡，参加工作后轻松了几年，就遇到了下岗。从坐姿谈吐可感受到他的素质很高。但其总有怀才不遇之感，有烦恼事就放在心里而不愿发作出来，久则肝气郁结，郁而化火，扰动心火，火热炎上，则口疮反复发作。说着说着，患者如遇知己，会心地一笑。王师再将其所察的脉象告之患者，言其心肝火旺，肾脉较虚，木乘土，故脾胃也不是很好。因其有火，故舌黄。因该患者病久，故针药并用。开方 3 剂，再合以针调之。因其人之病在心，故选用心包经之五输穴，运用左升右降之理调之，加肩井和大椎（肩井以泻其心中郁结之气，大椎以补其机体阳之不足）。针后口疮疼痛大减，患者如遇知己，感激之情溢于言表。最后老师还告诉他调节心情，疏解郁闷的方法——当遇事不乐时，不要叹气，要代以"哈哈"来笑对人生。

说病，不仅是一种和患者沟通的方法，而且还是一种诊断的方法，同时也是一门治病的艺术，它要求医者所懂得的不仅是对病的认识，还要求对人和社会、对疾病以外的其他知识也要有尽量多的了解，这样才能更好地为患者解除痛苦。正如一句外国名言所说：医生，如果只是一个医生，他就不会是一个好医生。

（林明慧　王文德）

十九、战胜疾病的信心与激发自我潜能

在新疆治一全身疼痛的风湿病患者，3 年不能走路，每次下班，都需要她儿子开车来接。隔着一个办公桌，我在闭目沉思：祁老师已经治得能够自己脱掉棉衣，自己治了两周尚未见大的起色，用什么方法好呢，想着想着，不知过了多久，一睁眼睛，患者激奋地问道："你是不是给我发功了?!"只见她满脸发红、两眼发亮，我略一沉思，就顺着说：是的，刚才在给你发功。当时气功盛行全国，几乎达到了家喻户晓的程度。于是就接着问：你身上有什么感觉？她说："全身发热。""好!"我说："你现在就站起来!"她一下就站了起来，我乘势说："你可以迈步走了!"她抬腿就走起来了，当时她老公上去就扶住了她，我说："放开手，让她自己走! 她现在可以自己走了!"她一连在地上走了 3 圈。她老公很激动，跪下磕了 3 个头

以示感谢。

　　其实，机体本身有着强大的自我康复能力，医生只是助缘，就像有人推车上坡推不动了，他很吃力，你帮了一把，车就上去了，最主要的还是车主推上去的，我们只是帮着推了一把，医生也就是起到帮推的作用。所以，调动患者战胜疾病的积极性、激发其自我调节的能力是非常重要的。这也是内因和外因的辩证关系。

二十、病穴触诊要点

　　医生用拇指或中指指腹，通过对经络腧穴或相关部位的触压，感知指下的异常反应，寻找与疾病相关的穴位，也叫查病穴。

　　病穴不仅有助于诊断，而且针刺病穴疗效更好，只是针刺时比较疼一点。

　　病穴的分布特点有规律可循，为了便于掌握，我们将病穴分为经筋病和脏腑病两大类。

　　经筋病即软组织损伤性疾病，按西医解剖来寻找，一般在肌肉的起止点、肌腹，韧带在骨面的附着点等，在病变处可触及压痛、肿胀、紧张、隆突、硬结、条索或偏歪的棘突、错缝的凹陷、高起的关节突等。

　　脏腑病按照经络穴位来找，触诊时注意手下的感觉以判断疾病的性质和久暂。一般来讲，疼痛憋胀、隆起高突为实证；酸麻松软、空虚凹陷为虚证；手下寒凉、甚至冒冷气者为寒证，皮肤发热肿胀为热证。压痛表浅为病轻、新病；压痛深在病位较深，出现硬结或条索状物说明病程较长。

　　脏腑病多反映在背俞穴、募穴；脏病在原穴，腑病在下合穴，脏腑同病在络穴，急性病在郄穴。气病在膻中、气海、云门，血病在膈俞、肝俞、期门，脏病在章门、肩井，腑病在中脘、足三里。

　　在穴位触诊中，背部触诊非常重要。一般是沿着五条线先后顺序进行触诊：第一条线即督脉，第二条线为华佗夹脊，第三条线是足太阳膀胱经背部第一线、即背俞穴线，第四条线是足太阳膀胱经背部第二线，第五条线在第三、第四条线之间，即足太阳膀胱经第一与第二条线之间，第五条线上的穴位又叫根穴，如胃俞与胃仓的中点叫作胃根穴。俗话说治病要去根，就要去找这条线上的穴位了。

　　关于穴位压痛等阳性反应，最早见于《黄帝内经》，在《针灸资生经》中记述很多。老一点的针灸医生大多重视穴位的触诊，河北邢台有一位针灸奇人王豫新先生，他用手指在你背上一摸，就能说出你的病来。要当一名好的针灸医生，就一定要掌握好经络穴位触诊法。详见彭静山《针灸秘验》中"经络的触诊"，盖国才《中国穴位诊断法》。

二十一、身心放松

一位神经性头痛患者，问起所苦，他十分诧异地说：进门时还头痛得很厉害，坐了这一阵，现在竟一点也不痛了。门诊遇到的这类患者倒也不少，尤以身心病患者为多。其中一个主要原因就是候诊期间坐在舒适的椅子上，无异于一种放松锻炼，原来紧张的身体松弛下来，气血畅通，其痛自失。现代人心神过用，精神紧张，是导致病痛的常见原因，因而放松无疑是一种对症治疗。所以一般针灸治疗前应使患者全身放松，尤其是病痛部位的放松，这样不仅可减轻或消除患者的惧针感，而且肌肉放松有利于气血的运行，使针灸易于获效。

二十二、祟病

刘某，男，39 岁，汉族，河南平顶山酒厂下岗工人，现在塔城以卖肉为生。因幻视幻听、恐惧感两月，加重半个月以精神分裂症在某院留观治疗，1994 年 10 月 10 日转诊于笔者。

详细询问病史，患者自诉每到晚上 11 点即发病，见到鬼状拉其到地狱去，于是就大喊大叫以求救，而白天则一如常人，所以自己否认患精神病。有趣的是，患者两年前卖肉收入满 2000 元时而发病，这次也是刚挣到 2000 元即发病，症状一如上次。嘱其以后改行戒杀、吃素念佛，并予针刺治疗，长针透刺：身柱→风府，毫针：精神（位置详见第八章不寐）、天目。

11 日二诊，说昨晚未发病，寐可，治法同上，加梅花针叩刺头三阳经。连针 3 天。

14 日五诊，毫针：后溪、申脉、前顶。

15 日六诊，取前顶、中脘、天枢、气海、左足三里、右阳陵泉、精神。连针 3 天。自针灸后一直未发病，疗效巩固。

目前对于精神病的治疗，尚无良策。所谓心理治疗，只能使用经验的分析和推理，来给予疏导，但无法深入精神的层面——所谓精神是在物质之内，物质之上的无形而有力的活动。如果使用神鬼咒符等术数来治疗精神病，有其疗效，但其已非科学的范围所及，而被指为迷信的现象。现在一般书籍也很少涉及，可能是因为"子不语怪力乱神"的缘故吧。但是，我们在临床上经常遇到此类疾病，尤其在农村更为常见。

古人有祟病的记载，现在书中多避而不谈。后来遇到曾经学过道家功夫的刘民权医师，擅治此类病，他用特殊的诊脉方法：检查患者中指两侧是否有动脉搏动，如有则是祟病。并且从搏动的指节可以来判断疾病的程度，越靠远端越难治愈。

结合古书记载，祟病的诊断可概括为以下四点：①面色乍青乍红——会变脸；②眼神流光不定——贼溜溜；③脉象乍数乍迟——需久候；④中指两侧出现脉搏跳动。

中医内景有精、气、神，精气之疾可用针药。而神之疾，针药难调且无良法。神是高层次的，针药之能难及其项背。应以治神、调神对治，古之祝由一科，实乃治神疾对症之法。

二十三、癌症的治疗

看了宣化上人《六祖法宝坛经浅释》中有治疗癌症方法：一要吃素，二要念佛。这是从另一种角度去看待和解决问题。在尚缺少有效疗法的今天，我们不妨一试。试着治疗了几例，发现对减轻痛苦、提高生存质量确实有效。

郭某，男，大同杏儿沟矿职工。因胃脘疼痛去某院做胃镜、活检，确诊为胃癌。医院将结果告诉其子女，而只和患者说是胃溃疡。子女孝顺，不愿其父受痛苦折磨，特来找笔者求治，一者止痛，二者借医生之口说是普通胃病，吃几剂中药就会好的。于是为针内关、中脘、足三里等，并开中药 3 剂，连针 3 天后疼痛大减，予埋线以巩固疗效。岂料自此胃痛未发。5 年后相遇，患者红光满面，二目有神，还特请到家中盛宴款待。10 年后随访还很健康。

1991 年在朔州治疗一位乳腺癌晚期的老妪，右侧乳房布满皮肤溃烂的肿物，全身发烫难忍胜过疼痛，为其针刺后即觉清凉，后来又针两次。

1997 年在北京军区某部创建针刀专科医院。来一位年近七旬男性老者，由女儿搀扶而来，面色黧黑、瘦骨嶙峋、胃痛难忍，食后即吐，已有3天饮食未进。自己已知是胃癌晚期，只求能减轻疼痛。看其心态语言，只能勉为其难，嘱其平卧，只见瘦小的上腹部隆起一个拳头大小的肿块，按之较硬并疼痛，为针内关、让患者配合深呼吸以行导气同精法，针足三里、得气后意至病所留针片刻，然后用抽拉病气法，当时即见腹部肿物明显回缩、疼痛明显减轻至可以忍受。回家后中午就吃了一大碗面条。后来其女儿专程来致谢，说其父亲一直到去世前都疼痛轻微。

先后用针灸治疗某厂长母亲之直肠癌，止痛效果良好。在大同某医院治一肺癌患者，却是毫无疗效。

二十四、抽拉病气化痰核

张某，男，5岁，住岢岚城大西街。1990年11月12日初诊。

患右侧颈部淋巴结核2年，曾在县医院化验、拍片确诊。查：右侧颈部有一3cm×3cm×2cm椭圆形肿物。先针C_5夹脊，继针新四渎，意念抽拉病气从上下引，某医院针灸室闫大夫用手摸住肿物，行针不到2分钟，肿物缩小至枣核大小。改用锋钩针刺四花穴以巩固疗效。

1991年冬，某患者患左侧淋巴结核十余年，一到春天河开时就开口流脓，深秋落叶时就自动收口。一天午饭前专程从乡下赶来求治，看她左颈部侧面有一蚕豆大的肿块，就针刺外关，用抽拉法，不到1分钟，那个瘰疬就全消失了。6年后随访，一直没有复发。

某刘姓校医，西医出身，爱好针灸，平时一有空就来笔者处学习。她患两侧乳腺增生多年，为其先针内关，徐入徐出，配合呼吸，吸气时进针用补、呼气时提针用泻，继泻肩井，引郁积之热邪从上方外出。1次针后，去其大半，3次而包块消失。

朱某，男，57岁，汉族。于1993年4月26日初诊。诊断：①左附睾结核。②慢性前列腺炎。3年前患右附睾结核，已手术。今在某医院住院已1个多月，患者拒绝手术，用抗痨药效果不理想。查左侧睾丸有蚕豆大小结节，挤压则疼痛明显。毫针泻太冲引病下行，针后肿块减少2/3，次日再针一次全部消失。再予埋线治前列腺炎。

孙思邈曰："凡孔穴者，是经络所行往来处，引气远入抽病也。"

《针灸大成》有抽添法，治疗痰核瘀肿之类要用抽拉法。

二十五、以患者为师

1. 仔细倾听、有助于诊断

最清楚病情的莫过于自己，患者对自己的病情应该说是最清楚的。尤其是那些四处求医久治无效的患者，听完了他的诊治经历你就会得到许多信息，包括各处诊断有何异同，用过哪些治疗方法，哪些有效、哪些无效，从倾听中收集有用的资料，然后加以分析、归纳、整理，从中找出病因、病机、病性、病位等，避免重复前面无效的治疗，以制定出有效的治疗方案。

2. 指认病灶痛点

在疼痛性疾病中，大多数患者可以明确指出疼痛的部位，为我们提供了治疗的大体位置，有的还能准确指出病灶所在。所以，我们先让患者指出疼痛部位，然后在其所指的范围内仔细触诊，找准病灶后定点、标记、治疗。

3. 患者医之师

过去的中医没有实验室研究，试验的对象就是患者。临床上就有以药探病之法。从这一点来讲，我们每一位医生都是从患者身上学习、练手才得以掌握了本领的，是患者成就了我们。泽田健先生就曾经说过，医生应该把一半的诊金还给患者。在玉尔滚曾治疗一位中年妇女，十个手指都患有狭窄性腱鞘炎，先后使用了阻滞、火针、锋钩针及小针刀四种方法，不同的患指需应用相应的治疗方法才见效，最后终于将十个腱鞘炎治好了。有一天夜深人静时，突然醒悟，这位妇女就是不请自来的老师，是专程来指点教导我的。

人生最宝贵的是生命、而当今世界到处是信任危机，试想，患者这么信任地将最宝贵的身体交给医生来治疗，我们有什么理由不尽心尽力呢！如果大家都这样去想去做，把患者当作老师一样尊重，哪里还有医患关系紧张呢。

二十六、气型、血型与缘分

有时治病，疗效不好，虽经努力，终是无功，换李医生针治就见效。先后遇到几例，即细心观察总结，也未发现特别之处。说实在的话，李医生的针灸水平和我相差很多，但事实上确实是我治不好的她治好了。后来看到陆瘦燕先生在书中谈到这个问题，这才恍然大悟，原来还有"气型"一说。如果医生和患者的气型不合，就很难取得好的疗效甚或无效。

说起血型，大家都知道并且承认，但要讲到气型，恐怕有许多人会摇头了。其实，血型之说源于西医，如果换成中医理论来看待这个问题就明白多了。气血一体、不可分离，气为血帅、血为气母，荣养全身、并行相随。当气血运行到孙络之最精微处（西医之微循环），已是气血一体、气化如雾的状态，那还能分辨出孰气孰血。到了这般时候，血型就是气型了。

一位师父问我治疗哪些病最有把握，只好实话实说：几年前要问我能治哪些病，还真能给您数上一大堆，从脚扭伤到颈椎病，从伤风到癌症，针灸治病三十余年，阅人无数。可现在倒不敢说治那个病最拿手，哪怕是个风火牙痛。说白了，看病也就是一个缘分。

二十七、开口位的重要性

安某，男性，28 岁，主诉头部胀痛 3 年。患者 3 年前因车祸致双上肢麻木，左腿骨折，当时伴有恶心、呕吐，被送某医院诊断为"外伤性脑积水"，给予抗炎、脱水及脑细胞营养素治疗，病情好转后转院至大同市某医院，住院两月余，先后拍 X 线片（此时没拍开口位）、CT、MRI 共 13 次，未发现异常。

出院后仍有颈部活动受限、头胀痛，当转头至一定位置时头晕头痛。伴有烦躁，睡眠差等症状，于 1997 年 3 月 28 日入我院。病案号：0211。入院时查体：神清语利，心肺肝脾无异常，颈椎生理曲度无异常，颈部压痛广泛，以 C_2 棘突上、枕骨隆凸、项下线、$C_{2\sim3}$ 棘间为著，颈椎活动度欠佳，旋颈试验（＋），臂丛牵拉试验（－），X 线摄片张口位显示：寰枢关节紊乱，实验室血常规、出凝血时间均正常，诊断为"外伤性颈脑综合征"。于 3 月 28 日在 $C_{2\sim3}$ 棘间、关节突关节、肩胛骨上角共 5 点行颈部软组织松解术并给予手法牵引、寰枢椎复位。术后抗炎 3 天，患者症状明显减轻，仅有颈部胀痛，不能侧睡。于 4 月 7 日在 $C_{2\sim3}$、$C_{6\sim7}$ 棘间、关节柱、左侧冈上窝共 7 点行颈部软组织松解术并配合手法。术后继续抗炎 3 天，于 4 月 17 日在寰枕筋膜 3 点行软组织松解术，术后手法抗炎 3 天，患者痊愈出院。

廖某，女性，三藩市美籍华人，律师。原毕业于国内医疗专业，去美国后不能行医，改学律师。先后遭遇两次车祸后出现头痛，在美国多处求治，西医、中药、针灸、按摩等，吃最好的止痛药也只能是缓解一天。经仔细询问车祸经过并分析：第一次是从对面撞来，那么就会引起颈椎挥鞭样损伤；第二次是从侧面撞来，她的车被撞得连转3圈，这样最容易引起寰枢椎旋转移位。拍摄颈椎五位片，结果证实寰枢关节紊乱。手法整复后头痛若失。1周后又为其治疗1次以巩固疗效。美国的西医水平很先进，她在美国也拍了颈椎X线片、MRI，头颅CT、MRI，可就是没有照一张开口位。

二十八、中医不是模糊数学

模糊数学互克性原理认为："所面临的系统愈复杂，人们对它进行有意义的精确性描述能力愈低，一直达到这样一个置信水平，一旦越出这个水平，精确性与复杂性将成为互相排斥的特性。"

经典数学严格要求精确，决不允许模糊，决不允许模棱两可，而客观世界中的事物多具有"亦此亦彼性"，即模糊性。如"小眼睛""大嘴巴"这个概念，说与听的人都清楚，然而多小的眼睛才是小眼睛，多大的嘴巴才算是大嘴巴，很难确定一个准确性的标准。这是经典数学无法描述的，模糊数学则可弥补其不足。

模糊数学要求人们在处理模糊问题时，先确定一个模糊集合，并确定该集合的"核"，再根据研究的课题和目的进行截割，确定隶属于精确的程度（隶属度），最后把一个模糊问题转化为精确问题，加以定量化解决。

人类认识客观世界从模糊发展到精确，从心中无数发展到心中有数，完成了一次飞跃。而模糊数学又把数学的研究领域从精确引入模糊，这并不是意味着倒退，而是认识的螺旋式上升，它标志着人类认识世界的能力提高到了一个新高度。

几十年来，中医科学化、中医现代化是大的趋势，有的学者试图用现代科学中的黑箱学说、控制论及模糊数学来比喻、解释中医，于是就有了中医是模糊数学的说法，似乎由此可以纾解中医缺乏精确数字统计的困惑。

如果认为中医学是模糊数学，那么针刺手法则是模糊数学中的模糊数学了。因为针刺手法涉及的范围内有病体素质、疾病性质、取穴、提插、捻转、呼吸、迎随、数字、角度、深浅等众多集合元素，而意念则是这个集合的"核"，并且迅速发展的现代科学至今尚未能对"意念"做出正确的认识，更难确定其精确的程度（隶属度），所以"定量"地解决手法问题也就无处着落。有的学者曾在这方面做了大量的研究工作，如规定补法捻转限度为 1/2 转，即 180°；而泻法则是 1 转以上，即大于 360°，这种定量确实使古人的补泻论述"从宏观进入到有数据可循的量学范畴"，但临床操作并非如此，在 100°内照样能泻，大于 360°也同样可以补，更何况转动的方向角度并非针刺补泻的要领。只在外象上做文章，则只会离题愈走愈远。事实上对客观世界的认识，有的需要精确，有的则是模糊些好，硬要强求其一致，都达精确，别说力不从心，就是可能的话，其结果也不一定是可喜的。

其实，中医学之博大精深是世人有目共睹的，中医既有模糊数学的内容，也有精确入微的认识。从观察天地气候变化的五运六气，到研究人体时间气血盛衰的子午流注，从医易两门学问的碰撞融合，到五行生克制化的比类取象，认识到疾病的起因、传变、盛衰、预后甚至可以推算出患者的死亡时间，其精确的程度的确令人叹为观止。

二十九、穴位是可移动的

邱茂良先生学验俱丰，乃当代针灸大家。师老曾给我们讲过邱老治疗失眠的故事：治疗失眠喜用风池，有一次用手摸一摸，就扎在风池与翳风中间，跟随的学生就记录下来，并将其命名为安眠 1。过了几天，发现邱老的针扎在风池与翳风连线内 1/3 处，于是就叫作安眠 2，后来又发现针扎到了安眠 1 的外侧，于是就有了安眠 3。其实，邱老取的是阳性反应点，每次针前用左手揣穴是要找准病穴，后学却把注意力集中到取穴的分寸上了。有时针灸几天后再针刺原来穴位时，就需要在此穴上下左右认真探查寻找。比如针足三里，开始揣穴定位是在外膝眼下 3 寸，针过几天后，发现压痛反应在膝下 4 寸，此时就应扎下 4 寸了。穴位是固定的，有取穴标准，这里讲的穴位是生理的；穴位是移动的，讲的是病理状态或个体差异。周楣声老师讲"经无常道"，得病后经络就像河水泛滥时溢出河坝一样。经过针刺后体内发生了改变，那么就会反映到穴位上而有所变化，不过针灸后病穴也是微变、移动范围在原来穴位的上下左右可以找到，针刺前需要仔细检查，重视左手的揣穴诊病作用，所谓"知为针者信其左，不知为针者信其右"。

书上的穴位是死的，而患者身上的穴是活的，穴位是因人而异、因病而变的，所以下针前要先揣摩穴位，找准病穴，"宁失其穴、勿失其经"。做到读书要死记、临证会活用。

三十、经筋病中的特定姿势

经筋病是针灸科的常见病，主要包括颈项、四肢、躯干等处的急慢性筋肉疾患。针灸对这些病有独特的疗效，在治疗中患者特定的姿势和动作，往往起着重要作用。如刺后溪治落枕，同时要求患者转动颈项；泻人中治腰扭伤，边行针边嘱患者活动腰部；治疗肩周炎让患者抬肩到疼痛位置时针其最痛点；膝关节疼痛刺腕骨，要求患膝屈伸；踝关节扭伤针阳池，配合脚腕旋转。针刺"动痛点"以治疗软组织闭合性损伤引起疼痛之阻力针法，临床用之多收显效。

三十一、回阳救逆勿近地气

宋某，祖籍天津，其父擅针，兄弟三人，唯他得严父亲传八法神针。民国时曾在一次针灸大会上脱颖而出，主持者将一只休克的兔子摆在桌子上，让参赛者来治疗，众医寂然，无人敢上。宋某说了一句："我、我来试试"，只见他拿出一根银针，往兔子的大腿根一扎，那只兔子刺溜一下就跑了。从此，八法神针之名远扬。

在延安时曾治疗一名危重病孩，昏迷不醒、阳气欲绝，经过几家医院救治乏效，于是特求助于宋老先生。宋老看看奄奄一息的小女孩儿，不让患者躺在地上，而是让人继续抱着，用金针针刺腹部回阳固元诸穴，病孩当即苏醒。询其所由，他说：地者，阴气所聚，若将阳气将绝的患者放在地上，则难免仅存之一息真阳也被地气吸走，那时可就真的无力回天了。

由此启发，我们在做心肺复苏时，让患者躺在急救床上抢救，避免其与地面直接接触，应该比躺在地上的成功率高吧。生存自救（特种兵的训练项目）中也讲到，地面可以吸走人体75%的热量，可见中医的理论正在越来越多地得到西医的诠释。

三十二、九针之宜，各有所为

九针者，皆有通经络、调气血之功，又各有所长。毫针长于调气调神，气调神怡方能祛邪外出；火针温阳通痹，祛风寒湿；锋钩针刺血泄热，松筋活络；刀钩针以点带面，事半功倍；长针通关过节，一针透多穴；圆利针针身粗大治痼疾；磁圆针磁针结合，疏通经脉，通则不痛；锃针定位点穴，九针之使；埋线针以线代针，效集多法，祛顽疗痼。（图6-2）

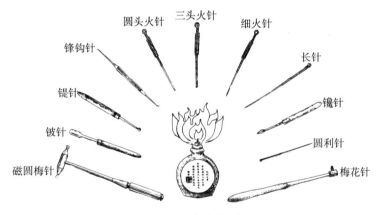

圆头火针　三头火针　细火针

锋钩针　　　　　　　　　长针

锃针　　　　　　　　　　鑱针

铍针　　　　　　　　　圆利针

磁圆梅针　　　　　　　梅花针

图6-2　新九针图

根据病性不同，选择不同的针具。寒证多选火针温通，或针灸并用，或用"烧山火"的毫针手法；热证多选锋钩针、刀钩针放血泄热；虚证多选磁圆针疏通经络、调和阴阳；实证多选长针、圆利针泻实。根据病位不同，肌肉丰厚处可选长针、圆利针；病变范围广则选磁圆针，筋骨病多选锋钩针、刀钩针、火针；关节病以长针、圆利针通关过节；神经系统疾病多选用梅花针；脏腑病以毫针调理脏腑经气。毫针、锃针、埋线针则不论寒热虚实、新病久病皆可选用。

总之，九针针具，各显神通，据病择针、有的放矢，根据病情选针得宜，则可恢复脏腑经络气血的正常功能。

（刘东升　王文德）

三十三、脊柱特点与脊柱易发生病变处

脊柱的特点，可概括为：一柱撑天、三曲回旋、四个接头、三

个力点、底座一盘、筋骨相连。

一柱：要把脊柱当作一个整体，从解剖上可以分为颈胸腰骶，发病后彼此会互相影响，治疗时要把它们综合考虑，统筹兼顾，就能提高疗效。

三曲：当人体开始直立行走时，颈胸腰椎 3 个生理弯曲就出现了，颈曲向前、胸椎凸向后、腰曲向前，如果发现正常的生理曲度发生改变时，就会发生疾病，也就需要治疗了。

四接头：分节的脊椎上与头颅相接、下与骶骨相连，在生理曲度正常的转换处，也就是颈胸腰骶连接处容易发生病变，如寰枕、颈胸交界的大椎处、胸腰连接处以及腰骶关节。（图 6-3）

三力点：脊柱生理弯曲的中心处是生物力点交汇的地方，承受的力较大，所以也是容易损伤的地方，如 C_{4-5}、T_{7-8}、L_3 这 3 个力点集中处就是软组织损伤与小关节错位的高发部位。

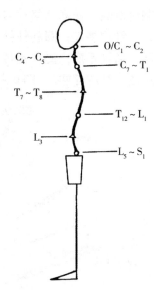

图 6-3　脊柱易发病部位

一盘底座、筋骨相连：以骶髂关节为主的骨盆，支撑起一柱朝天的脊椎骨，就像一根弯弯曲曲的桅杆矗立在帆船甲板上。脊柱既要保持自身作为人体支架的稳定性，又要适应人体各种活动和运动，这就要靠骨骼的刚性和筋肉的柔性来共同完成，所以在治疗脊柱病时，要整体调理、筋骨并重。

三十四、自主神经功能紊乱与脏腑经络病变

颈椎、胸椎异常改变可以直接或者间接反射性刺激、压迫交感神经而出现一系列症状，交感神经受刺激是发病的主要原因，而交感神经兴奋性异常，引起其功能障碍是最基本的发病机制。

患者常因病情复杂、症状繁多而被诊断为自主神经功能紊乱、神经衰弱、更年期综合征、亚健康等，病程较长、多方求医、迁延难愈，造成心理上的压力而出现焦虑、烦躁或抑郁，甚至偏执，而

求诊于心理医生治疗。一般采用脏腑经络辨证取穴和病穴取穴法可取良效。

自主神经功能紊乱征象复杂，几乎涉及全身上下，尤以内脏病证多见。故运用脏腑经络辨证取穴法，将其复杂的现象归纳为以五脏为中心的五大类症候群，予以定性、定位后，再用病穴取穴法的触诊法，仔细检查，找出阳性反应点。这些点和疾病直接相关，取之可以斩关夺隘、直捣黄龙。根据其特点可区分疾病的虚实新久。压痛：指下空软为虚，坚硬为实，绷紧较之易散者为新病，触之有结节或形成条索状者为久病。穴位压痛在背俞穴上的规律大致如下：心悸不寐，多在厥阴俞、心俞；胸闷憋气多在肺俞、心俞；口苦、易怒多在肝俞、胆俞；纳呆、便溏多在脾俞、胃俞；腰膝酸软多在肾俞；病在于气者多见于膻中；病久入络多在肝俞、膈俞。

人是一个有机的整体，解剖上结构相连，生理上协调互用，病理上彼此影响，所谓"牵一发而动全身"，这一理论在脊柱病的诊断和治疗中得到了充分的体现。

从经络学的角度，脊柱及两侧是督脉和足太阳膀胱经循行的部位，隶属于经络之上的腧穴是脏腑气血输注的地方，既能反映脏腑的病证，又具有诊断和治疗的作用。

从解剖学角度，在棘突与横突之间的部位是脊神经后支内侧支和外侧支分布区域，刺激此处可通过这些分支将信息传递给后支，再传入中枢产生治疗作用。$T_1 \sim L_3$ 神经前支与交感神经干之间有两条交通支，即灰、白交通支。所以刺激脊神经后支可以影响内脏。

从交感神经的分布，Joan 等发现交感神经分布是相互重叠的，形成难以想象的复杂网络。$T_{1 \sim 9}$ 分布至头部、颈与上肢，$T_4 \sim L_1$ 分布于躯干部，与上下肢支配节段互相重叠，$T_{10} \sim L_2$ 分布于下肢。正常姿势和运动时，运动单位兴奋的顺序和平稳协调有赖于交感神经的完整性。交感神经的传输纤维在控制疼痛中可能起到重要的作用。更为重要的是交感神经支配内脏器官，所以内脏疾患可以反映到躯干和肢体上。临床上从脊柱两侧体表上寻找到的激痛点、压痛点等阳性反应，许多就在穴位上，并且可通过治疗这些点而治疗全身的疾病。

三十五、急症立瘥勿忘善后，久病效缓牢记守正

针灸治病，每能立刻见效，但也有病情反复，需要继续针治，

以防死灰复燃，要注意巩固疗效。我们在治疗颈椎病和腰椎间盘突出症等容易复发的病证时，在其主要症状及体征消失后多用埋线的方法来巩固疗效和防止复发。

针后迟迟不见效果，往往远期疗效好，要有方有守，认准了就要坚持下去，中间不要频频改变治疗方案。

记得有一次去向"三部六病"创始人刘绍武的一位弟子请教：中医讲辨证论治，方随病转，为什么你们要一方到底。那位老师反问说，你为什么要老变呢，如果你对疾病认识清楚，就可一方到底。后来一想，刘绍武是大家、名家，找他治病的多数是慢性疑难杂病，所以要有方有守，可以开30、60甚至120剂汤药。

后来常建先生教我们喝茶的一种新方法，就是用纯净水泡中镇霍山云雾茶，要泡3个小时，他说这就叫冷水泡茶慢慢开，喝起来果然味道很好。

其实，世界上的事情就是这样，来得容易去得也快。读的书、经的事多了，才知道初中物理讲的是真道理：任何机械都不能省功。

第七章 读书心悟

动时游山水，静时读好书。读古籍是与古人交谈，读圣贤书是听圣人论道，读《内经》是听黄帝与岐伯诸师讲课。读到精彩句，或拍案叫绝；读到迷惘处，或掩卷沉思；读到醒悟时，则如醍醐灌顶。个中滋味，如人饮水，冷暖自知。

一、学术之道

精于医史、文献学研究的藏书家范行准先生曾讲过："学术之道，多分虚实两途，明理之道，虚也，而属于学；致用之道，实也，而属于术。医经明于学而不详于术，经方明于术而不详于学。医经为穷理之学，经方为致用之学。吾国医学，自有史以来，年岁虽邈，著述虽繁，寻其绪言，犹未越此二途也。"

学与术一虚一实，明理与致用并行不悖，倘有偏颇，则很难成为一名好医生。既不能做那种高谈出口成章、治病差强人意的空头理论家，也不能做那种信奉"熟读王叔和、不如临证多"的埋头苦干家。这就要求我们，既要认真读书，打下扎实的理论基础，也要勤于临证，积累丰富的实践经验，这样才能在面对复杂多变的病症时，做到临证从容、应对自如。

二、"服"字新说

《素问·上古天真论》曰："故美其食，任其服，乐其俗，高下不相慕，其民故曰朴。"

"任其服"之"服"，一般书籍注解都作衣服之服，笔者以为这里的"服"原意是指地区、指京畿以外的地方，而非衣服之义。

俞大猷《秋日出行》中有"一气何年辟？崔嵬列服荒"之句，许殿玺选注《中国古代爱国诗选》注释：服荒，王畿以外的地方叫服。荒，荒服，边远地区。"任其服"可以理解为任凭住在京畿以外的地方，是一种不羡慕京城繁华，任其自然的乐观处世态度。这一点对于许多现代人急于挤到所谓的一线城市里去应该会有所启发吧。

美其食、任其服、乐其俗包括了古人对于饮食、居处、风俗等顺其自然的"高下不相慕"的超然态度，似乎更合乎原意。

三、论"极"虚之极

《金匮要略·胸痹心痛短气病脉证治》云："夫脉当取太过不及，阳微阴弦，即胸痹而痛，所以然者，责其极虚也。今阳虚知在上焦，所以胸痹、心痛者，以其阴弦故也。"

初读以为"极"字之义是副词，是极其、非常的意思。但从治疗的处方来看，并非如此。以方测证是研究《伤寒杂病论》的常用方法，《金匮要略·胸痹心痛短气病脉证治》曰："胸痹之病，喘息咳唾，胸背痛，短气，寸口脉沉而迟，关上小紧数，瓜蒌薤白白酒汤主之。""胸痹不得卧，心痛彻背者，瓜蒌薤白半夏汤主之。""胸痹心中痞气，气结在胸，胸满，胁下逆抢心，枳实薤白桂枝汤主之；人参汤亦主之。""胸痹，胸中气塞，短气，茯苓杏仁甘草汤主之；橘枳姜汤主之。""胸痹缓急者，薏苡附子散主之。""心中痞，诸逆，心悬痛，桂枝生姜枳实汤主之。""心痛彻背，背痛彻心，乌头赤石脂丸主之。"以上诸方除人参汤外，皆以温阳散寒、通阳开痹为主，如为极虚，则当大补元气。

《素问·调经论》曰："寒气积于胸中而不泻，不泻则温气去，寒独留，则血凝泣，凝则脉不通。"仲景对此做出了注解："今阳虚知在上焦，所以胸痹、心痛者，以其阴弦故也。"

"阳微阴弦"是指上焦阳气不足，下焦阴寒气盛，阴邪侵犯阳位，故"阳微阴弦"为胸痹的基本病机。

后查极字之义，《说文》曰：极，栋也。徐曰：极者屋脊之栋，今人谓高及甚为极，义出于此。《尚书·洪范》曰：四方上下，谓之六极。可见，在这里的极不是程度副词，而是方位名词。胸藏心肺，位于膈上，是五脏六腑之上极，宗气不足，即是极虚，乃上焦阳气虚之代名词。

四、针而不灸，灸而不针

在北京曾听周教授讲课，讲到针和灸的关系时说，《经》曰：针而不灸，灸而不针。他是主张针和灸分开而单独使用的。

听了周老的课后，总是心存疑虑。从理论上来讲，针刺疏通气血，艾灸温通血脉，针灸并用，相得益彰，怎么能将二者对立起来呢？从临床角度来讲，针后用艾灸疗效更好。记得小时候经常见爸爸给患者扎上针后，将一截艾卷插在针柄上点燃，即温针灸。我们老家在气候寒冷的北方，风湿患者很多，温针灸后疗效的确很好，很受患者欢迎。

后读《针灸大成·卷四》温针篇也有相同记载："'然古者针则不灸，灸则不针'，夫针而加灸、灸而且针，此后人俗法。"

善法竟成俗法，更有甚者是将良医变成庸医——《神应经》详加诠释："《素问》内言针而不灸，灸而不针。庸医针而复灸，灸而复针。后之医者不明轩岐之道，针而复灸，灸而复针者有之。殊不知书中所言某穴在某处，或针几分，灸几壮。此言若用针，当用几分；若用灸，当灸几壮。谓其穴灸者不可复针，针者不可复灸。今之医者，凡灸必先灸三壮，乃用针，复灸数壮谓之透，火艾之说是，不识书中之意，不明轩岐之旨，深可慨也。"

既然是引经据典，那么就需要读读《内经》。说老实话，曾自认为是正宗中医的我竟然没有通读过《素问》《灵枢》，一位师父曾让我读3遍《内经》，也只是偷懒似地读读《内经选读》《内经知要》等，这次为了释疑可从头到尾浏览了一遍。遗憾的是，从"上古天真论"读到了"痈疽篇"，终未见"针而不灸，灸而不针"之句。

后读孙真人之《千金翼方》，中有："《经》云：针而不灸，灸而不针，皆非良医。"之句，至此方才明白，是少了后四个字竟至如此。可见断章取义，已是面目全非；以讹传讹，不知误了多少后学。只是尚不知诸书所言经云之"经"是为何经？留待高人指点迷津。

另，《备急千金要方》有"《经》曰：汤药攻其内，针灸攻其外，则病无所逃逸。方知针灸之功，过半于汤药矣。知针知药，固是良医。"

针之不为，灸之所宜；针灸不为，汤药所宜。俗话说：一针二灸三吃药，能皆通者，方为上医。

五、针能杀生人，不能起死人

针能治病，亦能致病，甚则毙命。王焘在《外台秘要·序》中写道："其针法古来以为深奥，令人卒不可解。《经》云：针能杀生人，不能起死人。若欲录之，恐伤性命。今并不录针经，唯取灸法。"似有因噎废食之嫌，故致后人责难纷纷。其实，王焘是谨慎有加，恐未通针法者伤人性命，其用心良苦也。所以后人也不必责难，而当原其初心。更何况王焘此语是引自孙思邈语，只是未加细说而遭人诘难，亦算是一冤。

孙真人从针伤致五乱来讲，则令人信服："针伤筋膜者，令人愕视失魂；伤血脉者，令人烦乱失神；伤皮毛者，令人上气失魄；伤骨髓者，令人呻吟失志；伤肌肉者，令人四肢不收失智。此为五乱，因针所生。若更失度者，有死之忧也。所谓针能杀生人、不能起死人，谓愚人妄针必死，不能起生人也。"

"不能起死人"者，实乃不易之理。医生治病不救命，大限到来，谁能与之抗衡。"针能杀生人"，是苦口婆心，告诫医师不可孟浪从事。用针治病，须慎之又慎，未通医理者，不可妄针。勿触天忌，无犯针禁，读书明理，勤于临证，辨证准确，手法娴熟，患者病情了然于胸中，治法操作得心应手，手如握虎，全神贯注，自无杀人伤人之虞，而收扶正祛邪之功。

六、此阳非彼阳与此心非彼心

"阳常有余，阴常不足"是朱丹溪提出的重要论点。他认为阴精难成易亏，故阴常不足；相火之易于妄动，故阳常有余。

张介宾批评"阳常有余，阴常不足"之说，在其《大宝论》中，提出了"阳非有余"的观点，重点论述了真阳的重要："天之大宝只此一丸红日；人之大宝只此一息真阳。""难得而易失者唯此阳气，既失而难复者亦唯此阳气"，所以阳非有余，只能"日虑其亏"。

这就是后世认为的"滋阴派"与"温补派"之争。其实，这里最大的误会就是一个"阳"字，丹溪所言之阳，是指相对于不足之阴的虚阳，是指人体的功能处于亢奋的一种病理状态，它能耗损阴精、损伤元气，故宜滋阴降火；景岳所言之阳是人体之元阳、真阳，是生理之阳，故凡人之所以通体能温，所以有活力及五官、五脏之所以有正常的功能活动，都是阳气的作用。相反，当人一死，便身冷如冰，知觉尽失，形存而气去，这种"阳脱在前而阴留在后的情况，正是阳非有余的缘故"。故说"生化之权，皆由阳气"，重申阳气之重要。

从逻辑学上来讲，这就是偷换概念，同一个阳字，丹溪讲的是病理之阳，景岳说的是生理之阳，此阳非彼阳，还有何可争。

其实，缘于中华文化的博大精深，中医古籍的字词可有诸多含义，同一个字用在不同的地方就可能有不同的解释，弄清其本意及延伸将有益于对人体的认识和疗效的提高。譬如心藏神之神字，含义竟有三：①指人体生命活动的总称；②人的精神、意识、思维活动；③五脏之神：神、魂、魄、意、志。可见，一个神字，竟代表了大中小三个不同的概念与无数可见或不可见的生命现象。

这就联想到了上学时同学们关于佛教是唯心论还是唯物论之争。《华严经》偈曰："若人欲了知，三世一切佛，应观法界性，一切唯心造。"于是就有人说，佛教是唯心的。

哲学上区别唯物与唯心是以物质与精神谁是第一性来判别，认为物质是第一性的即是唯物主义，认为精神是第一性的即是唯心主义。佛教唯识学认为人有八识：眼、耳、鼻、舌、身、意六识和第七末那识、第八阿赖耶识。意为第六识，即是指人的精神、意识、思维活动。这里可以看作和中医心藏神之神的第二层含义相同。

哲学上所讲的唯心之心是指佛教上的第六识，离第八识之心相去甚远，此心非彼心，可见又是一个偷换概念的无谓争论。所以孙中山先生说："佛学是哲学之母，研究佛学可补科学之偏。"

七、从临床角度看"如汤沃之状"

《灵枢·百病始生》云："其著于伏冲之脉者，揣之应手而动，发手则热气下于两股，如汤沃之状。"

"如汤沃之状"，一般注解说成是"就好像热汤浇灌一样的难以忍受"，则是典型的以字释义。从临床角度看，真正的意思是这样的：像热水从上往下浇一样的热热的感觉。"揣之应手而动"与"如汤沃之状"，是形象地描述了医者手下的感觉和患者被按后的反应。

我们在临床上用双手拇指按压肓俞穴约30秒后迅速起手，然后再重复三至五次，使患者感觉两腿发热，效果佳时，不只是两股发热，大多数可热至足趾，或后达腰脊，甚至全身发热。前提是针对下肢寒凉者才会出现这样的热感。

八、中药审病因，针刺重病机

中药治病，必先审证求因，治则"必伏其所主，而先其所因"。譬如泄泻，需分辨其外感寒湿、饮食不洁、脾虚湿盛、脾肾阳虚等，故治有散寒除湿、化湿导滞、健脾化湿、温阳止泻等法与之相应。而每一型都有一至数张处方。而针灸之立法处方则重在针对病机，如泄泻一症，分型虽多、病机则一，即水谷不分、清浊相干，治则升清降浊，处方：天枢、足三里、上巨虚，一般用这一张基本处方即可治愈。如深究则可在此方基础上按分型酌加。如外感风寒加合谷；食积加中脘、里内庭；脾不健运加阴陵泉；命门火衰灸关元；大肠湿热用清利；肝气乘脾先开郁等。这一张基本处方不仅可治泄泻，亦可用治痢疾，因为泄、痢虽然病因大不相同，但清浊相干这一病机则是一致的，且病位都在肠胃，故可一法同治。古人多将泻痢合在一起论治，如《备急千金要方·小肠腑》卷十四："小肠泻痢脓血，灸魂舍一百壮。小儿减之。穴在夹脐两边相去各一寸。"《备急千金要方·脾脏》卷十五下："泻痢食不消，不做肌肤，灸脾俞随年壮。"《杂病治例·泻痢》："陷下则灸之，脾俞、关元、肾俞、复溜、腹哀、长强、太溪、大肠俞、三里、气舍、中脘。"《针灸捷径》卷之下："一切泻痢：肾俞、石门、脾俞、章门、天枢、中脘、神阙、气海、关元、三阴交。"可见，"痢无止法"这是遣方用药的原则，而在针刺时就无须有此顾虑了。

九、《内经》徐疾补泻探真

徐疾补泻，源出《灵枢·九针十二原》："徐而疾则实，疾而徐则虚。"由于"小针解"和"针解"篇阐发各异，致使后世医家从经文诠释角度出发，大都宗于《素问·针解》，如王冰、张景岳、高武、姚止庵，若从临床实际出发，则又往往出入于《灵枢·小针解》。这种诠释经文和临床相脱节的现象，乃是出于对《内经》原意缺乏全面、正确的理解所造成的。

（一）《内经》徐疾补泻本义

徐疾补泻之释义，《灵枢·小针解》曰："徐而疾则实者，言徐内而疾出也。疾而徐则虚者，言疾内而徐出也。"张景岳认为"此二句释义，其义似反，当以下文《针解》篇者为得""徐而疾则实者，徐出针而疾按之。疾而徐则虚者，疾出针而虚按之"。张志聪三篇合解观，认为《小针解》是"以针之出入，分徐疾也"，《针解》则是"论出针之徐疾，按痏之徐疾也"，"针解者，解小针解未解之意也。夫刺之微在迟速疾徐，而两经各尽其妙"。景岳之言有失偏颇，隐庵之论深合经义。实质上，《内经》徐疾补泻包括了行针、留针和出针手法的全过程：《小针解》讲行针要领，《针解》讲留针时间的长短和出针后揉按针孔的缓急。凡进针时间长，留针时间长，出针时间短，出针后急按针孔为补；反之为泻。

（二）提插补泻与徐疾补泻的关系

提插补泻，一般认为源出《内经》《难经》。《灵枢·官能》曰："泻必用圆……伸而迎之……补必用方……微旋而徐推之。"《难经·七十八难》曰："得气，因推而内之，是谓补。动而伸之，是谓泻。"至明代医家明确提出提插补泻而沿用至今。临床操作，在得气的基础上将针反复重插轻提为补；相反，反复重提轻插为泻。即补法以向内按纳为主，泻法以向外提引为主，这与徐疾补泻名异而实同：内、按、插同义，是由浅入深；出、伸、提同义，讲由深至浅，只不过时代变迁，措辞不同罢了。至于徐疾补泻是从时间的长短讲，提插补泻是以用力的轻重言，侧重角度有所不同，而实际操作时往往二者是兼备的。如果说对徐疾补泻各执一义是片面理解经文所致，那么对徐疾补泻和提插补泻的分论则是执着名目，以词害义造成的。所以我们学习的方法应该是"依义不依语"，因为义理是确定的，而文字表达则可因时代、地域、作者学识不同而有所差异。

（三）徐疾补泻是补泻真髓

《内经》论补泻，不外徐疾、迎随、呼吸、开阖等，而以徐疾补泻为主要内容。岐伯曰："持针之道，欲端以正，安以静，先知虚实，而行徐疾。""是故工之用针也，知气之所在，而守其门户，明于调气，补泻所在，徐疾之意，所取之处。"不难看出，《内经》针治虚实主要是通过徐疾补泻来完成的。从临床角度来看，针刺操作最基础的是提插和捻转，而以提插与补泻直接相关。因为针刺补泻的对象是患者，就补泻而言，以患者为中心，凡是输入者即为补，输出者即为泻。徐疾补泻正是顺应了这个自然规律：以内（插）为主即补，以出（提）为主即泻。而"为主"的体现，则是通过时间、力度、气势、意念诸方面去实施的。由此可见，徐疾补泻就是针刺补泻的真髓。

（四）验案举隅

巩某，男，52岁，干部。两月前左侧周围性面神经麻痹，经针刺治疗并服中药后，喝僻诸症痊愈。近半年来，自觉左侧面部出现抽紧感，尤以颞部为甚。触按左侧风池压痛，左翳风压痛更显著。此乃余邪未尽，久羁生变，易致面肌抽动（面肌痉挛）之症。现症尚轻，易于调治。泻左侧风池、翳风，行针时自诉有凉风吹拂感。补曲池、合谷扶正以祛邪。留针期间自觉抽紧感渐轻，终至消失，与健侧无二。1周后随访，疗效巩固。（此文收录于《内经新论》）

十、治病三法初中末

王好古论治病三道：初、中、末。初治法当猛峻，中治宽猛相济，末治法当宽缓。是根据病程先后立法，依照邪正盛衰来决定用药之补泻。其实，这对针灸也同样适用。病之初起，邪气方盛，自应以祛邪为首务，以泻法为先锋，祛邪即以安正；病在中期，应审度邪正之盛衰，或以补为主，或以泻为主，或先补后泻，或先泻后补。病至后期，正气大伤，邪气亦衰，当以补法善后，扶正即是祛邪。

十一、一个月之补泻

有一次在家里读书，看到古书中记载：绝骨放血治百节皆痛。想起一位年近六十的亲戚久患全身关节疼痛，多方治疗无效，于是就匆匆赶到她家里，在绝骨上用锋针放血。岂料，老人第二天就感冒，竟持续了1个多月。一看日历，当天原来是月底。可见古人仰观天、俯察地，通晓天人相应，并将之留于后人，弥足珍贵。

《素问·八正神明论》曰："月生无泻，月满无补，月郭空无治。"

窦汉卿的《标幽赋》中有"望不补而晦不泻，弦不夺而朔不济"之句，讲的是一个月的某些特定日子的针刺补泻要求。

阴历每月的第一天叫作"朔"，最后一天叫作"晦"。十五称为

"望"，十六就称为"既望"。初七、初八称为"上弦"，二十二、二十三称为"下弦"，又统称之为"弦"。

人体血气盛衰与月亮盈亏密切相关，这与现在研究之生物钟一个道理。如果用图示来看，就是一个二次函数的图像，呈抛物线状，见图7-1：

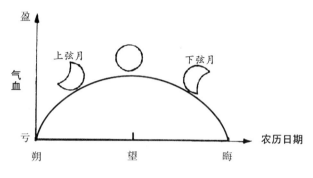

图7-1　一月气血盛衰图

一日之补泻以太阳升降一次为准，一月之补泻以月亮盈亏为期。

其实，对此解释最清楚的就是《黄帝虾蟆经》了，对一个月中的每一天都有详细的图示和文字说明。

十二、玄府

古人称毛孔为玄府，释家称人身有八万四千毛孔。现代医学研究，"皮肤是人体第二肾脏，具有吸收和排泄功能"。《身体的语言》一书中写道："皮肤和毛孔则将人与风的变化无常隔离开来并加以保护。皮肤是风、雨、寒冷首先侵袭的对象，毛孔则是它们侵入人体的通道。紧闭的毛孔可确保活力，也是活力的象征，并可将自我保护隔离于周遭的乱象之外。"

针灸时出汗，即是三焦元真通畅、毛孔启闭、排邪外出的征象。中医药祛邪排病有汗、吐、下三法，针灸起到汗法的作用，有形之痰、湿、瘀以汗出之形式排出，无形之风、寒、热邪也随之而出。

以此可见，毛孔是针灸祛邪排病的一个主要通道，针刺后出汗，是病邪外出的一种好现象，就像临床上经常遇到推拿按摩后的患者打嗝、矢气、出汗是一个道理。

十三、培德与养气

（一）功德互重

功德二字，当分记而合行，功即工夫，包括学问、技艺；德即品行、道德。医术医德，相辅相成，二者犹如两侧的车轮，不能偏颇，否则车即难行。

所以，针灸医生要在学习医学知识、勤于临床实践方面狠下工夫，同时更要加强自己的道德修养，在言谈举止、待人接物上检束自己，真正做到"诸恶莫做，众善奉行，自净其意"，朝于斯、夕于斯，日用不怠，日有所进，则大医可成。古之大医如扁鹊、华佗、孙思邈诸贤，不惟医术精湛，且品行高尚。如此功高德劭，必然心能通灵、"神鬼幽赞"，何愁疾病不瘳。

（二）养吾浩然之气

针灸治病，是以不病治已病，以医者之气调患者之气，助其正以祛其邪。所以，医者要有一身浩然正气，自可除病邪、涤宵小，无往而不胜。

《大学》云："欲修其身者，先正其心；欲正其心者，先诚其意；欲诚其意者，先致其知；致知在格物。物格而后知至，知至而后意诚，意诚而后心正，心正而后身修。"

宋代《小儿卫生总微论方》中告诫："凡为医之道，必先正己，然后正物。"

欲得气正，必先身正，欲得身正，必先心正。心正方能身正，身正自然气正。故知古今大医非只摄身以养气，更须宁神以正心。祛邪则如杲日破暗，扶正则似春风化物。

十四、治神与同频振荡

《素问·宝命全形论》曰："凡刺之真，必先治神。"治神不仅言医者，亦指患者。《标幽赋》曰："凡刺者，使本神朝而后入；即刺也，使本身定而气随。"这要求患者，未针前要心不外慕、精神内守；针刺时须安神定志，神气相随。这样则神随气动，气随针行，自易得气取效。同时，患者对医生和针灸疗法的信任程度也对疗效有很大影响，《素问·五脏别论》所谓："拘于鬼神者，不可与言至德；恶于针石者，不可与言至巧；病不许治者，病必不治，治之无功矣。"只有对医生信赖，才能与针灸刺激产生"同频振荡"而获效。曹清喜教授研究，在针灸治疗前，要使患者与医生产生同频震荡，效果才好；如果两者不能发生同频共振，疗效就差。我问：如何使那些信任不够、信心不足的患者和医生同频震荡呢？曹教授说，只有一个方法，就是你的功力很强大，迫使他与你发生同频共振。

十五、忌口、戒怒、忌房事

俗话说："病从口入"，所以忌口在治疗中实属必要。少食有利于胃肠功能的修复和毒素的排出，忌口则可减少病愈的干扰因素。不同疾病有不同的饮食禁忌，而忌食诸物中尤以肉食为最，因肉食所致之"卫生病"，如高脂血症、高胆固醇、高血压、动脉粥样硬化、心血管病、脑血管病、糖尿病、肥胖病等，已引起全世界的警觉。肥甘厚腻，有碍脾运，不利于脾胃虚弱患者的康复；且助湿生痰，加重咳嗽哮喘等症；多诱发胆绞痛，易致高脂血症等，不一一而举。所以，对肝胆脾胃心肺疾病的患者来说，茹素不失为一种有效的辅助疗法。

"肾者主藏，受五脏六腑之精而藏之。"久病虚证，穷必及肾，故慢性虚劳性疾病多责肾虚。曾治一位强直性脊柱炎患者，每次房事后病必增重。本已匮乏，添补犹恐不及，岂容再度戕伐，须知清心寡欲、远绝房帏，非只固精，亦以宁神。曾治一慢性肾炎肾功能损害患者，长于木工活，全身浮肿、蛋白尿、低蛋白血症，用北京许公岩老中医之利湿验方（黄芪、苍术、麻黄、泽泻），小便次数明显增多，三天后肿消，继以温补肾阳。患者甚喜，电告其妻，特从内蒙专程探亲。岂料一周后病情复发如初，询其缘由，乃因房事不节，斫丧肾气，告其已是难治，回去不到一月即去世。所以忌房事在治疗虚劳内伤性疾病中有着重要作用，骨伤科患者尤当注意。中风、骨折等肾气大伤之疾，皆须百天内忌房事，否则，终难痊愈且留后遗症。

一妇患梅核气数年，服药少效，要求针灸。泻内关远道祛邪，刺人迎斩关夺隘，当即其状若失。三日后复来，其病初，自言昨日与夫斗嘴，未分高下。针即立效，嗣后依旧。知其性情偏激，易动肝火，戒怒宽怀，移情易性是第一要着，否则徒伤皮肉、终难获益。人生不得意者十常七八，故病肝气不舒者居多，怒则伤肝。"肝为五脏六腑之贼"，易生他变，故生气是患者一大禁忌。而戒怒，即是护肝。

从脏腑功能上讲，忌口无异健运后天，忌房事实乃增补先天，忌生气即是助肝胆以疏泄气血津液，生发少阳之气，春升则化安。

由此可见，忌口戒怒忌房事在针灸治疗中的重要性，应该引起我们的足够重视。医患配合得当，获效事半功倍。正如《内经》所言："标本不得，邪气不服""标本已得，邪气乃服"。

十六、针刺的深浅

常听学生问针刺的深浅，书上所言针几分几寸的标准，是指一般而言。实际上具体到临床操作，则需要考虑到以下几方面的因素来决定：①穴位的部位，这是针刺深浅的主要依据，手脚处自然浅，腰臀部须深。②经气的盛衰，五输穴从井至合，经气渐盛，刺井荥宜浅，刺合穴则深。③病邪的深浅，针到病处、如矢中的；太过不及、同样不好。病深针浅，邪不得出；病浅针深，引邪入里，必留后患。④取用的针具，锟针不破皮，长针自然深。⑤刺法的选择，毛刺、叩刺则浅，输刺、透穴则深。⑥患者的胖瘦。⑦四时气候，春夏温暖宜浅，秋冬寒凉宜深。⑧医生手法刺法习惯，每个人都会有自己的理解与经验，无须强求一致。曾有一位老师告知：其实经络之气并没有那么深，你们平时都扎得偏深了。

联想到针刀，经常有学生甚至搞了有几年的医生，问针刀进多深、扎几刀，这其实是一个如何适度地进行针刀松解的问题。

刺入多深，当以病灶为基准，病灶多深就刺多深。针刀刺入的部位多是肌腱、韧带在骨面上的起止点，或是肌肉的粘连点，所以刺入的深浅是以病位的深浅来决定的。筋膜病变刺入筋膜即可，关节囊损伤则必须要松解到关节囊，肌腱附着点的损伤则要刺到骨面。所以针刺的深度以刺到病灶的基底部为最适宜，勿太过、无不及，深浅适宜。

切割几刀，是根据病灶的大小来决定的。当针刀刺入病位后，松解以适度为标准，松解粘连时以针下松软为度，切割紧张的肌纤维或切开增厚的关节囊，以刀下紧张感或坚硬感降低或者消失即可，中病则止，既不能诛伐无过，损伤正常的组织，又不能浅尝辄止，治疗不彻底。一字以蔽之——度！

十七、论气机之左升右降

　　生命现象源于气机的出入升降运动。"出入废则神机化灭，升降息则气立孤危。故非出入，则无以生长壮老已；非升降，则无以生长化收藏"（《素问·六微旨大论》），升降是气机主要的运动形式之一，是人体内里气之间的变化联系。升降相宜，是维持人体内环境动态平衡的保证。

　　五脏的气机以升降为主：心肺在上，在上者宜降；肝肾在下，在下者宜升；脾胃斡旋中焦，为升降之枢纽。"上者右行，下者左行"（《素问·五运行大论》），即所谓左升右降：脾气左升，则肝肾随之上交；胃气右降，心肺随之下降。这是人体气机升降的总趋势。脾主运化，输布水谷精微上升；肾为水脏，主藏精，肾水上升，上济于心，方使心阳不亢；肝属风木，疏散条达，体阴而用阳，此三脏皆以升为用。肺金主肃降，布散精微津液下行，以降为顺；心为火脏，主血脉，出神明，其位在上，心火下济于肾，而使肾水不寒，以降为主；胃主纳食，以降为和。故在临床中要顺其性而调之，否则会气机逆乱而致病。《医方考·医门》曰："气变则物易，气乱则物病。"

　　而脏与腑之间，又是脏主升而腑主降的关系：脏属阴而腑属阳，左右者，阴阳之道路也，阴左而升，阳右而降，即所谓左升右降。脏与腑在生理上相互配合，如脾气运化水谷需要胃气腐熟功能的支持；膀胱排尿需要肾气的蒸腾气化；肝气的疏通条达有赖于胆气排泄胆汁的配合……在病理上也密切相关，如王孟英《王氏医案释注》中肺气不清，胃气不降。肺热壅盛，失于宣降，可致大肠传导失职而大便秘结，肠燥便秘可引起胃失和降，胃气上逆，出现嗳气、恶心等症。六腑以通为用，恢复其实而不满的状态，下通则上实自除。

　　五脏之中，心肾是气机升降的根本，脾胃居于中焦，为升降的枢纽，而肝肺具有辅佐升降的作用。

　　肾是升降的总动力。肾水属阴，内含坎阳，坎阳发动，则水升火降，坎离交泰，是为左阴升，右阳降的根源。由于肾阳的温煦，使脾不致过湿，脾气得以上升；因肾水的滋涵，使肝木不致太亢，肝木方能舒发。即言：肝脾的左升取决于肾阳的调和。肝脾不升往往从肾来治。例如：清阳不升而引起的眩晕，临床上经验取穴常用左太冲右太溪。滋水涵木，以解除肝木对脾土的过克，使脾气得升，清阳上达于头目，眩晕自然减轻或痊愈。而心属离火，内含心阴。胃喜柔润，在心阳的温煦下，使之不致过湿；肺为燥金，心阴滋养，使其不致过燥。燥湿调和，肺胃才能顺降。

脾胃居中，脾气主升而胃气主降，相反相成，一升一降共为升降之枢纽。"脾为阴土而升于阳，胃为阳土而降于阴，土位中而火上水下，左木右金，左乎升右乎降……故中气旺则脾升而胃降四象得以轮转，中气收则脾郁而胃逆，四象失其运行。"一句话准确而又详尽地描述出脾胃在气机升降中的枢纽作用。若脾胃气机功能失常，就会产生头晕目眩、恶心呕吐、胃脘坠胀、泄泻或内脏下垂等病症。所谓"清气在下，则生飧泄；浊气在上，则生䐜胀"（《素问·阴阳应象大论》）。治疗时常选左三里右阳陵，来调理脾胃气机，气机复常，升降相宜，疾病乃愈。

肝木生于左，疏散条达，辅佐脾之升清；肺金降于右，佐胃之降浊。肺主气，肝藏血，二者一左一右、一气一血，共佐脾胃之升降功能。"人身气机合乎天地自然，肝从左而升，肺从右而降，升降得宜，则气机舒展，人身精气得以输布流行"——叶天士。肝肺气机失常而发病，如《伤寒论》中所说的"伤寒发热，啬啬恶寒，大渴欲饮水，其腹必满，自汗出小便利，其病欲解，此肝乘肺也，名曰横，刺期门"。期门是肝经的募穴，是脾经、肝经、阴维脉三条经的交会穴，也是十二经的最后一个穴位，是经气经胸的门户。刺之疏肝经之郁滞，降肺气之上逆，宣通气血，舒筋缓急，泻肝之实，使肝气可升，肺气可降。而在用药上常用小柴胡汤。柴胡辛味主升入肝经，黄芩苦味主降入肺经，而根据"左肝右肺"的理论，肝主升于左，肺主降于右，柴胡配黄芩，使机体气机左升右降，通畅无滞，肝郁得疏，条达复常。

然气机的升降运动是一个"升中有降，降中有升"的复杂问题。如心推动血液运行于周身，上荣于面供应神明，而心阳又必须下降，温煦周身；肺主宣发，将脾气转输至肺的水液和水谷之精中较轻的部分，向上向外布散，上至头面诸窍，外达全身皮毛肌腠，然肺又通过肃降作用，将传输至肺的精微中较稠厚部分，向内向下输送到其他脏腑，并将其代谢所产生的浊液下输至肾和膀胱……其他脏腑亦是如此。可见五脏是共具有升降的特性，所谓主升主降，无非是相对而言。

升降运动是脏腑的生理特性，也是其功能的体现，与脏腑之气的盛衰有密切关系。脏气偏亢则升降太过，如肝火炽盛，循经上攻头目，则头晕胀痛，面红目赤；脏气偏衰则升降不及，如脾虚下陷而引起脏器脱垂等。即"亢则害，承乃制"（《素问·六微旨大论》）。

总之，在肾阳命门之火的发动和心阳君火的照临下，中土枢轴转动，肝脾温升而肺胃凉降，是气机左升右降的要旨。

（夏愿 王文德）

十八、人体内的黄金分割点

近代学者用黄金分割法，找出人体黄金点所在的部位是：咽喉、脐、肘、膝，而这些部位的腧穴，不论从生理上讲，还是从治疗上看，都是很重要的。（图7-2）

与咽喉平行的是人迎，与其相对的是天柱，两穴为气海之输，《经》云："膻中者，为气之海，其输上在柱骨之上下，前在人迎。"故为调气要穴。天柱上治头项、下通腰脊；而人迎之主治范围：高血压、中风后遗症、咽喉肿痛、风湿、哮喘、妊娠呕吐、胃痉挛、神经性头痛、三叉神经痛、痛经、月经不调、胃肠炎等，已超过了《针灸大成》的记载。

脐中，亦名神阙，先天气血之通道，是阴阳界：天枢以上天气主之，天枢以下地气主之。脐周腧穴星罗棋布，上有中脘、下脘，下有阴交、气海、丹田，肓俞、魂舍、天枢分列左右。能培补先天、调理后天，统治全身，如消化、泌尿生殖系统疾病，久病虚劳，各种疾病的恢复期等。与脐相对的是命门，两侧是肾俞、志室，为温阳济火、补肝肾、强腰膝之效穴，近代有敷脐疗法之专著，以及腹针、脐针等，更是异彩纷呈。

至于肘膝关节周围，乃是五输穴之合穴所在，经脉流于此，为百川入海之处。肘部有尺泽、曲泽、小海、少海、天井、曲池；膝部有委中、阳陵泉、足三里、阴谷、曲泉、阴陵泉。另，胆、膀胱、三焦、胃府之下合穴亦在膝周，这些都是针灸的要点。

临床所见，颈项、腰腹、肘膝等处，多是病痛的好发部位，也是针灸常用的施术部位。

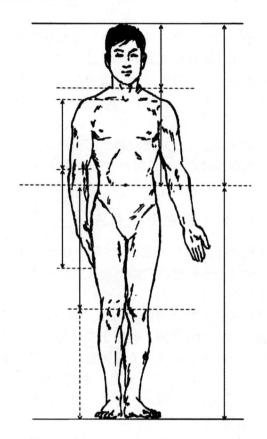

图 7 - 2　人体黄金分割点

附：人体黄金点

所谓黄金点是指一条线段分为两段，短段与长段之比值为 0.618 或近似值的分割点。人体有许多黄金分割点，是人体美的基础之一。

1. 脐

就人体结构的整体而言，肚脐是黄金点，脐以上与脐以下的比值是 0.618∶1。

2. 喉结

头顶至脐部，喉结是分割点，之间的比值近似 0.618。

3. 眉间

前发际至颏底连线，上 1/3 与下 2/3 之分割点。

4. 鼻根点

鼻根中线与睑板软骨上缘连线的交点。

5. 鼻下点

前发际至颏底连线，下 1/3 与下 2/3 之分割点。

6. 唇珠

鼻底至颏底连线，上 1/3 与下 2/3 之分割点。

7. 颏唇沟正中点

鼻底至颏底连线，下 1/3 与下 2/3 之分割点。

8. 口角

正面观，口裂水平线左（右）侧 1/3 与对侧 2/3 之分割点。

9. 风市穴

双手自然下垂中指尖的部位，为足底至头顶之分割点。

10. 肘关节（鹰嘴）

肩峰至中指尖之分割点。

11. 膝关节（髌骨）

足底至脐之分割点。

12. 颏凹点

口裂至颏下缘，上 1/3 与下 2/3 交界点的正中线上，有一凹点为分割点。

13. 乳头

乳头垂直线，锁骨至腹股沟之分割点。

十九、从范进中举看《内经》的心理治疗

《儒林外史》中"范进中举"的故事为人所熟知，范进中广东乡试第七名"亚元"，因大喜而一跤跌倒，牙关咬紧，不省人事。多亏其岳父胡屠户一掌，昏倒于地，弄了半日，渐渐喘息过来，眼睛明亮，不再疯癫。这个短短故事中的一掌却能在我国古老的医书《内经》中找到依据。

《内经》中关于人心理的记载都归属于"神"，其记载很多，根据脏腑的功能与五志相联系——"人有五脏化五气，以生喜怒悲忧恐"；"肝在志为怒，心在志为喜，脾在志为思，肺在志为忧，肾在志为恐"。并根据形神合一的整体观和辨证观，将人体的体质按阴阳五行，体形肥厚，禀性勇怯等进行分类，为临床的诊断治疗提供了

依据。

在发病问题上，《内经》认为情志与脏腑气血关系密切——"喜怒不节则伤脏，脏伤则病起于阴""怒则气上，喜则气缓，悲则气消，恐则气下，寒则气收，炅则气泄，惊则气乱，劳则气耗，思则气结"，还有关于天、地、人三才的理论——"上合于天，下合于地，中和于人事"，这也是与关于社会因素是心身疾病发病的因素的较早记载吧。

以上述理论为依据，《内经》中提出了一些诊断和治疗的论断，关于治疗方面主要有导引行气、祝由、暗示、情志相胜等。

导引行气，相当于现代的气功，主要在于教人静心调神，进而调身，如"恬惔虚无""呼吸精气""精神内守"等。

祝由是指以语言开导为主的治疗方法，"告之以其败，语之以其善，导之以其所便，开之以其所苦"。以适当的方法说明病由，转移患者的注意力，调整气机；针对患者的不同个性和性格，进行开导劝说，消除心理障碍，以达到治病目的。

暗示疗法，以间接含蓄的方式，诱导患者在不知不觉中接受医生的治疗意见，从而影响人体的生理功能，以达到治疗的效果。如"按摩勿释，出针视之，曰我将深之，适人必革，精气自伏，邪气散乱，无所休息，气泄腠理，真气乃相得"。

情志疗法是根据五脏主五志应五行的理论，及五行相克的关系提出的以情胜情的心理疗法。"怒伤肝，悲胜怒，喜伤心，恐胜喜，思伤脾，怒胜思，忧伤肺，喜胜忧，恐伤肾，思胜恐"，以一种情志抑制另一种情志，以淡化、消除不良情绪，保持良好精神状态。"范进中举"便是一个"恐胜喜"的范例。

在很早以前我们的祖先便知道了情志对人体生理健康的影响，为后世的我们在应对疾病时提供了一系列的诊疗方法，是一笔无价之宝。这些理论与现代的医学—心理—社会的医学模式不谋而合，为我们在这条理论模式道路上的探索提供了坚实可靠的理论基础。

（李玉东　王文德）

第八章　证治辑要

知其要者，一言而终；

不知其要，流散无穷。

——《灵枢·九针十二原》

一、头面五官

头为诸阳之会，面为五脏精气上阅之处，位居高颠，阳气充盈，所患病症多属阳热炎上之疾。养生之道，足要热、头要凉，故治宜清热降火，或滋阴潜阳。也有夏天裹头怕冷者，为数虽少但不可不知。

头面诸疾，可酌选下方而统治之，亦是定位取穴、异病同治。

①毫针

风池、大椎、曲池、合谷。风池泻头中之邪外出，合谷与之穴法相应，合用则疗效加强。大椎也为诸阳之会，与头面阳气相通。曲池为手阳明大肠经合穴，多气多血，关乎面色之红润，与合谷相配，擅治面部五官之疾。

②梅花针

头三阳经，普叩经、重叩穴。头痛隐隐、劳累加重之虚性头痛宜用此法。

③锋钩针

大椎、天柱加阿是。适用于痛点固定的剧痛、顽痛患者。

④肩胛骨脊柱缘挑疗

先用酒精棉球由上往下反复擦肩胛骨内缘，出现紫黑色或紫红色瘀斑，用锋钩针钩刺之，瘀血出，则热邪亦除。

⑤背部反应点钩刺法

在患者 $T_{1\sim9}$ 脊柱两侧至肩胛骨内缘范围内，常可找到米粒大、高出皮肤、淡红色、压之不褪色的丘疹，但须与毛囊炎、色素斑、痣区别。锋钩针钩刺使出血。

（一）头痛

头痛一症，最为常见，先要识病，次要辨证，三需分经。

　　识病：识病就是一个严格选择针灸适应证的过程。头痛是一种常见症状，可见于多种不同的疾病，如感冒头痛、血管性头痛、神经性头痛、肌紧张性头痛、脑震荡后遗症头痛等为针灸的适应证。某些内科疾病，如高血压、失眠等也可出现头痛，但其以治疗原发病为主。

　　头痛可见于多种急性传染病的早期（如流脑、乙脑），这时如果只去治头痛，难免会延误时机；头痛剧烈逐渐加重者要排除颅内病变（如结核性脑膜炎、头颅肿瘤）。

　　辨证：先分外感内伤，外感分风、寒、暑、湿、热；内伤分虚实，虚证多见于气血不足，肾精亏虚；实证每因痰湿瘀阻。治外感先疏风，风为百病之长，其他外邪必以风为先导，直挫其先锋，则诸邪无所依附，故风池、风府当为首选；内伤头痛虚则当补，或益肾填精，或补益气血；实证宜通，或通脏腑，或潜肝阳化郁火。湿邪蒙蔽清阳当化痰利湿，瘀血阻滞经络则化瘀通络。

　　分经：按部分经，前额属阳明，两侧属少阳，后侧属太阳，颠顶为厥阴。分辨痛属何经，以循经取穴治之。

1. 辨证

　　外感头痛：风门、风池、大椎、合谷。

　　虚性头痛：风府、百会、大椎、足三里。

　　瘀血头痛：痛点放血，在静脉怒张处刺血效果更好。

　　头部冷痛麻木：火针点百会、阿是，刺到骨膜。毫针补风府。

2. 辨位

　　全头痛：风池、风府、合谷。

　　前额痛：阳白、印堂、合谷、内庭。

　　后头痛：风府、天柱、大椎、后溪、昆仑。

　　颠顶痛：百会、四神聪、太冲透涌泉。

3. 偏头痛

　　（1）太阳双透法，一穴两针，分别向后方、向下方刺。此为祁越老师家传针法。

　　（2）液门透阳池（穿过中渚、少府共四穴），此为周楣声老师祖传针法：可治头面五官半侧疾患。

　　（3）新四渎：这是郭效宗老师（原中国中医研究院针灸研究所主任，著有《针灸有效点图解》）治疗偏头痛的有效点，取之可立止头痛。一次去商场，走到卖家具处，见一服务员在床上抱头翻滚、大声哭叫，旁边的同事说她有头痛病，隔一段时间就犯病，就为她指压新四渎，当即痛止。新四渎离四渎相去较远，其定位为屈肘90°、掌心向内，以肱骨外上髁与肘横纹尽头做两点，两点间距离为边长，向远心端做一等边三角形，另一顶点即是新四渎（图8-1），穴在桡骨与尺骨间，指按有压痛，毫针刺入1~1.5寸。

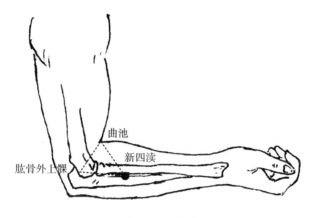

曲池
新四渎
肱骨外上髁

图8-1 新四渎

（4）丝竹空透率谷。

（5）丘墟透照海，体位要腿蹬直、脚背屈，否则不易透到对侧。

（6）足临泣配外关，即八脉交会穴取穴法。

（7）风池：毫针刺，配合谷；锋钩针钩刺隆起变硬处；火针痛点速刺。

4. 顽固性头痛

（1）虚证用长针：深刺长强，热感上传头部佳。

（2）实证用锋钩针：大椎、天柱、阿是穴。

（3）埋线：大椎、太阳、痛点。

5. 颈源性头痛

某些久治不愈、反复发作的头痛多与颈椎病有关，肌肉损伤与关节错位互为因果，穿行其间的神经血管受到刺激压迫牵拉，就会引起头痛。开始我们把精力放在枕寰枢复合体与椎枕肌上，后来发现颈项部的肌筋膜损伤都能引起头痛，譬如斜方肌、肩胛提肌、胸锁乳突肌等。所以应对颈项部肌肉进行深入研究，重点治愈肌肉的紧张，那么偏头痛、神经性头痛、血管性头痛等大多数随之而愈。

（1）颈项部阳性反应点：刀钩针先切割后钩刺。

（2）颈夹脊：火针深而速刺。

（3）锋钩针：天柱、大椎加阿是穴。

（4）小针刀：压痛点、肌筋膜紧张点、隆起变硬处，针刀切割松解，遇到硬结节切碎。

（5）手法：寰枕、寰枢关节紊乱，颈椎小关节错位者，手法整复。

6. 病例

（1）沙某，男性，25岁，达斡尔族。1994年10月7日初诊。头痛1月余，双侧颞部疼痛。肢端时有疼痛麻木，失眠、梦遗5年多。治疗：①磁圆针叩敲华佗夹脊、腰背部膀胱经循行线路作为整体疗法。②梅花针叩刺头三阳经。③锋钩针钩刺天柱、大椎。④毫针刺风池、风府、内关、合谷、太冲。

10月8日二诊，诉昨日一下午睡觉。毫针：太阳、合谷、丘墟、三阴交。9日、10日继针同上。

11日，头未痛，寐可。

12日，颞侧微痛、胁部发凉，火针：肾俞、大椎、风池。

13日，毫针：天柱、胃俞、肾俞、昆仑。

14日，头已不痛，自觉发热，针四神聪。

16日，头未痛。嘱其静心自养。

（2）那某，男性，42岁，蒙古族。头痛10年，肩痛10年。于1996年1月2日就诊。查：头痛，在后顶穴处有一凹陷，肩关节活动范围正常。治疗：①锋钩针：天柱、大椎、天髎、阿是。②推拿。③毫针：颈夹脊、合谷、中渚，针后疼痛消失。

（3）安某，女性，37岁，汉族，塔城市二工乡学校。于1994年10月14日初诊，偏头痛6年余，右颞侧、眶周疼痛。毫针：风池、太阳、四渎、太冲；锋钩针：大椎、天柱、阿是。15日复诊，头未痛，毫针：丝竹空、太阳、率谷、合谷、丘墟。16日三诊，言未头痛。效不更方，继针5次以巩固疗效。

（4）某堪布，男，38岁，四川省色达五明佛学院。以头痛、失眠、精神不振10年于2002年来诊。

患者10年前从马上摔下，头颈部着地，当时即感头痛如裂，神志尚且清楚，到医院行头部CT检查，未发现颅内出血及骨折等征象。但患者10年来头痛反复发作，精神不振、视物模糊、失眠多梦，且头痛每遇劳累、天气变化即感加重，经中、西、藏医多方面治疗收效甚微。

查体：头略转向右侧，枕骨粗隆下、C_2棘突上、下缘压痛，C_2棘突偏歪。

X线检查：张口位提示寰椎水平方向旋转移位。

以针刀松解寰枕间隙、C_2棘突上、下缘，术后行手法复位纠正错位之寰枢关节，当即患者头痛大部分缓解，神清眼亮。1周后复查头痛消失，5年来随访未见复发，其失眠等症状亦逐渐消失。

（5）在云冈时曾午夜出诊，治一产妇，婴儿生下已死，心中如焚，半夜头痛剧烈、以头顶部为甚，口苦咽干。此乃气郁化火、上冲颠顶，针太冲引气下行，下针痛止。

（6）在杭州某医院治一老妪，头痛10多年，每天晚上发病，白天基本不痛。几次针刺后效果欠佳，于是用火针治疗，当扎风池时，由于灯内酒精太满、又倾斜了一下，结果火苗一下把头发给点着了，急得我放下酒精灯，就用手扑灭了火，患者头也下意识地猛动了一下。惊吓之余，我连连向老人道歉，老人家毫无怨言。第二天上午，老人来说：昨晚头一点也没疼。真是祸兮福所倚。

（7）在乌鲁木齐九针学习班期间治一位13岁女孩，脑瘤术后仍头痛不止，吃药打针无效。夜晚加重，疼痛剧烈时，头往墙上撞，常和祖母抱头痛哭以熬过漫漫长夜。经医学院老师介绍前来针灸，第一天用锋钩针钩刺大椎、天柱、太阳，当晚疼痛明显减轻，安然入睡。又针3次痊愈。

（8）学生李某姑姑有头痛痼疾，曾多处治疗，终是无功而返。慕名前来，我也信心十足，先后做了3次针刀，2次针灸，竟然毫无效果。后来在一家医院诊断为枕大神经池囊肿压迫所造成的头痛。

（9）某患者，50多岁，体型瘦高，表情痛苦，患头痛，疼痛剧烈、频繁发作，目赤如斑鸠眼，瞳孔缩小，左前额疼痛剧烈时就用手搓，左侧皮肤又黑又厚，眉毛都搓光了。诊断为三叉神经第一支痛，针后可缓解，但每天来诊不方便，于是就给他从阳白透鱼腰、太阳、合谷等穴埋线。第二天狱医来说，患者回去疼得更厉害，哭喊着要求把线取出来。这可为难了，我是只会埋进去，还没学取出来。过了3天又来告，患者的头已经不痛了。后来看书，才知道这个患者是丛集性头痛，诊断错了也还有效，这大概是按照定位取穴法治疗的缘故：虽然疾病不同，但病变的部位相同，就可以用同一方法来治疗，这就是异病同治吧。

（二）眩晕

1. 辨证论治

中医将眩晕分为四型：肝阳上亢型、痰浊中阻型、气血亏虚型、肝肾阴虚型。常规取穴多为：

（1）肝阳上亢：风池、行间、侠溪。

（2）痰浊中阻：中脘、丰隆、列缺。

（3）气血亏虚：中脘、章门、足三里、大椎。

（4）肝肾阴虚：太溪、太冲、百会。

2. 针灸效方

（1）风池透风池。解放军某部参谋长，笔者用小针刀为他治好腰椎间盘突出症。他给我讲述，过去曾头晕，一位针灸高手用长针从风池穴刺到另一侧风池穴，出针后头就清凉。用于临床，效果确实挺好，只是要掌握好针刺角度和深度，严禁损伤椎动脉，更不能刺进枕骨大孔。

（2）火针点刺百会。阳方口一老师，头晕面白、整日昏昏沉沉、火针点百会后治愈。因有要事去张家口看望当兵的儿子，回来后高兴地说：原来坐短路都晕车，这次往返几百里也没事，想不到连多年的晕车病也治愈了。

（3）麦粒灸百会。

（4）太阳、陶道、大杼，放血后拔罐。

（5）毫针：风池、合谷、太冲、外关、足临泣。

（6）风府、百会：宜于髓海空虚之虚证。笔者曾治疗一例头痛头晕患者，眩晕时发时止、面色苍白，针刀 3 次治疗后症状无缓解，则按中医气血亏虚、清阳不升辨证，施以针补髓海之腧——百会、风府，当即头清，继以麦粒灸，灸百会 9 壮，收效显著。

（7）清理头目三部曲

泻风池，毫针刺双侧风池，不留针；风府、承浆穴法相应，两针前后相对，双手同步行针，先泻后补；按顺序针左合谷、百会、右列缺，针左侧使其血气上升至头，针刺 3~5 分，针百会针尖朝前侧刺，针右手列缺以引热下行。此法最适合火邪上扰清空，或肝阳上亢之实证头晕。

3. 小针刀

临床上最常见的是寰枕寰枢复合体紊乱导致椎动脉受刺激或压迫而引起头晕。

（1）高发部位：椎动脉最容易发生问题的三个部位——寰枕、寰枢、$C_{4 \sim 5}$。

（2）眩晕特点：转头眩晕多在寰枢关节紊乱，平躺缓解、起立则晕多为寰枕关节错位。

（3）手法整复：手法治疗寰枕寰枢关节紊乱具有见效快、效果好、无痛、无损伤，患者易于接受的优点。

曾多次遇到头晕剧烈不敢转动头部者，经手法矫正复位后立即一如常人。

（4）针刀松解：针刀松解颈项部紧张、变硬、压痛点。治疗重点——椎枕肌、寰枕间隙、C_2棘突两侧、寰椎横突，大椎、风府等。

寰枕间隙变窄者切割松解斜方肌腱膜、项韧带、头后小直肌，不要穿过头后小直肌，更不要去松解寰枕筋膜。

寰枕关节错位者，重点松解C_1横突尖软组织附着点，要注意刀刃始终不离开骨面，只松解横突尖外侧，不要去切割横突尖部的上下，以免损伤椎动脉！

寰枢关节紊乱者，松解C_2棘突上方的头后大直肌起点、外上方的头下斜肌起点。

$C_{4/5}$病变者，松解棘突间点、关节突关节点。

用针刀在风府、风池、大椎穴切割刺激，既有针刺的效应，又起到松解的作用。只是要掌握好安全深度。

针刀松解后的手法矫正也很重要。

项部的肌肉大多以筋膜的形式附着于骨面，松解筋膜有益于眩晕症状的减轻和消失，可酌情选用针刀、锋钩针、火针、刀钩针等。

4. 病例

（1）1984年，为同事白某岳母治病，其年高体丰、饮食少进、喝水亦吐、头晕目眩、视物如转，体温38℃上下波动，市中医院按胃炎输液治疗不效。观之疲困难坐，询其标本，乃先眩后吐，且属风恙。证为肝阳化风、风痰上扰，治当清泄，先刺风池（双侧）、大椎、百会放血不留针，补足三里（左）、泻阳陵泉（右），留针 20 分钟；次日喜告眩停吐止。

（2）高某，男，58 岁，汉族。于 1994 年 10 月 27 日前来就诊，头晕 1 个月、加重 1 天。X 线片示 $C_{5\sim6}$ 骨质增生，椎间隙变窄。

诊断：椎动脉型颈椎病。

治疗：①磁圆针叩刺颈胸腰夹脊；②毫针刺风池、风府、大椎。

28 日二诊，头已不晕。毫针：颈夹脊。连针 4 天。

11 月 1 日，火针：颈夹脊，毫针：后溪。

2 日、3 日，毫针：后溪。针后感头清。肩酸痛，毫针：大椎、天髎。诸症愈。

（3）某患者，女，50 岁，维吾尔族。因眩晕于 1994 年 10 月 27 日初诊，治疗：毫针刺风池、风府、大椎；火针：颈夹脊。28 日晕减，毫针同上；29～31 日，毫针同上；11 月 1 日，风池、风府、大椎、后溪；2～8 日，毫针同上。临床痊愈。

（4）王某，女，48 岁，已婚，青岛人。现在深圳市某建筑装饰设计公司。主因头晕、心悸两年加重两周于 2003 年 5 月 25 日以"椎动脉型颈椎病、寰枢关节紊乱"入院。

患者于两年前无明显诱因出现头晕、心悸。因其患有"先天性左室假腱索"，先后被多所医院著名专家诊为心脏供血不足，予中西医药物治疗后症状稍有减轻。近两周来自觉头晕、心悸明显加重，曾发生两次猝倒，颈部不适、耳鸣、记忆力减退，症状于劳累后加重。

查体：颈椎生理曲度尚可，颈部皮肤无红肿、破损，$C_{2/3}$、$C_{5/6}$ 棘间、椎旁均有压痛。椎动脉压缩试验阴性，臂丛神经牵拉试验阴性，颈部活动范围正常。

X 线检查：颈曲反张，$C_{4\sim6}$ 钩突增生，C_5、C_6 棘突偏离中线，寰枢外侧关节左侧间隙狭窄。

先后于寰枕间隙、$C_{2/3}$、$C_{3/4}$、$C_{4/5}$、$C_{5/6}$ 等棘间、关节柱行 4 次针刀松解术。配合手法、针灸、颈围固定治疗后，头晕、心悸基本消失，于 6 月 13 日痊愈出院。

出院 1 个月后复查，寰枢关节左侧间隙较前好转。

（三）鼻渊

上颌窦、筛窦、额窦和蝶窦的黏膜发炎统称为鼻窦炎，以鼻流脓涕、头痛、抽吸性咯痰为主要特征。中医称"鼻渊"。

1. 定位

分清疼痛特点和规律有助于准确定位：上颌窦炎症见患侧面颊、额、颞部及上牙痛，晨起轻，午后重，面颊尖牙窝处压痛；额窦炎症见前额部疼痛，清晨渐重，午后减轻，夜间消失，眶内上角压痛，额窦前壁叩痛；筛窦炎症见眼内眦或鼻根部疼痛，有时放射至头顶部，前组筛窦炎疼痛晨起重、午后轻，后组则晨起轻、午后重；蝶窦炎头颅深部疼痛，晨起轻、午后重。

X 线摄片、上颌窦穿刺冲洗均有助于诊断。

2. 治疗

（1）毫针：风池、曲池、合谷、阳陵泉。

额窦炎：印堂、攒竹、合谷、阳陵泉。

上颌窦炎：四白、颧髎、合谷。

鼻流涕多：风池、迎香、通天、合谷、至阴。

（2）火针：火针点刺压痛点，细火针，速刺法，点刺不留针。取穴迎香（双）、鼻通（双）。慢性上颌窦炎，用细火针在四白与颧髎之间（相当于上颌窦体表投影区）点刺。

（3）埋线：大椎、风门透肺俞、印堂、迎香、合谷。后三穴选线要细而短：00 号或 0 号线、1cm 长。

3. 体会

鼻渊属胆热移于脑，针灸多以胆经、阳明经穴位为主。

急性鼻窦炎，针泻风池，针合谷。配合抗生素治疗。通天治鼻塞、浊涕横流效好，可针可灸，也可让患者自己手指揉按至压痛减轻、消失。

慢性鼻窦炎，艾灸阳陵泉，配合中药。

郭腾老师治鼻渊方，药简效宏：石膏 30g，黄芩 12g，川芎 9g，鹅不食草 5g。水煎服，日 1 剂。石膏泻肺胃实火；黄芩苦寒、清热燥湿，归经肺胆脾肠；川芎上走头面引药入血；鹅不食草"利九窍，通鼻气之药也。其味辛烈，其气辛熏，其性升散，能通肺经，上达头脑"，以引药力直达病所，所谓："鸟在高巅，引而射之。"

笔者喜游泳，呛水平常事，患鼻窦炎多年，急性发作时，鼻流清涕不停。后得耳鼻喉专家白玉老师验方，服 5 剂即愈，5 年未复发。后来遇到劳累、空气污染严重时偶有复发，但症状很轻，几乎没有鼻涕。药方：辛夷 9g，苍耳子 9g，白芷 6g，金银花 9g，板蓝根9g，柴胡 6g，丹皮 9g，赤芍 9g，黄芩 9g。日 1 剂，水煎服。

（四）牙痛

针治牙痛三要点：辨虚实、定骨肉、分上下。

1. 辨虚实

实证牙痛：针翳风、曲池、合谷。风火加风池；胃火加内庭；心火上炎，泻少府、合谷透劳宫；烦疼者，加内关。

肾虚牙痛：多见智齿痛，昼轻夜重，针太溪、合谷。有报道针刺昆仑治牙痛，实际上就是从外向里刺太溪。

2. 定骨肉

牙龈属肉，肿痛多胃火；牙齿属骨，松动多肾虚。

（1）龋齿病在骨：火针点龋洞。毫针刺患侧万应穴。酒精棉球塞耳可止牙痛。

在七里峪旅游，饭间有一 5 岁小孩牙痛，就用高浓度酒浸棉花塞住患侧耳孔，当即止痛。一服务员也说牙痛，用同样方法。第三天走前专门问有无复发，患者说一直没有疼。一次和同仁交流经验、他说，把酒精棉球直接放在蛀牙洞上，疗效更好。

在大同杏沟矿医院曾治一牙痛患者，数次针刺无效，只能止痛片刻，开髓减压后当即痛消。可见既要辨证，也要辨病。对急性牙髓炎，一般针灸多难取效，还是以开髓减压为好。

（2）牙龈肿痛，锋针放血，在肿胀处快速点刺数下，放出恶血；毫针：曲池、合谷、内庭、行间。

（3）漏槽风，取女膝，穴在足后跟正中线的赤白肉际处。高中同学李某的夫人，患漏槽风多年，一上火就牙痛流脓，查见牙龈肿胀有一溃烂处，手挤则出脓血。用锋钩针钩刺双侧女膝穴，一次即愈，至今未见复发。

3. 分上下

上牙取手阳明大肠经，针迎香、曲池、合谷。

下牙取足阳明胃经，针下关、地仓、内庭。

智齿属肾，针吕细（即太溪）。

手针治牙痛，上、下牙与第一、二掌骨相对应，从合谷进针，上牙痛者，针尖刺向第一掌骨骨面；下牙痛者，针尖刺向第二掌骨骨面。痛甚者，合谷深刺透劳宫。合谷是牙痛的克星，可治各种类型的牙痛。

4. 验案

例1 姚某，男，40岁，已婚，杏儿沟煤矿架棚队。于1990年5月8日下午6点30分初诊。主诉牙痛3天。左智齿疼痛，先憋后痛，痛甚则半侧面部疼痛，从晚上8点（夏时制）开始疼1小时，后即缓解，晨起如常。昨天下午针万应穴，晚上发作如前，嘱其今下午6点30分来诊。

酉时甫过，智齿疼痛，定时而作。智齿属于肾，肾经旺于酉，肾虚之征显；当春末夏初，时在酉戌交接，三焦火动于上已明。治当补坎水，泻相火。治法：补太溪（左）、泻侠溪（右），留针1小时，7点30分起针后坐至8点10分牙痛未作。5月9日言昨晚未痛，今日上午11点牙痛发作，至下午5点30分牙痛未止，但程度较前减轻。针万应（左），颊车（右），合谷（左）。

例2 李某，女性，52岁，2009年6月11日初诊。

主诉：牙痛12小时。

病史：6月10日20点时，无明显诱因出现左侧上第二磨牙疼痛，呈阵发性，因疼痛致咬合受限，影响睡眠。曾服人工牛黄、甲硝唑，疼痛可暂时缓解。

检查：表情痛苦，焦虑，烦躁不安，张口、咬合时左侧上第二磨牙处疼痛加剧。

治疗：针刺右手合谷，行泻法，复刺左太溪，先泻后补。行针时疼痛即止，留针1小时，起针后疼痛消失。次日诉牙痛未复发。

5. 见闻

（1）有报道：生半夏，75%酒精泡7天，用棉球吸浸泡液放痛牙上。生半夏有毒，勿内服！同事孟大夫牙痛，用此方后疼痛立止，但两天内口腔麻木、吃东西也没有感觉。

（2）牙痛须与三叉神经痛相鉴别：笔者曾遇到一位三叉神经痛患者，让某医生按牙疼治疗，两次拔掉两颗牙，疼痛未止，三诊时医生说是拔错了，还准备拔第三颗牙，这时患者醒悟了，就没让再拔而前来针灸。

（五）口疮

口疮多为心脾之火上炎。反复发作者为复发性口腔溃疡，治起来比较复杂，需辨证与对症结合治疗。并需与疱疹样口疮、腺周口疮、创伤性溃疡、白塞综合征等相鉴别。

1. 对症治疗

（1）锋针放血：疮面鲜红者宜此法。

（2）火针：久不愈合者宜此法。视疮面大小可酌情选择粗火针、三头火针、火锟针。

（3）民间用糖饴或白砂糖含患处，疗效不错，只是当时太疼了。

2. 辨证治疗

（1）心火上炎者：在心经气血旺盛的午时（11～13 点），针少府，少冲点刺放血。

（2）脾胃积热：过食辛辣，食积化火者，针地仓、曲池、合谷。或在辰时（7～9 点）泻厉兑、巳时（9～11 点）泻商丘。

（3）阴虚火旺证：补太溪、泻行间。

（4）上热下寒型：脾胃虚寒、心肺郁热，毫针针承浆、合谷透劳宫、足三里。曾遇一位中国杂技团马戏队演员，常年在外演出，胃痛不能吃冷食、又怕上火，口疮反复发作，为典型的上热下寒，宜用黄连理中汤。

3. 验方

在左云遇一位背杆倒打台球的老人传授治口疮验方，毫针取心包经：左侧中冲、劳宫、大陵、间使、曲泽、肩髃、左侧肩井（胆经），大椎（督脉），右侧肩井（胆经）、肩髃、曲泽、间使、大陵、劳宫、中冲，以"左升右降"针法循序针刺补泻，不留针。经临床验证，疗效可靠。

4. 验案

黎某，女性，45 岁，深圳专业作家。创作时常常夜以继日地工作，舌尖、两颊溃疡反复发作 1 年多，每因思虑、劳累过度而发病。治当清心降火。然心为君主之官，不可直折，故泻手厥阴心包经以撤上炎之心火，取左升右降法：依次针左侧中冲、劳宫、大陵、间使、曲泽、肩髃、肩井，大椎，右侧肩井、肩髃、曲泽、间使、大陵、劳宫、中冲，毫针浅刺不留针，出针后疼痛立止，3 天后溃疡面愈合，随访 5 年余，未复发。

（六）面瘫

首先要区别是核上瘫还是核下瘫，要点在于额纹是否消失：未消失是核上瘫，额纹消失是核下瘫。大部分面瘫是周围性的，也叫 Bell 麻痹。

大约一半的患者在 48 小时之内面肌瘫痪达到高峰，所有病例在 5 天之内达到极限，急性期为 7 天左右，80% 病例在数周或 1～2 个月内恢复。

有人将周围性面神经麻痹分为三期：急性期、恢复期与后遗症期。分期对于把握治病的时机、取穴、选针、手法的运用等都有着重要指导作用。

1. 急性期

该期的治疗对阻止病情进一步发展起重要的作用。病情在进展，局部穴应慎用，或不用，让瘫痪的肌肉休息一下。不过也有一发病就在患部针灸的，亦可在 1 周内治愈。可见法无常法、因人而异。

（1）一般面瘫患者在翳风、风池有压痛，可针刺风池（泻）、翳风（泻），配合谷、太冲。

（2）可用梅花针轻轻叩刺面部。急性期不宜用电针强烈刺激。

（3）《石室秘录》中有一治法：两手快速搓热后，用手从下往上擦热患侧面部。

（4）朔州针灸名医徐白之子徐军先生传授治面瘫拔火罐法：用玻璃罐闪火法，在患侧面颊部以颧髎为中心留罐，将半侧面部肌肉紧紧吸聚到一起，起罐后，嘴角偏斜的症状即有改善。

（5）山阴城内康老医生擅用肩胛骨内缘挑割法治疗面瘫。他认为发病后早期不宜在面部针灸，发病 3 个月内，绝大多数可治愈。其法简而效：沿患侧肩胛骨内缘，从上角往下找压痛点，用圆利针刺入皮下，挑出白色纤维丝，再用刀片割断，所有痛点都挑割。笔者改用锋钩针钩割，其机理、效果相同，而操作更简。

（6）当年师老曾在银川全国针灸大会现场，治疗一位面瘫患者，用锋钩针钩刺大椎、肩中俞，钩完后患者抬头，原来歪斜的口眼当时就正了过来。

（7）师老经验：镵针划割正对着腮腺口的第二磨牙尖处的黏膜白线。

2. 恢复期

重点针刺患侧面部穴位。

（1）泻风池、翳风，继针与其穴法相应的合谷，针至压痛消失，才能不留后患。

（2）歪嘴漏气：火针点地仓、长圆利针地仓透颊车、竹牙签弹刺内迎香。

（3）额纹消失恢复较慢：阳白分别透攒竹、鱼腰、丝竹空三穴。针后在阳白穴上拔一小火罐。

（4）眼睛露白：即眼睑闭合不全，四针法——阳白与四白对刺，睛明与瞳子髎直刺。或用彭静山点睑法。

（5）嘴角下垂、颊内存饭：可在口腔黏膜中寻找压痛性硬结或条索，用小针刀切割硬结或条索状物。

（6）双针透刺滞针法：太阳透地仓、颊车透地仓，针尖到达地仓后，将针朝一个方向捻转将针滞住不动，然后将两针同时向后、向上提拉数次后留针。

（7）多针浅刺法，即在面部针刺的穴位多而刺的深度较浅，留针后面部多出现潮红，是局部血液循环改善的好现象。

（8）颈椎病，尤其是上颈段 $C_{1~2}$、$C_{2~3}$ 关节紊乱对面瘫的发病和治疗也有关联，所以要注重寰枢、寰枕关节的检查，如有压痛、错位等，用针刀松解切割痛点，继用手法矫正复位。有些患者在矫正后就会感觉面部轻松。

（9）真正难治的是双侧面瘫。曾治疗一例女性患者，面无表情，两眼深陷，目光冷峻，虽经努力治疗，终是收效不大。

3. 后遗症期

恢复不完全者可遗留有不同程度的后遗症，包括面肌抽搐及痉挛、病理性面肌联合运动及鳄鱼泪综合征等。

（1）火针点刺面部腧穴可疏风散寒、活络通经，且火针刺后，针孔不闭，体内风邪得以尽出，只是火针刺后 3 天针眼不要见水，以免感染。

（2）郭耀康老师用大头镍针（直径6mm）的头部滚压揉按面部穴位治疗面瘫，然后常规针刺治疗，效果满意。

（3）陆健老师颊扇埋线法：将羊肠线埋入颊车穴，3 根线埋向地仓、颧髎、下关三个不同的方向，1 针透 3 穴，呈扇形，故名颊扇。20～30 天治疗 1 次，对于那些不能每天针灸者可以作为首选。

（4）面肌痉挛、抽搐：恢复不完全的面肌可呈痉挛现象，即患侧睑裂变小，鼻唇沟变深，但自主运动时患肌收缩运动不良，如不仔细检查常会将患侧误认为健侧，痉挛的面肌亦会伴有阵发性抽搐现象。

治疗：

在面部找到痛点，火针点刺；毫针刺后溪透劳宫、四神聪透百会；

在督脉上找压痛点锋钩针钩刺；分别从抽搐、痉挛的肌肉两端进针对刺、留针时间要长，毫针刺合谷、太冲。

穴位注射对本病有效，75%酒精，维生素 B_6 针，利多卡因针各等份，注射于抽搐局部的穴位，亦可确定痉挛肌肉的起止点，每穴注入量不超过 0.5mL。

（5）病理性面肌联合运动：只出现在患侧，上部及下部面肌不能独立地进行收缩，当双侧眼睑主动闭合时，患侧口角亦不自主地随之上提，做示齿运动时，患侧眼睑则不自主闭合，睑裂变小。

治疗：

长针透刺，太阳透地仓，针身从颧弓下通过。或沿着联动的肌肉走行长针透刺。

施土生老师颧髎辐射透刺法：以颧髎为中心，向四周穴位迎香、地仓、颊车、下关、太阳等穴呈放射状透刺。

（6）鳄鱼泪综合征：又称为反常的味觉泪反射，即当患者进食时，患侧会有泪液分泌。

治疗：

刺风池，最好能使针感传向同侧眼球，继针合谷、太冲。

面瘫后遗症期，翳风、风池压痛仍在，多因治疗时不取风穴，或针灸次数少，致风邪没有出尽而留于头面。风邪久羁生变就会出现面部僵硬、面肌运动受限、面肌抽搐及痉挛等症。

4. 验案

例 1 夏某，男性，27 岁，博乐市人。1995 年 12 月 6 日初诊。右侧面瘫 7 天，右额纹消失、眼裂变大、鼻唇沟平坦，嘴角偏向左侧，鼓腮漏气，右翳风穴压痛。诊为：Bell 麻痹。治疗：毫针泻右侧风池、翳风，左合谷，双地仓（泻健侧、补患侧）。每日 1 次，针 5 天后眼睑闭住、嘴不漏气。针 7 天后，额纹出现、鼻唇沟出现，嘴角略歪。10 次后基本痊愈。

例 2 江西百丈寺一位禅师，因建寺院期间半夜熟睡中起来为拉料车开门，被冷风扑面一吹而发面瘫，随即去南昌医院针灸 10 多天，恢复效果不理想，就到深圳来针灸，4 次即愈。他夸奖我的针术高明，于是就解释说，前面的 10 次针灸是在急性期扎的，表面上看效果不明显，但对控制病情发展起到了重要的作用，也为后面的治疗奠定了基础，等到我们治疗时，已到了恢复期，所以效果就明显了。可见治疗的时机也很重要。

例3　魏某，男，51 岁，太原市某单位领导。2019 年 12 月 13 日晨起发现面瘫，次日上午特到我们下乡义诊的榆次区庄子乡医院就诊。当日初雪。刻下症见右侧额纹消失、眼裂增大、鼻唇沟变浅、鼓腮漏气，右耳上方疱疹；无头痛、头晕、耳鸣、耳聋。诊为带状疱疹、周围性面瘫。先用毫针刺双侧风池、患侧翳风、左侧合谷，以泻少阳、阳明之火邪，继用竹牙签弹刺患侧内迎香出血。当即眼可闭合、鼓腮不漏气。继针三次，痊愈。随访两年，健康无不适。

（七）乳蛾

乳蛾，西医称扁桃体炎。急性者来势凶猛，但易治；慢性者扁桃体肿大，很难使其缩小。

1. 治疗

（1）毫针：天容、合谷、少商。风热外袭加风池、大椎、商阳；胃火炽盛加曲池、内庭、二间。阴虚火旺针太溪。

（2）疼痛明显：少冲、商阳放血，泻风府。弹拨角孙穴止痛。

（3）合谷透劳宫：毫针深刺，留针半小时。

（4）锋钩针：大椎、天柱，钩割后拔罐放血。

（5）耳后静脉锋针放血，对小儿急性扁桃体炎取效更捷。

（6）扁桃体化脓：锋钩针，从脓点处刺破钩拉数下，排出脓液。可辅以耳尖、少商刺放血。

（7）慢性扁桃体炎，有虚火、寒火之别。虚火咽喉干、嗓子疼，针补太溪、泻鱼际；寒火者，受凉痛甚、得热则舒，艾灸照海。有报道火锃针熨烙肿大的扁桃体局部，笔者试治几例，效果不理想，可能是未得要领。

2. 体会

（1）咽喉为肺胃之关，肺胃热盛而上壅，故致乳蛾肿痛。可锋针点刺手太阴肺经与手阳明大肠经之井穴以泄肺胃实热。

（2）合谷透劳宫，或针内关，有较强的止痛作用。内关归心包，劳宫属心包经，正是"诸痛痒疮，皆属于心"之义。

（3）扁桃体Ⅱ度～Ⅲ度肿大且已化脓者，用锋针刺破患处，放出脓血，可取直捣黄龙、斩关夺隘之功。

（4）若患者高热不退、白细胞升高者，可同时用抗生素，收效更捷。

（5）小儿扁桃体肿大要注意与猩红热的鉴别诊断。一天晚上一妇女抱小孩来，说感冒发热。小孩哭闹不已，前医诊断为急性扁桃体炎，但望其面色潮红、口周苍白，舌面布满红色芒刺，诊为猩红热，用青霉素治疗后病愈。

（八）慢性咽炎

慢性咽炎分单纯性、滤泡增殖性和萎缩性咽炎三种，其中以滤泡增殖性最为常见。咽炎急性期以炎症为主，锋针放血、镵针划割；慢性期以消除滤泡为主，火锟针烙熨远期疗效很好。

1. 治疗

（1）锋针：天柱、大椎、少商、商阳穴点刺放血。

（2）毫针：取人迎、曲池、合谷。

（3）镵针：以1%丁卡因或2%利多卡因局部浸润麻醉咽后壁，用镵针划破咽后壁上充血明显处与增殖之滤泡，让患者将血吐出后漱口，将喉风散或西瓜霜喷洒于划割处。

（4）火锟针：先用1%丁卡因在舌面和滤泡增殖之咽喉壁上局部浸润麻醉后，左手用压舌板下压舌头，右手持火锟针在酒精灯上烧至通红，快速烙熨增生之滤泡。不必要求将所有的滤泡都烙熨完。

烙熨后用锋钩针钩刺大椎、天柱，并点刺少商、商阳、少冲放血。

治疗后可予漱口液饭后睡前漱口，华素片或西瓜霜含片含服以防止局部感染，缓解患者不适。嘱患者2周内忌食辛辣寒凉及干硬食物。一般1次即愈，1次未愈者，可于1月后同法治疗。

2. 病例

例1　周某，女性，55岁，汉族。1994年10月11日初诊。

咽部干痛，咽上部疼痛、口苦、恶心、纳差、胃脘部不适，右寸独大。诊断：①慢性咽炎；②慢性胃炎。治疗：①疏肝和胃，中药3剂；②调气五穴（内关、公孙、膻中、中脘、气海）加四关；③磁圆针：背俞整体疗法。

13日治疗同上。14日诸症好转，下午腹胀，予六君子方（中脘、双天枢、气海、左三里、右阳陵）。15日毫针膻中、内关、公孙、太冲、合谷、肺俞、心俞、膈俞、肝俞。16～17日毫针风池、迎香、合谷。18日诸症减轻，毫针内关、公孙、合谷、太冲、璇玑。19日舌痛、口苦，针少府、阳陵泉。20日气病五穴。22日治疗同上。治疗效果为临床显效。

例2 李某，女性，患慢性咽炎10多年，1993年春季在乌鲁木齐用火锃针治疗1次。4年后笔者去博乐推广新九针，在市人民医院坐诊，患者全家专程去看望，说上次治疗后到现在没有复发。

例3 黄某，女性，针刀专科护士。1999年12月为其治疗慢性咽炎，用火锃针熨烙法1次明显好转，10天后用弯头火锃针将深部咽喉壁滤泡熨烙1次。1周后就感觉咽喉部清爽。随访6年，疗效巩固。而和她一起治疗的化验室的杨某，烙后自觉咽喉冒火、疼痛难忍，一连输液7天，而且效果还不理想。可能是个体差异的缘故吧。

3. 体会

烙熨后用锋钩针钩刺大椎、天柱，并点刺少商、商阳、少冲放血。一则可减轻麻药过后的咽痛，二则可散熨烙后的火毒。

牛二元师兄精于九针的制作，他说一般的火锃针在熨烙时黏膜多粘在上面，所以火锃针以铜、银质针为好，并特制一支银锃针相送，确如其所说，在烙时不粘肉。

新疆气候干燥，咽炎患者很多，曾经一天治疗十几位咽炎患者，那个烙皮肉的味道实在是太呛人了，刚开始几天都不想吃饭，后来也就慢慢习惯了。在阿克苏五团举办学习班期间治疗了大量的咽炎患者，那是我治疗过咽炎患者最多的地方，临走前就把那支银锃针留给了医院针灸科的程长春大夫，让他继续治疗。

（九）三叉神经痛

三叉神经痛是指面部三叉神经分布区内发生的放射性、烧灼样抽掣疼痛为主症的疾病，有原发性和继发性之分，目前尚无理想的治疗方法。针灸疗法治疗三叉神经痛，确有止痛效果，但继发性三叉神经痛应查明原因以采取相应治疗措施。

疼痛限于三叉神经分布区，或1支或2支，3支同时发病者不超过5%，双侧发病者更为少见。眼神经痛发病率较低，多表现在眉部、额部及额上前顶部。上颌神经痛表现在上牙、上唇、鼻唇沟、颧部、太阳穴处。下颌神经又分为5小支，即下牙槽神经、颏神经、颊神经、舌神经、耳颞神经，这5支神经不一定同时发病。若下磨牙痛、下唇、下颏部痛，为下牙槽神经发病；若下牙龈外侧、口角和颊黏膜处疼痛，为颊神经发病；若舌边和下牙龈内侧疼痛，为舌神经发病；若仅见耳前、颞部痛，为耳颞神经痛；若见下唇、切齿部疼痛，为颏神经发病。

发病常有触发点，即扳机点，当触及颜面的某一部位，就会引发疼痛。

1. 辨证治疗

（1）毫针：风池、下关、合谷透劳宫、太冲。

眼支痛加攒竹；上颌支痛加四白；下颌支痛加夹承浆、翳风。病久心情不佳刺内关；口臭便秘加内庭；遇冷加重艾灸翳风，或在上穴刺以火针。留针45~60分钟，每日1次。

（2）圆利针：深刺下关1.5寸，留针1小时。临床观察银质圆利针效果更好。

（3）火针：久病寒重者，细火针深刺下关。其他同毫针取穴，细火针点刺不留针或留针30分钟，3日1次。深刺下关是师老的绝招，为治疗本病的关键一针，可选用圆利针或火针刺入1.5~2寸并留针，尤其是治疗第2、3支疼痛的必取穴。但要注意不可刺入太深，且此穴深刺容易出血，出针后用棉球按压5分钟。

（4）大调神：内关、人中，这是石学敏院士的经验方。

（5）埋线：大椎、合谷、面部扳机点、压痛点。

2. 神经干刺激法（弹拨神经干）

（1）眶上神经点：眶上缘内1/3与外2/3交界凹陷处，即眶上切迹的部位。进针0.2~0.3寸，左右方向拨动针体，当刺激神经时，麻电感向额部放射。

（2）眶下神经点：鼻翼外下缘至外眼角连线中点，即眶下孔凹陷处。摸到眶下孔凹陷处进针，针尖稍向外上斜刺0.3~0.5寸，左右滑动针体，于面部下睑与上唇之间可出现麻电感。

（3）颏神经点：口角下一横指处，或在下颏骨体上下缘之间，正对第二前磨牙。摸到颏孔位置，由颏孔稍向后上方进针，以 45°向前下方斜刺 0.2 ~ 0.3 寸，上下滑动针体，麻电感向下颌部放射。

（4）耳颞神经点：耳屏前缘凹陷的沟中，颞浅动脉后方。先在耳屏前摸到颞浅动脉之跳动，在其稍后方垂直进针 0.2 ~ 0.3 寸，前后拨动针体，可有麻电感向颞部放射。

（5）下牙槽神经：下颌孔是下牙槽神经及其伴行的动、静脉进入下颌管的入口，位于下颌支内侧面中央稍偏后处，大约距下颌支前缘 1.0cm、后缘 1.3cm、下缘 3cm，相当于下臼齿嚼面水平；如为脱牙者，则在齿槽缘之上方大约 1cm 的水平。下颌孔呈漏斗状，空口开向后上方，其前内侧常为锐利的骨突（即小舌）所遮盖，因此从前方进入下颌孔几乎不可能。进针点在下颌骨下缘稍下而偏内，下颌角前方 1.5 ~ 2cm 处（相当于下颌孔与下颌支后缘之间的距离再加上软组织厚度）。针刺入皮肤达下颌骨内侧面，沿骨面向上缓慢深入 3.5 ~ 4cm，遇有触电感出现，则表示已达下颌孔。

3. 病例

　　例 1　张某，离休干部。患三叉神经痛 7 年。曾在宁武、忻州等地医院诊治，并经某院神经科专家诊为三叉神经痛。诊治鲜效。现症：说话不清，流口水，面颊不能触碰，吃饭、说话也可引发疼痛。曾参加抗日战争、解放战争，生死场中过来之人，心中留有阴影，嘱其静坐以少思忆，茹素以祛痰火，为针患侧太冲、合谷、下关（银针深刺），留针期间疼痛大减，手可摸脸唇，起针后火针深刺下关，当即已不流涎。二诊：合谷、地仓、迎香，均为双侧，泻健侧补患侧，颧髎、下关（三针并刺），涌泉刺用泻法。起针后下关火针刺。三诊：仅留上唇疼痛，亦减轻。针四白，当即不痛，下关（先银针留针 1 小时，起针后火针刺），合谷（同侧）。继针 10 次，以巩固疗效。

　　例 2　李某，患三叉神经痛 1 年多，多方求治无效，慕名前来针灸。按照常法连针 5 次，几乎无效。一日晚上闲暇时，患者特意找来说，看你每天患者很多很忙，我没好意思说，今天想和你谈谈我这病的原因：原来我丈夫在西藏当团长，团里管辖的地方有一个省大，我走到哪里大家都给我打敬礼。现在转业到乡政府当政法委书记，我和他们很难融到一起，心里总有一种失落的感觉。听后恍然大悟：心病还得心药医啊。于是就听她倾诉并加以开导，聊到她高兴起来了，我告诉她说：原来病在这里，我的老师还教过一个绝招，今天就给你试试。于是就针其内关，配合深呼吸，当即疼痛消失。1个月后专程送锦旗致谢，并说病痛没有复发。

二、心

心为君主之官，神明出焉。心主血脉营养全身，其华在面，其苗为舌，开窍于耳。病变表现有二：或癫或狂或痫等神志病；因气因寒因瘀的血脉病。

（一）胸痹心痛

阴乘阳位，则胸痹心痛。治宜温阳散寒、行气活血、益气豁痰。

冠心病心绞痛是引起胸痹心痛的主要疾病，这里重点讲述心绞痛的九针治疗。

1. 治疗

（1）师老真传：用磁圆针以中度手法叩刺督脉（胸段）、手少阴心经、手厥阴心包经、背夹脊、膀胱经（胸段）3~5遍，至皮肤微红。每日1次。

心绞痛发作时，可用磁圆针重叩左侧内关与大陵之间的压痛点，若有触电感向上传导至心前区，心绞痛可立即缓解或消失。

（2）李传杰教授经验方：分两组交替使用。①心俞改用为 $T_{5/6}$ 夹脊，巨阙、心平、（手少阴心经线上、肘横纹下3寸）。②厥阴俞改用为 $T_{4/5}$、膻中、内关。$T_{4/5}$、$T_{5/6}$ 夹脊，毫针刺，小提插不留针。阴虚加三阴交、太溪；阳虚加大椎、关元；气虚加气海、足三里；痰阻加脾俞、丰隆；血瘀加膈俞、血海。

李老师重视针灸定位，认为辨别疾病的部位是首要的一环，定位取穴比手法更重要。

（3）埋线：厥阴透心俞、膻中、内关、足三里。

（4）锋钩针：大椎、至阳、T_3~T_5 脊柱中线至肩胛骨内缘查找压痛点，锋钩针钩刺。

（5）小针刀：$T_{4/5}$、$T_{5/6}$ 棘间及其两侧的华佗夹脊穴，深度：后正中线针刀切割棘上韧带、棘间韧带，两侧针刀松解骶棘肌，深度不能超过肋骨背面。

（6）正脊手法：以上胸段为重点，将整个脊柱整复一遍。

2. 病例

（1）某校刘老师胸闷多年，一直按冠心病治疗。为其针内关、郄门、心平、厥阴俞、心俞、膻中等多次，效果甚微，胸闷终不得解。一日正在治疗时，来一同仁前来看望，用手指着患者左手尺泽说：病穴在此。遂针之，患者当即说，胸中有一种豁然开朗的感觉，多年沉疴，一针而愈。可见针刺尺泽穴可以通过调理宗气而疏通心血。

谈到中医理论，常常说：肺主气、心主血，气为血帅、气行则血行，血为气母、血载气以行，而在临证时则忘了气与血的关系，一听是冠心病，就想着瘀血阻滞，治宜活血化瘀，行气、益气、调气之法竟被抛到爪哇国了，这也是自己中医、西医尚未学好，就老想着中西汇通，结果是汇而未通。

（2）1993 年 7 月，在某医院应诊期间，天热人多，扎完一轮后就去走廊透透气，刚一出门，就见排队候诊的一位老大爷汗流满面、两眼紧闭、呼吸微弱、不省人事，本院医生说他是冠心病住院患者，于是将患者平放在长椅上，先用磁圆针猛敲大陵与内关之间处，患者立即睁开了眼睛。又让患者稍侧身，针刺左侧厥阴俞、心俞，不留针，平卧后刺内关、膻中、中脘、足三里，在补足三里后面色泛红、呼吸均匀、汗收神清。嘱其过几天再来针灸，患者自己走回病房。参加新九针学习班的一位西医内科医师事后说道：老师，你真胆大，我们抢救心脏病患者时，是不能随便翻动身体的，当时看得我很紧张，都为你捏了一把汗。不过这次也让我们见识了针灸是如何急救治病的。

（3）李某，女性，60 岁，汉族，住北京沙河镇北二村。主因胸痛十余年，加重两年半，于 2007 年 4 月 24 日初诊。胸闷、气短、心前区疼痛，痛引左胁，背部沉重感，变天劳累后加重，曾在北京某中医院诊为冠心病、心绞痛、高血压，常年服用 3 种药。近两年半来，需每天服用"速效救心丸"，多时一日服三四次，方能缓解。现症：体胖步缓、面红唇暗、呼吸短促，左侧胸、胁背部疼痛，颈项僵硬两肩臂疼痛，转颈举臂则痛甚，常年茹素，饮食香，睡眠佳，小便可，大便每晚三至五次，并有便意未尽之感。舌胖有齿痕、舌有裂纹苔黄腻、脉弦细。查：风池、天柱、肺俞、厥阴俞、心俞、心平压痛，尤以左侧厥阴俞、心俞压痛明显。颈椎活动受限，C_2 棘突右偏，T_4 高突。此症内则肺气郁闭，心脉瘀阻，外则项背筋急，椎骨错缝，治当以针刺通调气血，手法舒筋正骨。

中医诊断：胸痹（气滞血瘀型）。

西医诊断：①冠状动脉粥样硬化性心脏病、心绞痛；②高血压。

治疗：针、推 10 次。首诊，手法放松项背部肌肉，整脊以矫正 C_3 旋转移位，L_3 仰旋移位；针：左内关、右鱼际、大椎、风池、肺俞、厥阴俞、心俞。手法后，颈项活动自如，双肩痛消失，胸痛明显减轻。

25 日：继遵前法加太溪以补肾养元。

26 日：火针点刺左肺俞、厥阴俞、心俞。

29 日：已 5 天未服"速效救心丸"。

30 日：自诉昨天下午南风骤起，胸痛又发作约 1 小时后恢复正常，夜晚未发作。

5 月 1 日：昨日傍晚春雨大作，患者未发病，并诉，已有近一年的夜间泄泻亦愈，由原来的每日 3～5 次变成每日 1 次，过去曾为治疗泄泻服过很多中西药物，不期治冠心病竟将泄泻治愈。肾为胃之关，肾司二便之理，于此可见证。

（4）庞某，男性，55 岁，山西省大同市人。主诉胸闷、胸痛 1 月余。曾在某医院诊治，考虑冠心病、心绞痛。为进一步确诊，进京诊疗。

现诊：胸闷，喜叹息，胸部钝痛，背部胀痛，每因情绪激动时加重，乏力，容易疲劳。

检查：C_2 棘突左偏，$C_{4～5}$ 棘旁压痛，$T_{3～5}$ 压痛。颈椎活动范围正常。

X 片示：C_2 棘突向左侧水平旋转，寰齿间隙正常，$C_{4～5}$ 椎间隙变窄。

心电图：基本正常。

诊断：类冠心病。

治疗：毫针刺内关，配合呼吸补泻，以散胸中之气，患者自觉胸闷、胸痛减轻。针刀松解 C_2 棘突左侧、$C_{4～5}$ 棘间、关节突关节囊，术后，手法整复颈椎、胸椎。患者顿觉胸中舒畅、胸痛消失。

1 个月后，患者因生气、劳累后又复发，但症状较前明显减轻，复予针刀松解，手法整复后，症状消失。

（二）心悸

张仲景《伤寒论·辨太阳病脉证并治》中有："伤寒脉结代，心动悸，炙甘草汤主之。"一剂"炙甘草汤"从汉代流传至今，仍然是治疗心悸的重要处方。

心悸是指患者自觉心中悸动，甚至不能自主的一类症状。患者自觉心跳快而强，并伴有心前区不适感。中医学称为惊悸、怔忡。本症可见于多种疾病过程中，西医某些器质性或功能性疾病中，凡能引起心脏搏动频率、节律发生异常的，均可导致心悸。

笔者临床40年，曾治疗过风心病、冠心病、先心病、肺心病、心房纤颤、室上性心动过速、病态窦房结综合征、颈胸椎小关节错位等引起的心律失常，早期用针灸、埋线，后来增用针刀、整脊等疗法，效果满意。

1. 治疗

取大椎、至阳、肺俞、厥阴俞、心俞、膻中、巨阙、中脘、气海、内关、郄门、足三里等穴，三因治宜，随证选用。

2. 经验

毫针导气法刺内关，同时让患者在针刺期间配合深呼吸，鼻吸口呼；医生随着患者的呼吸节律上提下插，吸气时进针，呼气时出针。要领：心动过速，呼长吸短；心动过缓，呼短吸长。

3. 举验

（1）在某医院工作期间，一名"风心病二尖瓣狭窄合并关闭不全"的女性患者，心悸、胸闷、纳呆、乏力、消瘦、脚肿等，拟收住院治疗。一位中医学院毕业后从事西医多年的老学生曲如鹏质疑：这么明确的诊断，又有心衰，怎么还用针灸来治疗？一要担风险，二怕没疗效，您就不要治了。于是就细心给他解释：患者心脏病伴心衰，也曾建议她去找西医治疗，她说已经去过，住院费太贵，此其一也；我们不妨换个角度来看问题，用中医针灸的方法来治疗，正所谓西方不亮东方亮，此其二也。患者是我原单位的，曾经给她治好过病，这次专程来求治，对我们非常信任，此其三也。经用中药针灸治疗半个月，诸症悉除。

（2）在某医院高干病区工作期间，朱院长身心劳累过度，心房纤颤经常发作。一次正在给患者做针刀治疗期间心脏病突发，立即让他躺下，在本院两位心内主任会诊讨论研究使用国产药还是进口药时，就用磁圆针对准老师的左手内关与大陵之间猛叩一下，症状当即消失，并马上起身接着给患者治疗。老师的那种敬业精神至今都在鼓励着我。后来他的心脏病一复发，就叫我去给他敲一下，每次都是立见效果。在离开北京前夕，我特意送去一把磁圆针，让他平时保健，发作时缓急，惜其太忙，竟将针束之高阁。

（3）于某，女性，高中三年级学生，身高1.73m，经常突发心慌，心率最快时达180次/分，在深圳市某医院做24小时心电监护，未查明原因，对症治疗也无效果。因思其临近高考，学习压力很大，查其枢椎棘突偏歪、上中胸段棘突脊旁压痛，于是诊为寰枢关节紊乱、胸椎小关节紊乱，予以手法整复，隔日1次。1次即症状缓解，3次后心悸消失、心率正常。嘱其1周来做1次推拿整脊，一来巩固疗效，二则强身健脑，后来考上了暨南大学。

（三）不寐

时如白驹过隙，转眼人生百年。人的一生三分之一在睡眠中度过，如果减少了睡眠时间，就等于延长了寿命。这样一算，心中宽慰，睡眠质量就会好起来。但有很多人晚上睡不好，白天则心烦意乱，头昏脑涨，这时就需要治疗了。

针灸治疗失眠，大多数效果很好，有的人在留针期间就能睡着；但也有难治的，任你使出浑身解数，他依然两眼圆睁。学习班上一位女医生，说她30年没有睡觉，大家不相信，于是就为其针灸，留针中间她已打起了呼噜，但是醒来后，她又否认睡着了。看来治疗失眠，需要身心并治、神气双调。

心藏神，肝藏魂，脾胃生化气血以养心，故失眠多与心肝脾关系密切。心神不宁则入睡困难；梦中惊醒多为肝魂受扰；觉轻易醒、醒后难眠，多为气血虚弱、心神失养。所以，治疗失眠，要从心肝脾三脏下手，内关与三阴交当为首选。

失眠患者，对外界事物经常处于高敏状态，对针灸刺激反应敏感，所以针灸时，取穴宜少，手法要轻。

1. 基本方

风池、风府、内关、三阴交。

毫针刺，风池、风府浅刺不留针，内关、三阴交留针。

加减：心神不宁、心情烦躁，加神门、内关；气血亏虚、气怯神疲，膏肓、足三里针后加灸；肝气郁久化火、相火扰动君火，加肝俞、魂门。失眠者多见太阳穴疼痛及压痛，加太阳、合谷。

2. 左内关、右安眠

先针内关，配合深呼吸，针 7 呼，不留针；次针安眠穴（在三间与合谷的中点），留针 1 小时。

3. 四神聪刺向百会

以示三花聚顶，五气朝元。

4. 左神门、右太溪

5. 毫针刺双侧"精神穴"

精神穴：在对耳屏处，平喘下方，从屏间切迹最低处（皮质下、内分泌）与对耳屏屏轮切迹最低处（脑点）连成横线，再从屏尖向下垂直联成纵线，纵横两线的交点即是"精神穴"。针尖刺向翳风穴，刺入 1.5 寸，留针 1 小时。

6. 刀钩针钩割背俞穴

失眠患者在厥阴俞、心俞、肝俞等穴大多有压痛，用刀钩针切割钩刺，针感强烈、刺激量大，取其"欲抑先扬"之意。李文荣老师曾讲过，治疗顽固性失眠不用安眠药，而反用安钠咖类兴奋药治疗，效果不错。针药有别，原理相同。

7. 埋线

大椎、厥阴俞透心俞、气海、三阴交。

8. 松颈调寰椎

颈源性疾病很多，失眠是常见的症状，当颈椎病治好了，患者的睡眠也随之改善。治疗时尤其要重视寰枢关节紊乱的矫正，并且要将整个脊柱从上往下整复一遍，很多人在治疗的当晚就能安然入睡。

（四）癫狂

《经》云：重阴则癫，重阳则狂。其病总由气血逆乱，心神受扰，致阴阳平衡失调，或抑而为癫，或扬而为狂。

1. 癫

癫证宜行气，选用气病五穴：膻中、中脘、气海、合谷、太冲。

2. 狂

狂证当泻火。毫针：身柱透风府、太冲（泻）、内庭。

3. 癫狂

病久不愈，时癫时狂，酌选下方：

（1）大调神：人中、内关。

（2）厥阴俞、心俞、肝俞、内关、膻中、鸠尾。

（3）精神穴：毫针针尖刺向翳风穴，刺入 1.5 寸，留针 1 小时。

（4）长针：身柱透风府。

4. 验案

（1）张某，女性，47 岁，汉族，河南人。心悸，嗜睡，错语，甚者狂言乱语。于 1994 年 10 月 26 日初诊。治疗：采用醒神开窍，身柱透风府；27～31 日，治疗同上；11 月 1 日，针精神穴、大陵、内关、太冲；2 日，治疗同上；3 日，身柱透风府，精神穴，留针 3 小时；4 日，述昨晚睡觉好，针身柱、精神、涌泉，以巩固疗效。

（2）某中学一高三男生，因学习紧张，压力大，在高考前发病。失眠、健忘、烦躁易怒、多疑多虑。只好休学治疗，曾去精神病院门诊治疗，服用西药、中药皆无效，由家人领着来针灸治疗。前 3 天治疗一样：身柱透大椎、大椎透风府。以后毫针刺合谷、太冲、内庭、四神聪等，7 次后基本正常。第二年秋遇到其姐，很高兴地说弟弟今年已经考上了大学。

（五）癫痫

对于癫痫病的治疗，中医、西医目前尚无理想的治疗方法，笔者用针灸埋线治疗，有的有效，有的无效。下面治法，仅供参考。

1. 治疗

（1）癫痫发作时：针刺人中、百会、涌泉。

（2）间歇期：毫针刺风池、风府、合谷、太冲。

（3）埋线：大椎、筋缩、腰奇。白天发作，取申脉；夜晚发作，针照海。

癫痫埋线时，禁用利多卡因麻醉。个别患者埋线后，癫痫发作加重，可加任脉之鸠尾穴，埋线治疗。

（4）划刺尾尻并埋线：此为宫杜若老师经验。选治痫要穴——腰奇，尾椎两旁割纵口 2cm 长，深达骨膜，用镊柄重力划刺，使酸麻痛楚上达脑顶，出现不能忍受之态，历时数分钟，划刺不间断，得气越久，疗效越大，务必全身大反应，浑身麻胀方罢休。最后把两段羊肠线塞入皮折深处，只缝一针二针。一次割埋，十愈三四，效已可观；不愈还可割两三回以提高疗效。

（5）综合疗法：这种难治病，单一的治法恐难见效。曾治疗米庄一位 12 岁的乔姓女孩，发现其椎体有错位、椎旁有压痛，于是就为其拟一治疗方案：先用毫针刺内关、风池、风府、合谷、太冲；次用小针刀松解天柱、身柱、至阳、心俞、膈俞；再次，埋线取大椎、筋缩、腰俞、鸠尾；最后手法矫正椎体错位，从寰枕、寰枢关节一直到骶髂关节。1 个月后电话询问，家长说还挺好的。

2. 体会

（1）古人治疗癫狂痫，多放到一起讨论，是有道理的：一是同为神志病，只是表现形式不一；二是患者多为先天禀赋有别于常人；三是居处环境因素，对人体影响很大。曾去过一个地方，一万多人中竟有一百多精神病患者，由此可见地理环境对健康的重要性。

（2）针治癫痫，多取督脉腧穴，这与经旨相吻合，"督脉为病，脊强反折"（《素问·骨空论》），"督之为病，脊强而厥"（《难经·二十九难》）。陆健老师曾说，督脉上的穴位都能治癫痫。

（3）申脉与照海：有的书上说，夜间发作取照海、白昼发作取申脉；有的学者却是夜间发作取申脉、白天发作取照海。

（4）治疗此病要有爱心和耐心，只要有效，就要坚持治疗。若埋线治疗有效果，要 1 个月 1 次，连续治 3 次。如果治疗 3 次后仍无效，则应另取他法。

（5）针灸治疗期间，原来抗癫痫药应继续服用，如果持续两年未发作，才能考虑停药。

3. 病例

（1）曾在东寨治一小儿癫痫，为其开四关：毫针刺合谷、太冲。次年其邻居来就诊时说，那小孩只针了 1 次就好了，现在也没犯。

（2）一僧人，一听到大的响声就发病：人事不省、四肢抽搐。严重时，关门声音大一点也会发作，曾经按癫痫治疗，几无效果。于是询问其病史，他说曾经在云南和缅甸相邻的山上苦修，托钵行乞，日中一食。有一年冬天，一连 3 天没有吃饭，饥寒交迫，昏倒在山上。幸遇一位过路人把他救回，从此以后就得了这个怪病。并说起他一个人在山洞里修行，有一条蛇爬到了他的腿上。冬季为寒水，其应在肾，3 日未食，气血乏源，寒邪侵袭，直入肾脏，又加恐伤肾。所以遇惊、受寒、饥饿时就发病。于是就定在酉时肾经气血旺盛时给他针灸、埋线治疗。后来听他讲故事：他原来是东北某派出所的警察，因为执法严厉、疾恶如仇而遭到报复。一天，在他夜晚下班的路上，突遭一顿乱棒把他打昏，从死神手里回来后，就出家当了和尚。检查他的脊柱，发现寰枢关节错位、$T_{3\sim7}$棘突、椎旁均有压痛，于是修改原先的治疗方案：毫针刺内关 7 呼，补太溪；针刀松解颈胸部软组织压痛点；手法整复胸椎小关节紊乱、矫正寰枢关节紊乱；埋线心俞透厥阴俞、肝俞透筋缩、膻中、气海、肾俞、左足三里、右阳陵泉。术后自诉，其病若失。为了验证效果，故意使劲关门、把铝锅盖扔到地下，以弄出响声来，也未见发作。1 个月后又治疗 1 次。随访 6 年未复发。

三、肺

肺为娇脏，上居净域，吸天地间清气，受水谷之精华，为"相傅之官，治节出焉"。肺主气，司呼吸；主一身之气；主宣发肃降，通调水道；外合皮毛，应在金秋。

（一）感冒

感冒是百病之首，预防和治疗同样重要。

1. 病因病机

感冒，总由卫气不固，边防空虚，外邪乘虚而入。卫气不足，关乎肺脾肾：卫气出于下焦，滋生于中焦，宣发于上焦。

2. 预防

顾护元气，勿妄作劳，平时多锻炼，留意脑后风。

3. 治疗

（1）风池、大椎、合谷、列缺。头痛加太阳，鼻流清涕加迎香，发热加曲池，咳嗽加风门、肺俞，咽喉肿痛取少商、商阳放血，腹泻加足三里。

（2）大椎先泻后补，久治不愈者效良。

（3）泻风池、补大椎（浅刺 5 分），针时自动出汗者即愈。

（4）埋线：体虚易感冒者，埋线大椎、风门、肺俞、足三里。

（5）针刀：寰枢关节紊乱，会使患者经常处于一种头昏、鼻塞、喷嚏、流涕等"感冒"的症状。针刀治愈颈椎病后，原来经常发生的感冒也随之消失。

4. 病例

（1）一位老太太患肺气肿，动则气喘，冬天经常感冒，一感冒就犯病，吓得都不敢出门。埋线后，发现感冒明显减少，即使发病也症状较轻。于是我就用埋线的方法来预防感冒，经临床观察，总结出一组效方：大椎、风门透肺俞、肾俞、足三里。

（2）1989 年，诊治刘某之感冒。患感冒 3 个多月，服中西药物、打针、输液多种方法治疗，终难痊愈。问我有无良方，我说针灸治疗感冒效果挺好。望其面色白而无华，知其气虚；诊其寸关脉浮，知其表邪未尽。针风池以泻羁留之风邪，针合谷以合穴法相应；针大椎先泻后补：先泻余邪、后扶阳气。针后患者觉得全身发热、微微汗出，此为营卫调和、三焦元真通畅之征，乃出针，1 次而愈。

（二）咳嗽

"天食人以五气，地食人以五味。"肺脏上受天之清气，但受不得天地间之秽气；下承中焦水谷之精气，但受不得膈下脏腑之浊气。肺如钟，撞则鸣，秽浊之气入肺，则清肃受扰、宣降失常而咳嗽频作。

1. 治疗

（1）大椎、天突、肺俞、云门、左内关、右鱼际。

方义：大椎祛邪扶正，肺俞宣肺止咳，天突宽胸利气，内关开膈散郁气，鱼际清肺金荣火。此方前后呼应、攻补兼施、清气泻火、宣降两宜，气顺火消、咳嗽自平。外感加风门，气急加天突，痰多加丰隆，春天刺少商，冬季针尺泽。

（2）风门、肺俞。毫针刺后拔罐。

（3）天突，向下紧贴胸骨柄背侧刺入 1～1.5 寸。在左云下乡，遇一患者指着咽喉下的天突穴处说，他 10 年前咳嗽，卫生局张局长只扎了这儿一针就好了，到现在都没犯病。

（4）大椎与大杼连线之中点，左右各一，浅刺 3～5 分，不留针。此为河北一老中医治咳喘祖传验方。

（5）萨玛罐：在背部胸 7 以上的脊柱两侧排罐或上下拉罐，就会出现发黑或发紫的瘀斑，用锋钩针挑刺钩割，放出瘀血后，再拔罐吸出余邪。

2. 病例

初中同学许某即将参军，众亲友为之送行宴请，应酬频繁，一日晚餐后偶感风寒，咳嗽阵阵，咳痰清稀，服用抗生素无效。我说，你这是后背受寒，又不是细菌感染，针灸一下就可以了。为针风门、肺俞，针后拔罐。次日即愈。

（三）哮喘

针灸治哮喘，以支气管哮喘疗效最好，喘息性支气管炎次之，支气管扩张间或有效，心源性哮喘只做缓急之用。

1. 先泻后补平咳喘

（1）合并感染，双鱼际；无感染，双内关。双手同步行针、持续捻针5分钟。

（2）膻中，针尖向下，沿皮平刺，降逆气。

（3）风门、肺俞，毫针浅刺，不留针。哮喘严重者，针后拔罐。

（4）喘逆平息后用补法：补大椎，针感向前走，胸中会有豁然开朗之感。肺气虚馁补太渊，脾胃虚弱灸三里，肾不纳气补太溪。

（5）对症处理：痰多黏稠，治胃，取丰隆；痰饮味咸，补肾，刺复溜；咯血，针孔最。

2. 刺络拔罐

大椎穴上下左右各旁开0.5寸，双侧肺俞，锋针放血后拔火罐，连拔数次。直到拔出的血液鲜红为止。（图8-2）

3. 火针点刺

背俞找痛点，腹部针三脘，在风门、肺俞、厥阴俞、膏肓、上脘、中脘、下脘、气海等穴上寻找到压痛点，用火针频频点刺，每穴3~5下。

4. 锋钩针钩刺平喘息

手掌哮喘点：穴在掌横纹上，第二、三掌骨之间，要钩断肌纤维数下。

扁鹊夹胸找到压痛点，用锋钩针钩刺，要注意角度和深度，以免造成气胸。

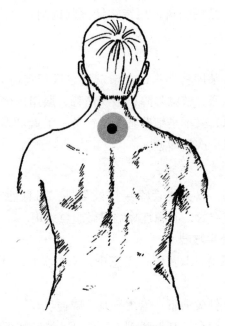

图 8 - 2　大椎刺络拔罐

5. 针刀松筋，手法正椎

在 $T_{2/3}$、$T_{3/4}$ 棘间及椎旁软组织压痛或结节处，用 4 号针刀切割松解。术后手法矫正椎体错位。

6. 穴位埋线，巩固疗效

大椎、风门透肺俞、膻中（埋线后用针尖刺激胸骨骨膜数下）、尺前（尺泽前 1 寸）、左三里。病久膈俞透至阳；痰多加中脘、丰隆；肾不纳气加气海、关元。

埋线治疗肺心病之哮喘效果不佳。但也有例外，祁某奶妈患肺心病，让我去家里治疗，我说到了肺气肿就不好治了，更何况是肺心病。但他坚持埋线治疗，没想到效果还很好。

7. 三伏中药贴敷与饮食调理

哮喘发作时，痰阻气道而致气机不畅，所以祛痰是本病一大治法。而脾为生痰之源，肺为储痰之器，肾为化痰之根。中医学认为肥甘厚腻助湿生痰，所以需告诫患者远腥荤、薄滋味、忌房劳。

中医有冬病夏治之三伏贴，基本处方源自《张氏医通》，当今此法盛行，因其确有疗效。此为内病外治法，在天热腠理大开时节，用中药之力，借经穴之路、达肺脏病所。况且借天阳以补人阳，则散阴寒、化痰湿、通气道之力更胜。这是在其正气盛时治病，也是未雨绸缪之法。我们治疗顽固性哮喘，在治疗见效后，嘱其到伏天继续针灸或埋线，连治3年，远期效果很好。

还有一种与此相反的治疗方法，就是从冬至当日开始，不吃晚饭一百天，治疗哮喘特效，尤其是那些体胖痰多的"三高"症患者。这是在一阳始生、阴气最盛时治疗的方法。有一哮喘妇女，多方求治无效，后得此法，照着去做，竟不药而愈，并且30多年没有复发。可见饮食调理之重要。

这两种方法合起来看，倒像是习武之人"夏练三伏，冬练三九"，身体强壮了，元气自然充足，不治哮喘而喘息自平。

8. 病例

（1）虞某，女性，37岁，矿工家属。于1990年5月17日（农历4月23日）初诊。

主诉：哮喘5年。

病史：5年前患者因生气后而致失眠1个月，当时是阴历4月，后开始出现哮喘，以后每年阴历4月底开始发病至8月初即止。1990年3月6日曾埋线。

现症：从今天起出现气喘，不咳无痰，胸憋气短，善太息，口苦口干，胁肋及后背胀满，两肋有火灼感，烦躁易怒，左脉沉弦细，右脉沉细，因气致喘，时值入夏，火气当令，天暑木火相合，灼肺烁金，肺气肃降失常。

治疗：埋线神道→心俞（左）、膻中、阳陵泉（右）、大椎、太溪（双）。

（2）王某，女性，28岁，本矿职工。主诉：哮喘六七年。患者一次感冒后引起气短、哮喘，以后感冒即喘。于1990年3月6日埋线后两个多月未复发。1990年5月17日感冒后复发，哮喘并作，张口抬肩，不能平卧，痰多色黄，形肥体胖。诊断：哮喘（痰湿中阻）。治法：化湿除痰、宣降肺气。方法：埋线：左膏肓、大椎→定喘、膻中、中脘、右尺泽、右丰隆。

（3）水窑乡医院一老中医之妻，患哮喘20多年，发病时喘息急促，不能半卧，靠吃药打针来缓解，终不能愈。正在发作时来就诊，为其针刺大椎、风门、肺俞、鱼际、内关，喘息即平；埋线定喘透大椎、风门透肺俞、督俞透膈俞、膻中、中脘、尺前（尺泽前1

寸）、右丰隆。4 年后见其女说，上次治疗后到现在没有复发。

（四）胸胁迸伤

胸胁迸伤俗称努伤，在农村和体力劳动者多见，吃饱饭后就去干活，用力不当或用力过度，或由于屏气负重，造成胸腔气机受损，导致胸胁迸伤。

1. 诊断

临床多见胸闷，胸背疼痛，呼吸受限等胸部气机壅滞的症状，属内伤范畴。如治疗不当或不及时，会转为慢性，虽局部症状减轻，只有轻微酸痛和沉重感，日久就会出现与错位椎体相关组织或内脏疾病。有肋椎关节半脱位者，局部有压痛，X 线检查可见肋椎关节间隙变窄或增宽。

2. 鉴别诊断

（1）气管炎：当出现咳嗽、呼吸浅促、经常发出"吭吭"声时，要注意与气管炎鉴别。笔者曾治疗朔州一位 20 岁的小木匠，原来经常饭后就去干活，"吭吭"干咳，胸痛憋闷，气短，吸气不通畅 1 年多，曾按气管炎治疗无效，按努伤予以针灸、服中药治疗而愈。

（2）胸部挫伤：以胸闷、憋气、胸背痛时，要注意和胸部挫伤相鉴别。胸部挫伤是由于暴力直接作用于胸壁软组织所致的损伤，有外伤史，以伤血为主，多因脉络受损，血溢于脉外，瘀血停滞而成。

3. 治疗

（1）简易效方：患者站立，口中含满水，长吸一口气，然后憋住气。医者站在患者的背后，用手掌猛拍患者背部数下（适用于病轻者）；或用双手环抱患者胸部并猛然向后紧拉一下（适用于病情较重者），同时让患者将口中之水使劲喷向远处。轻者 1 次即愈，重者可重复 3~5 次。

（2）毫针法：内关、尺泽。针内关配合深呼吸，让患者吸气时尽量吸到脐下丹田处。胸痛引背，内关透外关；胸胁痛，针支沟、阳陵泉；病久由气伤血，瘀血阻络者，针膈俞、太冲。

（3）手法：有肋椎关节半脱位者，让患者取坐位，用膝顶法矫正；也可用俯卧掌按冲压法，可听到关节复位声。

（4）埋线法：一般用于病久不愈，或不能每天来针灸者。主穴：

大椎、肺俞透厥阴俞、膻中、左内关、右尺泽。如未痊愈，1个月后再埋线1次。

（5）中药：老中医善用中药治疗此病，治疗时须辨别在气、在血，或痰或瘀，酌情选用下方：轻者在气分，宜开胸利气，方用桔梗二陈汤；重则气血两伤，宜行气化瘀，选血府逐瘀汤。痰瘀互结，用小柴胡汤加全瓜蒌30g、苏木15g，3剂即效。

（6）导引吐纳法：晨起扩胸深呼吸，坚持练习八段锦中"左右弯弓似射雕"，有利于本病的康复。

四、脾胃

"地食人以五味"，胃主受纳，脾主运化；脾气主升，胃气主降；胃属阳明燥土而喜润，脾属太阴湿土而喜燥。阴阳相合，受纳相随，升降相因，燥润相济，共同完成饮食物的消化吸收，气血津液的生化，为人体生命活动提供必不可少的物资供应。故说"脾胃为后天之本，气血生化之源"。调理脾胃是中医的一大法门。

（一）胃痛

胃痛，又称胃脘痛，是指胃脘部的疼痛而言。寒邪犯胃、肝木克土、脾胃虚寒等是引起胃痛的常见原因。急则治其标，止痛为第一要务。下列九法治胃痛，备以应急。

1. 治胃痛九法

（1）指压至阳：患者俯卧，医者双拇指叠压至阳穴，并向腹侧按至胃里发热时，疼痛就消失了。

（2）内关、公孙（左右各一，上下相配）。针内关时，配合深呼吸，吸气到上腹部，呼气深长细匀慢。

（3）针合谷：先泻后补，或快频率、多捻转。

（4）内关、中脘、足三里。先针刺远端穴位内关、足三里，使病邪有出路，然后再针中脘。

（5）锋钩针：钩刺至阳，可立止疼痛。

（6）火针：点刺三脘（上脘、中脘、下脘）。

（7）小针刀：在 $T_{6\sim12}$ 正中线与脊旁找压痛点，用针刀切割松解。

（8）整脊：许多胃痛的患者存在胸椎小关节紊乱，只用手法整复，即可缓解或消除。

（9）埋线：仔细寻找脊柱两侧压痛点、敏感点及结节等阳性反应点。重点检查肝胆脾胃的背俞穴、募穴，这些点是诊断疾病的重要线索，也是针灸、埋线治疗的有效部位。

在上述有压痛等阳性反应的穴位埋线，不仅近期疗效好，而且远期亦佳，当为疼痛性胃病的优选疗法。但治疗必须有连续性，应 1个月 1 次，连治 3 次。

2. 病例

（1）王某，男性，28 岁，四号井机运队。于 1990 年 4 月 12 日就诊。主诉：心口疼，吐 1 天。病史：胃脘疼痛，呕吐频作，遇冷加剧，面色青惨，因井下工作，寒湿浸淫，病已经年。于 1989 年 11月 20 日在某医院做钡餐造影，确诊为浅表性胃炎。吐随痛作，时发时止。检查：建里、水分、至阳、左足三里均有压痛。病因脾胃体虚、寒湿久困、外寒内侵，寒滞则痛，气逆则吐。诊断：胃脘痛。治疗：埋线。曾于 1990 年 1 月 10 日埋线治疗，取中脘、胃俞、足三里（左）、三阴交（右）。埋线 3 个月来，共发病 3 次，第一次较轻；第二次在前 6 天，疼、吐两昼夜，此次从昨天又发病如前。每次胃痛、呕吐都是由于吃肉引起，于是嘱其以后饮食清淡，并予埋线治疗。

（2）段某，女性，28 岁，已婚，本矿职工。胃脘痛 15 年。于1990 年 5 月 17 日初诊。胃脘酸痛隐隐，按之痛剧，自觉气从少腹上冲心，冲逆则头痛（两太阳穴处）。每因生气，上火则发。乏力，纳可，口苦口干，二便尚可。诊断：奔豚气（胃神经官能症），证为气郁化火、冲气上逆。治应平冲降逆。予以埋线加针灸。取穴：中脘、气海、三阴交（右）埋线。膻中、中脘、气海、肓俞（双）、太溪（右）、三阴交（双）、阳陵泉、内关针灸。

（二）泄泻

《经》曰："清气在下，则生飧泄。"泄泻一证，总因脾不健运、小肠分清泌浊失司，以致水谷不分、并走肠道而成。治应健脾化湿或温阳燥湿。利小便以实大便是中药的治法，针灸则难以实施。

1. 治疗

（1）止泻基础方：脾俞、大肠俞、天枢、气海、左足三里、右上巨虚。

加减：虚寒证用烧山火，或用艾灸。实证、热证加曲池、合谷。

（2）胃肠十穴：中脘、天枢、关元，双侧足三里、上巨虚、下巨虚，留针1小时。

（3）火针：脾俞、胃俞、肾俞、大肠俞、会阳、脐周四穴、足三里、漏谷、三阴交。

久泻不愈火针最捷。酌情选穴，除腹部腧穴，皆用细火针深而速刺法，不留针。效果最好者，针后次日即效。

（4）埋线：触诊上述穴位，找到压痛或其他阳性反应点，埋线治疗。

2. 病例

（1）上吐下泻。1993年7月，在北京至乌鲁木齐列车上遇到一位男性吉林乘客，面色青黯、大汗淋漓、腹痛剧烈、上吐下泻。询其病史，半小时前与家人吃了1只烧鸡，细问其妻、子皆无不适，可排除食物中毒。因其做人参生意，常年旅途奔波，他自己吃了大半只鸡。旅途劳累加以饮食不节，遂致气机升降失常，诊为急性胃肠炎。先用毫针刺内关，配合深呼吸7次，腹痛明显减轻。继用锋针刺肘窝、腘窝静脉充盈处放血，当即吐停泻止。半小时后，与妻子专门致谢。

（2）慢性非特异性溃疡性结肠炎。1994冬季，治一中年女性久泻患者，自诉腹泻8年多，时轻时重，少则一天两三次，多则十数次，曾去多家医院检查治疗，诊断为慢性非特异性结肠炎。但治疗效果甚微，近来有加重趋势，不仅大便次数增多而且便中带血，严重时竟便出血水样排泄物，便前腹痛难忍，有急迫排便感，必须马上入厕，便后腹痛消失。此次满怀信心前来求治，连针3次未见明显效果，她自己认为是每天来针灸的时间为快要下班了，医生一上午看了几十个患者，等到给她治疗的时候已经体能消耗太多，所以疗效不好。第四天早晨，北京时间7点钟（当地与北京时差两小时），就去医院准备挂第一个号。听了她的话，忽然想起这个时间正是卯时大肠经气血旺盛之时，于是就为她做治疗，取穴与前几次大致相同（中脘、天枢、气海、关元，双侧足三里、上巨虚、下巨虚），留针4个小时，从7：30留针至11：30（横跨卯、辰及巳时）。第二天早晨患者万分高兴地来说，从昨天针后到现在只大便了

1次，并且已不带血。效不更方，按此法继针3次后，埋线以巩固疗效，多年痼疾几天痊愈。子午流注针法之深奥，于此可见一斑。

（3）埋线治泄泻。在某中医院治一慢性腹泻的女性患者，一天大便2~3次，严重时4~5次，曾服中药、西药，效果不理想。因家住在忻州，不能每天来针灸，就为她埋线治疗：

取穴：大肠俞、天枢、气海透石门、关元、足三里下痛点（上巨虚与足三里之间）、三阴交。

埋线后第三天患者与丈夫一起来说，自从埋线以后，每天排便次数反而增多，多时竟达十多次，患者和家里人很紧张。于是就给她们解释埋线的治病机理，最后告诉说治疗后便次增多是体内排病外出的好现象，以后就会逐渐次数减少而慢慢正常。1个月后，患者如期到来进行第二次埋线，并说上次治疗后第四天就开始好转，1周后已正常。

（三）糖尿病

1. 治疗

（1）手法：正脊手法，从骶髂关节开始往上整到寰枢关节，重点矫正$T_{5~9}$。

（2）毫针法：膈俞、胰俞（第八胸椎棘突下旁开1.5寸）、脾俞、足三里、三阴交。

多饮烦渴加肺俞、承浆、鱼际；多食易饥加胃俞、内庭；多尿、腰酸加肾俞、关元；性急易怒加肝俞、太冲；神疲、乏力加大椎、气海；手足麻木、感觉减退加内关、太溪、八邪、八风；皮肤溃疡、面积较小者用火锟针烙熨患处。

（3）针刀法：$T_{7~10}$棘间、棘间点旁开1cm，共9点，针刀松解后，手法整复。

（4）埋线

一组：膈俞透胰俞、脾俞透胃俞、足三里、三阴交。

二组：胰俞透肝俞、肾俞透三焦俞、气海透关元、地机。

三组：至阳、中脘、膻中、气海、小腿内侧阴陵泉与太溪连线的中点。

根据患者的病情、腧穴的触诊，三组穴位，轮流使用。一般1次见效，1月1次，连治3次。

2. 体会

（1）糖尿病三大原因：饮食、房劳、屈背。

现代人物质生活丰富，不珍惜自己身体的人就去"以酒为浆，以妄为常，醉以入房"，胃受纳多超限，脾运转来不及，肾精气多斫伐，终致损伤脾肾，而发为消渴。

支配胰腺的交感神经发自 $T_{6\sim8}$，当相应的脊椎小关节紊乱和椎旁软组织损伤时，就会直接或间接地刺激或压迫支配胰腺的神经而引起胰腺功能失常。所以，我们在治疗前要检查患者的第 6~9 胸椎，看是否有棘突偏歪、压痛，椎旁软组织有无变硬的粘连点，膈俞、胰俞、肝俞是否有压痛等阳性反应，如果这三项都正常，就不是我们治疗的适应证。

美国一所大学研究发现，糖尿病的发病与看电视的时间长短成正比，但是他们没有做进一步的研究。我们仔细观察一下长时间看电视的人，很少有军人那样的坐姿，大多背曲肩随。

12 个胸椎略向后突，$T_{6\sim8}$ 居中，正好处于胸椎生理弯曲的中心，受到的拉应力最大，其棘上韧带、骶棘肌处于一种绷紧牵拉的状态，容易引起累积性劳损，断裂的肌纤维渗出、粘连、功能受限，进而影响到肋椎关节、肋横突关节及关节突关节发生错位，刺激交感神经而发病。

（2）糖尿病相关脏腑：脾、肾、肝。我们临床观察，糖尿病除与脾肾关系密切外，肝气、肝火也是致病原因。一名 30 多岁的哈萨克族壮汉，体形肥胖，在银行上班，生气后发现"三多"症状，经化验，血糖偏高，查胰俞、肝俞、胆俞处压痛，锋钩针钩刺上穴，针后放出又黑又稠的血，血的上面浮着油花花。第三天来喜告，化验已经正常。上学时经常去省人民医院急诊科学习，一天见到一位糖尿病酮症酸中毒患者，起因就是和妻子大吵一架后而发病。可见怒伤肝、木克土，胰腺附于脾，所以胰腺疾病治疗时，要以调理脾胃为主，兼治肝肾。

（3）糖尿病需要综合治疗。本病病因多元，涉及遗传、免疫、微生物感染及其毒素、自由基毒素、精神因素等各种致病因子，患者需要从饮食、心情、生活、坐姿等方面加以调理，医生也要因人制宜、辨证施治。临床发现，针灸、针刀、手法等单一的治疗方法很难取得较好的远期疗效，所以，坚持足够疗程的治疗很重要。我们多在九针治疗后，整复胸椎，血糖正常后继续埋线治疗 3 次，远期疗效满意。平朔露天煤矿张姓同学爱人治疗后疗效保持 4 年。深圳儿童福利院一保育员，患 1 型糖尿病用胰岛素 3 年，要求治疗，对其说针刀埋线治疗 2 型糖尿病较好，1 型一般不治，但是她很有信心，坚持治疗并逐渐减药，针刀 3 次（1 周 1 次）、埋线 3 次（1 个月 1 次）后，血糖、尿糖全部正常，胰岛素也停了，可惜疗效只维持了 6 个月。

3. 验案

某局长患糖尿病多年，原来吃国产药、现在服进口药维持治疗，但血糖还是偏高。我们在宾馆谈论起治该病的方法，他一听用针刀治疗，就坚决不同意，说还是做做手法吧，于是就为他松筋整脊。检查时发现：胸椎中段后凸高起，$T_{6\sim9}$ 处棘上韧带压痛明显，脊椎两侧肌肉绷紧，灵台、至阳、筋缩、督俞、膈俞、胰俞、肝俞均有压痛。先做放松手法，用一指禅㨰法放松脊柱两侧肌肉，再用掌根冲压法矫正胸椎小关节紊乱、侧扳法纠正腰椎小关节紊乱，并对骨盆、颈椎都做了正骨手法。晚上服药时他特意将药物减半，第二天早晨起来自己化验，想不到血糖降了下来。欣喜之余，介绍他的爱人、姐姐、儿子等前来治疗。几天后我们从谷城返回襄樊时，他自己主动要求针刀治疗。

（四）慢性胃炎

慢性胃炎是指多种病因引起的慢性胃黏膜炎症或萎缩性病变，多由急性胃炎迁延不愈或反复发作转变而来，可分为浅表性胃炎、萎缩性胃炎。

慢性胃炎发病率在各种胃病中居首位，约占胃镜检查患者的 80% 以上。以上腹部疼痛、胀满、嘈杂、纳呆等症状为主要表现，中医学称之为"胃脘痛""胃胀""嗳气""嘈杂"等。

1. 辨证施治

（1）主穴：中脘、内关、足三里。毫针刺，或火针点刺。

配穴：加至阳散寒止痛，加里内庭消食导滞，加内庭清泻胃火，加膈俞通络化瘀，灸足三里温胃健中。

（2）埋线：取至阳、肝俞、脾俞、胃俞、中脘、足三里。

在上述穴位寻找压痛、硬结等反应点，这是埋线取效的关键。

2. 对症治疗

（1）胃脘疼痛：请参阅胃痛的治疗方法，酌情选用。

（2）胃脘胀满：浅表性胃炎，有许多以胀满为主症，治疗起来比疼痛难以取效。经临床反复观察总结出了三针除胃胀：

先针内关（左），导气法；继泻合谷（右），抽拉法；跪取伏兔（右），引邪下行。

（3）反酸：西医学认为是胃酸分泌太多，中医说曲直作酸，多为肝木克土所致，治宜疏肝和胃：取穴胃俞、胆俞、足三里、阳陵泉。艾灸比针刺效果好。膏肓多有压痛，用艾灸，也可用火针频频点刺。

（4）胃寒怕凉：凉食冷饮、进胃就痛，腹部怕凉、喜温喜按，证属脾胃虚寒。或用针刺烧山火，或用火针点刺胸夹脊，艾灸至阳、足三里有良效。

（5）呕吐、腹泻：或针吐，内关、中脘须用补。或针泻，天枢、三里上下廉。上吐下泻并作，多为急性胃肠炎，尺泽、委中，锋针放血。

（6）呃逆。《灵枢·杂病》曰："哕，以草刺鼻，嚏而已；无息而疾迎引之，立已；大惊之，亦可已。"

哕即呃逆，《内经》治哕有三法：取嚏、屏气、惊吓。以草刺鼻取嚏，可以看作是针刺的雏形。针灸治疗呃逆疗效很好，下法可选其一：

针刺内关，让患者深呼吸以配合。

刺膻中，针尖向下，留针。

天突、膈俞、中脘、足三里毫针刺。

也可采用眶上神经或双眼球按压法，有时可立止呃逆。

呃逆一症，说易也易，一针下去即停；说难却难，多法治疗，还是打嗝依旧。

（7）纳呆。食欲不振，灸然谷。

长针透穴：中脘、建里、下脘，一针 3 穴。

本病缠绵难愈，平时饮食要规律，多食清淡易消化食物。治疗期间，尤忌酒肉海鲜及葱韭薤蒜等，因为荤腥辛辣之物对胃多有刺激，难以消化的肉类增加胃的负担，正常时人体需要的三大物质进入胃后的消化时间，糖为半小时、蛋白质是一个半小时、肉类则需要3个多小时，当胃病时则需要更长的时间。

（8）胃下垂：体瘦气虚者，可同时患有慢性胃炎与胃下垂，令治疗更加棘手。宫杜若老师治疗胃下垂之家传秘方，效果不错，用毫针刺五虎穴（图8-3）：中脘、下脘、天枢（双）、气海。留针整个上午，4~5小时，轻者1次即效，重者可连针3次。亦可用火针点刺。几经重复验证，对改善症状疗效明显，为了疗效巩固，多在针刺3次后加埋线治疗。如需进一步研究，则当留意治疗前后胃下垂度数之改变。

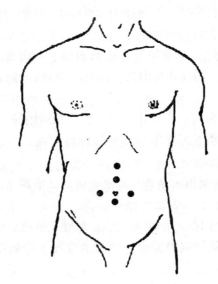

图8-3　五虎穴

（五）消化性溃疡

消化性溃疡主要指发生在胃和十二指肠的慢性溃疡，即胃溃疡和十二指肠溃疡，因溃疡形成和胃酸/胃蛋白酶的消化作用有关而得名。

本病有反复性、周期性和节律性上腹疼痛，胃溃疡疼痛的节律为进食—疼痛—舒适，可伴有嗳气、反酸等消化不良症状；十二指肠溃疡疼痛的节律为进食—舒适—疼痛（空腹痛），可有夜间痛。该病的发生与幽门螺杆菌感染密切相关，细菌培养是检测幽门螺杆菌感染的可靠方法。X线钡餐造影或胃镜检查可确诊。胃溃疡可被制酸药缓解，十二指肠溃疡疼痛进食后缓解。

消化性溃疡多在背俞穴上找到压痛、硬结或酸胀、凹陷的阳性反应点。胃溃疡多出现在至阳、肝俞、脾俞、胃俞、中脘、足三里；十二指肠球部溃疡多反映在胆俞、阳纲、胃仓、梁门、阳陵泉。均可在上述穴位针刺、艾灸或埋线。

1. 治疗

（1）毫针法：中脘、内关、足三里。

寒痛加至阳；脾胃虚弱加脾俞、胃俞；肝气犯胃加肝俞、胆俞；脾肾阳虚加肾俞、三阴交。胃溃疡加梁门；十二指肠溃疡加胆俞、阳纲。胃酸过多灸膏肓；食欲减退加中脘透建里、下脘；腹胀加阴陵泉。

（2）火针法：细火针速刺至阳、中脘、天枢、关元、足三里、梁丘，点刺不留针。隔2日1次。

（3）埋线法：取至阳、肝俞透脾俞、脾俞透胃俞、中脘、梁门、足三里、三阴交。1个月1次，连治3次。

2. 注意事项

（1）如属溃疡病出血、穿孔等重症，应及时采取西医急救措施。

（2）临床发现，十二指肠球部溃疡多在胆俞、阳纲、阳陵泉有压痛，可按胆经病变治疗。

（3）胃病是埋线疗法中的首选病种，近期远期效果均好。

（4）治疗后要注意：生活规律，劳逸结合、心情愉快、饮食清淡，远腥荤、戒烟酒。

3. 病例

（1）杨某，男性，27岁，汉族，塔城市人。1994年10月14日初诊。上腹部饥饿性疼痛4年。上消化道造影示十二指肠球部有一0.5cm小龛影。予以埋线治疗。1个月后来第二次埋线，诉自上次埋线后一直未痛。

（2）丁某，男性，25岁，回族。1994年10月31日初诊。主诉：腹痛8年。治疗：毫针刺胆俞、阳纲；11月1日复诊，腹部未痛，毫针：中脘、梁门、足三里、阳陵泉；2日：锋刀针钩背俞穴；3日治疗同1日；4日，毫针：内庭、上巨虚；7～8日，中脘、足三里；9日埋线：胆俞→阳纲、胆俞→胃俞→胃仓、中脘、阳陵泉。治疗效果：临床显效。

（3）某男性患者，嗜酒常醉，胃疼剧烈，经大同某医院胃镜检查诊断为十二指肠球部溃疡。触诊背部穴位，发现至阳、左肝俞、右胆俞、脾俞、阳纲、胃仓压痛，于是在上述穴位加左三里、右阳陵埋线。之后前 3 天针眼疼痛明显，以后逐渐减轻至消失，胃脘疼痛也随之消失。第二次、第三次埋线是去他家里治疗的。第一次治疗后就再没有痛过，第三次治疗后 1 个月去做胃镜复查，未发现溃疡。看来，中医不仅能治疗功能性疾病，同样也能治愈器质性病变。

五、肝胆

肝胆甲乙东方木，阳气始生，其应春，主疏泄、喜条达，调畅全身气机。肝体阴而用阳，主藏血、主升发。气血运行不畅之证，治当疏利肝胆、调和气血。

（一）郁证

郁证是由于情志不舒、气机郁滞所致，以心情抑郁、情绪不宁，胸部满闷、胁肋胀痛或易怒喜哭，或咽中如有异物梗塞等症为主要临床表现的一类病证。本病多发于中青年女性。

1. 五郁和六郁

《素问·六元正纪大论》按五脏配五行分为五郁，并制定了相应的治法："木郁达之，火郁发之，土郁夺之，金郁泄之，水郁折之。"

《丹溪心法·六郁》列专篇，提出气、血、火、食、湿、痰六郁之说，创立了六郁汤、越鞠丸等治疗方剂。

2. 病因病机

郁证主要为七情所伤，肝气郁结而致病。病位主要在肝，可涉及心、脾，肾。肝主疏泄，而喜条达。疏泄失常，可引起五脏气血失调。肝气横逆乘土，则可致脾胃失和。肝郁化火，相火扰动君火可致心火偏亢。忧思伤脾，思则气结，脾失运化则湿郁生痰。脾不健运则生化无源、气血不足，而致心神失养、心脾两虚。肝郁化火，火邪伤阴，心失所养，肾阴被耗，可出现阴虚火旺、心肾阴虚之证。气机久郁则成气滞血瘀之证。

3. 治疗

理气开郁，调畅气机，移情易性是治疗郁病的基本原则。正如《医方论·越鞠丸》方解中说："凡郁病必先气病，气得疏通，郁于何有？"叶天士认为"郁证全在病者能移情易性"。王清任用活血化瘀法治疗血行郁滞的郁证。

（1）气病五穴：内关、膻中、中脘、气海、公孙。

随症加减：血瘀加血海、膈俞；火郁加曲池、行间；痰结加足三里、丰隆；湿滞加三阴交、足三里；食积加阴陵泉、里内庭；心神失养加神门、膏肓俞；阴虚火旺加太溪、太冲。

（2）锋钩针：身柱、至阳、筋缩、膈俞、肝俞。

（3）精神穴：毫针深刺1.5寸，留针1小时。

（4）毫针：合谷、太冲、承浆、风府。

（5）梅花针叩刺华佗夹脊、头三阳经及肘膝以下手足六经，普叩经、重叩穴。也可用磁圆针叩敲。

（6）病程较长者，用埋线疗法。

（7）整脊疗法：颈、胸、腰、骶从上往下全部整复1次，3天1次。

（二）胁痛

两胁为肝胆之分野，故胁痛多以肝胆论治。

1. 主方

期门、日月、至阳、肝俞、胆俞、支沟、阳陵泉。

加减：带状疱疹加相应夹脊；胆绞痛加阳陵泉下之胆囊穴；肝肿大加手针肝点（中渚近心端下5分）；疼痛剧烈，内关透外关。

方解：针募穴期门、日月疏肝胆郁气，针至阳、肝胆俞以泻肝胆之火，支沟散三焦之热，阳陵泉泻胆经郁气下行外出。实则是俞募相配，加下合穴。胆囊炎、胆结石之胆绞痛、带状疱疹、肋间神经痛等肝胆诸疾皆可用之。

2. 气郁、气虚胁痛

有一种胁痛，西医检查无病，但常见胁下胀痛，每因生气、劳累而发作，病虽在气分，然有气郁、气虚之别。气郁者每因情绪波动而发，胁下胀痛，善太息，口苦咽干，脉弦也。治宜内关透外关，加逍遥散。气虚之痛多为隐隐，酸楚不适，劳累后加重，喜温喜按，舌淡苔白脉多沉，治当泻肝俞、补肾俞、足三里及阳陵泉，方宜柴胡、黄芪、川芎之类；有时气虚与气郁并见，虚实夹杂，男常见于左胁，女常见于右胁，治当疏肝与益气并举，针刺与中药共进。且需患者怡情悦性，不妄劳作，方可有效。

3. 外伤胁痛

有外伤引起的胸胁挫裂伤，或肋骨骨折引起的胁肋处疼痛，针灸也有很好的疗效。刚参加工作时，一老农被牛犄角顶伤右胁，疼痛难忍，胁下有瘀斑，拍片未见骨折。为针内关透外关配合深呼吸，当即痛止。

（三）胆绞痛

胆绞痛为胆管管壁痉挛，急性膨胀引起的疼痛，表现为骤然右上腹或中上腹的阵发性绞痛，多见于胆囊炎、胆石症及胆道蛔虫症急性发作期，常在饱餐后或半夜里发作，右上腹出现阵发性疼痛，呕吐、上腹不适、食后饱胀等消化不良的症状。

1. 治疗

（1）毫针法：右侧日月、期门、梁门，肝俞、胆俞，胆囊穴，支沟透间使，丘墟透照海。

（2）锋钩针：钩刺肝俞、胆俞、至阳。胆结石在足临泣有压痛，可用锋钩针钩刺。

（3）埋线：取至阳、胆俞、日月、阳陵泉。埋入 1 号 1.5cm 长羊肠线，4 周埋线 1 次，3 次为 1 疗程。

2. 体会

（1）针灸治疗前或缓急后，须进行有关检查，如发现胆囊坏死及穿孔指征，应急转外科处理。

（2）胆结石患者需根据结石的大小来决定刺激量的大小，笔者曾经治疗两例结石直径大于 1cm 的患者，用锋钩针钩刺至阳穴，均于当晚胆绞痛剧烈发作，B 超发现结石嵌顿在胆总管，予以急症处理，立即行胆囊摘除手术。因为胆总管的直径在舒张状态下约 1cm，所以当结石大于 1cm 时，应慎用。

（3）治疗胆囊炎，要肝胆同治、胆胃同治。埋线：中脘、期门、肝俞、胆俞、日月、左足三里、右阳陵泉。曾治一胆囊炎中年妇女，在右侧阳陵泉埋线 1 个月后，B 超复查，已经正常。

（4）大柴胡汤加三棱 20～30g。日 1 剂，水煎服。治疗胆结石泥沙型效果好。

3. 病例

（1）吉某，女性，40 岁，蒙古族。上腹疼痛 1 年，加重 1 周。

右上腹疼痛、腹胀。口苦、口干、右胁胀满，大便正常。查：上腹部压痛，少腹压痛，墨菲征阳性。B超：胆囊炎。胃镜：浅表性胃炎。治疗：埋线：肝俞、胆俞、胃俞、中脘、日月、足三里、阳陵泉。1个月后第二次埋线时说疼痛已消失。

（2）山西某局长盛某，右胁下疼痛、腰痛10天。6年前曾在上海某医院做手术：从胆囊中取出结石后又将胆囊缝合，是国内少见的不摘除胆囊治胆结石的外科手术。今年又复发，B超检查可见数粒小结石。小针刀针肝俞、胆俞、期门、日月、阳陵泉、京门（因有尿蛋白＋＋），针后疼痛大减。1周后来说尚有微微疼痛，继针1次，疼痛消失。

（四）带状疱疹

带状疱疹属于中医"蛇串疮"的范畴，因其皮肤上有红斑水疱，累累如串珠，每多缠腰而发，故又名缠腰火丹。西医学认为是由水痘－带状疱疹病毒导致的一种皮肤疾病。中医学认为是感受风、热、湿邪，火郁于心、肝、肺、脾，经络阻滞、气血郁闭，发于体表所致。

疼痛为本病的特征之一，疼痛剧烈，可发于疹前或伴随发疹出现。

1. 治疗

（1）火针法：发疹期，常规消毒后以中粗火针在龙头前，龙尾后及龙中（注：带状疱疹位于人体前部的端点叫龙头，位于人体后部的端点叫龙尾，龙头、龙尾的中间处叫龙中）上下1～2cm处，在疱疹周围的健康皮肤，每隔1～2cm点刺1针，速刺不留针，深度2～3分，针后拔罐。

有大水疱者，可在其中心部位点破，液体流出后用消毒干棉球拭净，再用甲紫涂拭，以消毒纱布外敷。

疱疹干燥后仍遗留痛感者，火针散刺。

（2）长圆利针法：以4寸长圆利针在病灶外缘处15°角刺入，沿皮密集透刺，以病变范围为度，不留针。如针长不达，则分段进行治疗；或两头进针，相向沿皮透刺。注意刺手押手配合得当，特别在胸背部治疗时勿误深入。起针后在局部轻轻点刺后拔火罐10分钟。起罐后用干棉球拭去血水。辅以毫针，如风火型者配刺太冲透涌泉、阳陵泉，泻法；湿热内蕴配刺曲池、血海，泻法；热盛者配大椎、合谷；心烦阵痛加支沟、内关；胸部痞闷加中脘，均留针 15 分钟。长圆利针法治疗本病是山西省针灸研究所曹玉霞主任的经验，往往一次治疗后即可痛止十之八九，屡试不爽。

（3）梅花针加火罐：对疱疹周围做环形叩刺出血后拔罐。起罐后涂以 2% 甲紫溶液。

叩刺与发疹部位相应的神经根：疱疹发于头面部，则叩刺患侧 $C_{1~7}$ 旁开 1.5 寸线；发于上肢，则叩刺患侧 $C_1 \sim T_7$ 旁开 1.5 寸线；发于胸胁，则叩刺 $T_{1~12}$ 旁开 1.5 寸线；发于下肢，则叩刺患侧 $L_1 \sim _5$ 旁开 1.5 寸线 3~5 遍，至稍出血。

（4）三棱针法：疱疹发于胸部者，取少商、曲泽、尺泽放血；发于背部者，取委中放血；发于头面部者，取商阳、耳尖、内庭放血。

2. 病例

（1）1982 年在云冈治一 60 多岁老妇，患带状疱疹 1 年，经治疗疱疹消失，但疼痛不止。在其右侧腋下第 5、6、7 肋处尚可见浅暗色的色素沉着。针刺右侧 T_5、T_6、T_7 夹脊穴，左内关、右外关、右阳陵泉。针内关时配合深呼吸，当即疼痛减轻。连针 7 天患处疼痛消失。

（2）江主任之叔父，年过七旬，患有带状疱疹，疼痛剧烈顽固，影响睡眠，且患有肠风便血。住院期间用多种药物止痛，效果不理想。查：右胁下布满红色疱疹，从 $T_{5~8}$ 背部前至脐。触诊：$T_{5~9}$ 棘突、棘旁皆有压痛。针刀松解 $T_{5~9}$ 夹脊，毫针针左内关透外关、右阳陵泉。当晚疼痛明显减轻，并安然入睡，3 天后痛止，1 周后痊愈，继治肠风下血。从西医角度看，此二证为两个病，但从中医角度来认识则是一个病的两个主要症状：肝胆郁火发于胁下则出疱疹而疼痛；热邪迫血下行，火毒下出于魄门则便血。故治宜先泻肝胆火邪，火邪消尽方可止血，如先后颠倒，先止血，则体内火毒欲出无门，难免有闭门留寇之弊。

六、肾 与 膀 胱

肾藏精、主管人的四季：生长、发育、生殖、衰老；肾主水，主司全身水液代谢；肾主纳气，吸气下归丹田，为气极之根。主骨生髓，充骨则刚、益脑则慧。肾开窍于耳及二阴，精亏则耳鸣耳聋，气虚者下窍失守。肾水之中藏相火，可谓"龙潜海底"，肾间元气涵阴抱阳，为生命之基、先天之本。

（一）腰痛

腰为肾之外府。所以中医学认为腰痛虽有寒、湿、瘀之分，但其本不离肾虚。

1. 九针八法治腰痛

（1）人中、委中：除脊膂之强痛。人中为督脉要穴，擅治正中间腰痛，毫针向上刺，眼睛流泪为佳；脊柱两侧的肌肉为膂，足太阳膀胱经经脉所过，委中长于治疗脊柱两侧疼痛，取仰卧位，直腿抬高刺入，触电感放射到脚。上下交攻，立止疼痛。急性腰痛，或疼痛剧烈者可取。

（2）后溪、昆仑：后溪通于督脉，毫针刺后溪，边捻转边让患者活动腰部，轻者即可止痛，重者则能缓解。刺昆仑取俯卧位，双侧同时进针，用左升右降法，左侧用热补法，右侧用抽拉法引邪下行。

（3）委中：单腿站立位，锋针刺络放血。

（4）长圆利针：患者俯卧，竖刺：肾俞透大肠俞；横刺：志室透肾俞到命门；直刺：大肠俞、秩边、环跳。快速针刺，不留针。（图8-4）

（5）细火针：找到固定的痛点，如$L_{4\sim5}$棘间、腰夹脊穴等，用深而速刺法，一般不留针。

（6）刀钩针：寻找腰背肌肉、筋膜、韧带、小关节及横突尖等处的压痛、紧张、硬结。刺到病灶后，先行点压下按，继则切割松解，最后提割上拉。以使硬结变软，紧张处松弛，粘连点松解。

（7）小针刀：重点松解L_3横突尖，病变腰椎的棘间韧带与横突间肌。

（8）埋线法：肾俞透气海俞、压痛点、腰阳关（男性）、十七椎下（女性）。史振满教授介绍他曾在腰阳关埋丝线治疗腰痛，24年没复发的经验。我们重复使用此法，效果满意。尤其适合那些久治不愈、经常复发者。

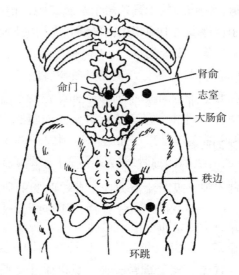

图 8 - 4   长针治腰痛

2. 手法 7 种治腰痛

手法门派林立、名目很多，归纳起来有二：正筋、正骨。

（1）推拿按摩：放松肌筋膜，方法大致有三种：按肌肉起止走行的西式按摩法；按揉经络点压穴位的中医传统手法；针对疼痛局部的推按捺拿法等。

（2）掌推冲压法：适用于胸椎与胸腰段小关节紊乱。患者俯卧位，胸部下垫一薄枕，医者双掌相叠，掌根部按压于患椎略后凸的棘突上，另一手掌叠于前掌上，让患者深吸一口气，当呼气末了时，两手轻巧施力向下按压。闻及一声脆响或感棘突移动时，复位成功。

（3）掌推法：此为郭焕章治疗急性腰扭伤手法。双上肢上举，面墙站立，医者拇指抵压腰痛点，疼痛面积大者用掌根按压，在患者大口呼气的同时向外上方推按 3 ~ 5 次。

（4）斜搬法：患者侧卧，患侧在上并屈髋屈膝，健侧髋、膝关节伸直。医者可立于患者前侧或背侧，一手置于肩部，另一手置于臀部，两手相对用力，使上身和臀部做反向旋转（令患者腰部尽量放松，肩部旋后，臀部旋前），活动到最大程度时，用力做一稳定推扳动作。此刻往往可听到清脆的弹响声，腰痛一般可随之缓解。

（5）痛点指揉法：适用于痛点固定、面积较小的压痛点或激痛点，如腰三横突尖部，臀上皮神经髂嵴下点。

（6）腰痛治腹：按压脐旁腹主动脉，详见第一章相关内容。

（7）骨盆矫正法：详见第八章骨盆旋移症。

3. 定位辨病治腰痛

按照从里向外、由浅及深、从筋到骨的西医解剖、诊断来认识腰痛，就会有更深入细致的了解，有助于精确定位、击中要害。

常见的疾病介绍如下：

（1）棘上（间）韧带损伤：最常见的是 $L_{4\sim5}$、$L_5\sim S_1$，棘上韧带压痛表浅、棘间韧带压痛深在。可用火针点刺，也可用小针刀松解但不可多切。

武某，男，39 岁，汉，塔城市一中。1994 年 10 月 7 日。腰痛 4 天。弯腰抬物时扭伤腰部，活动受限，无腿疼。查：$L_{4\sim5}$ 棘间压痛。临床诊断：$L_{4\sim5}$ 棘间韧带损伤。治疗：①圆利针刺大肠俞、委中。②锋刀针钩切 $L_{4\sim5}$ 棘间。1 次治愈。

（2）腰三横突综合征：此为急慢性腰痛最常见的原因之一，有人报道该病占腰痛的 60% 以上，实际临床上所占比例更高，可见会治 L_3 横突综合征，就能治好一半的腰痛。笔者曾治疗一例已经松解了 L_3 横突的顽固性腰痛，患者说针刀治疗后好些了，但总还是痛，检查发现 L_2、L_4、L_5 横突尖也有压痛，将其一一松解后就痊愈了。

史某，男，24 岁，汉族，塔城市三工乡。1994 年 10 月 13 日初诊。主诉：腰痛 1 年，加重 2 天。查体：脊柱无畸形，左 L_3 横突处压痛，全身皮损。诊断：①第三腰椎横突综合征；②银屑病。治疗：①小针刀：L_3 横突顶端；②毫针：风池、大椎、曲池、血海、肺俞；14 日，腰不痛了，只是有些酸困，予毫针治疗同上；15 日锋钩针：肺俞、心俞、膈俞、肝俞、曲池、合谷、手五里、太阳；16 日治疗同上；18 日四肢皮损好转，治疗同上；19～22 日毫针治疗同上；19 日火针：膈俞、肝俞、脾俞、肾俞、中脘、天枢、足三里；24 日毫针：治疗同上。2 个月后随访腰一直未痛。

（3）腰肋韧带损伤：腰肋韧带是腰部深筋膜中层上部分特别增厚的组织，上起于十二肋背侧下缘，内侧附于第一腰椎横突。其损伤是腰背痛的常见病因，常被称为腰背筋膜炎。用刀钩针治疗松解有压痛的起止点，近期远期疗效均好。

李某，慢性腰痛，近 1 周加重。检查见：左侧骶棘肌较隆起，腰三横突尖部压痛，予以针刀治疗。1 周后复诊，自诉针刀松解后明显缓解，但治疗过的地方上下还有些疼痛，触压左侧第十二肋与骶棘肌外缘交界处压痛明显，髂嵴中线旁开 3cm 处增厚并压痛。遂按腰肋韧带损伤治疗，用小针刀松解上述两个痛点，术后疼痛消失。

（4）髂腰韧带损伤：关于髂腰韧带的损伤，有的学者认为很少发生，有的认为很常见，甚至有学者认为髂腰韧带损伤可引起坐骨神经痛而放射到脚。笔者曾经见到过两例慢性腰痛患者的 X 线片，两侧的髂腰韧带完全骨化，可见髂腰韧带受到的力非常之大。治疗时，常用针刀松解髂腰韧带髂嵴点和 L_5 横突尖部粘连点。

（5）下段骶棘肌损伤：骶棘肌在骶骨背面附着处是粘连、疼痛多发部位，一般定点在髂后上棘与正中矢状线的中点。此点也是骶髂关节损伤的基础治疗点。用小针刀切割松解，或用刀钩针先切割后钩刺。

（6）臀上皮神经卡压综合征：臀上皮神经来源于第 1～3 腰神经后支的外侧支，也可来自第 12 胸神经和第 1～4 腰神经。

以两侧髂嵴最高点连线作为上界，髂嵴后份作为外侧界，脊柱作为内侧界，主要臀上皮神经经此三角区再跨越髂嵴至臀部，一般分为 3 支，常见压痛点在髂嵴最高点内侧 2～3cm 处，局部可触到条索样硬结并有压痛。

用细火针深而速刺痛点，或刀钩针痛点切割钩刺，针刃与臀上皮神经走行方向一致。

（7）腰椎小关节紊乱：多在弯腰时间长，突然直腰时引起小关节滑膜嵌顿而出现剧烈疼痛。在小关节处压痛明显。

1979 年暑假回村锄菜地，锄了很长时间，猛地一直腰，当时腰就像断了似的疼痛难忍，后来就留下了腰痛的毛病。有的医生说是肾虚，有的说是湿热，后来在北京遇到李墨林的弟子冯忠诚老师，说是小关节紊乱，两侧斜扳后，其痛若失。这件事对我学习手法影响很大。

（8）腰椎间盘突出症：详见本章腰椎间盘突出症。

（9）腰椎骨性关节炎：此病实际上是腰椎间盘突出的进一步发展。

何某，男性，53 岁，矿调度室。于 1990 年 5 月 7 日初诊。主诉：腰扭伤 2 周。腰部疼痛，活动受限，按腰扭伤治疗 2 次，即时缓解，次日晨起复痛如前。拍片示腰 1、2、3、4、5 均有骨质增生。

检查：两志室压痛明显。治疗：腰三针（命门、双志室），针后痛减。5月8日加针右秩边、左昆仑。5月9日腰痛大减，活动自如，左髂骨上缘处疼痛，针腰5夹脊时针刚穿过皮，即有麻感下传至脚，继针腰三针、绝骨（左）、昆仑（右）。7月6日随访，痛减十九，每晨体育锻炼，工作活动已不受影响。

（10）骶髂关节损伤：详见本章骨盆旋移症。

4. 杂病引起的腰痛

（1）肾积水：毫针，三焦俞、肾俞、京门、关元、三阴交、太溪，留针半小时。三焦俞、肾俞向脊柱方向斜刺1～1.5寸，使穴位局部发胀、发热。

磁圆针叩膀胱经背俞穴第1、2条线，从上往下叩敲，叩至皮肤发红，重点敲脾俞到肾俞的穴位。

徐某，女性，33岁，汉族。职工。于1995年12月8日初诊。主诉：腰痛、右肾积水3年。治疗：三焦俞、肾俞、气海俞、志室、太溪，毫针、火针、磁圆针交替使用。治疗7次后，B超检查：肾图像未见异常。

（2）肾绞痛：多由肾结石引起，毫针刺肾俞、三焦俞。

磁圆针，在肾脏体表投影区叩击效果好。

三阴交、太溪。笔者曾针刺太溪治疗肾绞痛，太溪下针疼痛即止。

若遇到结石较大且梗阻严重者，应采取中西医结合治疗。笔者曾治疗一例输尿管结石的中年男性患者，经用毫针、圆利针、锋钩针治疗，仅能短暂缓解疼痛，当晚因疼痛剧烈去进行体外碎石后而愈。

（3）肾虚腰痛：腰痛以酸软为主，喜按喜揉，腿膝无力，遇劳更甚。

磁圆针轻叩腰椎两侧至发热。

毫针：志室透肾俞、命门，留针1小时。

腹部针灸：下脘、肓俞、气海、关元。

同时用中药培补下元，阴虚用六味地黄丸，阳虚用八味地黄丸缓图。

（4）骨质疏松：该病患者常以腰痛为主诉前来就诊，治疗本病，如从软组织外科学理论的角度出发，在脊柱及其两侧寻找压痛点，并予以针刺或针刀治疗，疼痛就会消失。

　　某医院药房主任张某母亲因骨质疏松腰痛，在广州某医院住院20多天，腰痛不减，于是转院，入住针刀专科，第一次针后疼痛减轻，3天后疼痛大减，10天后腰痛消失。

　　（5）陈旧性腰椎压缩性骨折：许多腰椎压缩性骨折早期未得到正确有效的治疗，以致经常腰痛发作。从椎旁软组织粘连、瘢痕、硬结处下手去松筋解结，就会取得满意的疗效。

　　5. 病例

　　（1）贾某，女性，26岁，单位档案室干事。脊背酸痛，脊椎疼痛3年，严重时夜不能眠。腰以上有憋胀感，膝以下觉凉。用刮痧法治疗可缓解数小时。针大椎两次，针即痛止，但疗效只保持两天。查：胸椎腰椎皆有压痛、轻轻触碰就直呼疼痛。用项三针热补法：先针两侧穴，肩胛痛消失而脊椎仍痛，针中间穴，脊痛消失，头、背脊觉热，手心有汗，两足心出汗较多，而平时两脚干燥无汗。再施补法至两腿冷消且有热感。3个月后随访，脊痛未作。

　　（2）菲某，女性，63岁，俄罗斯族。塔城市总水厂。腰痛1周，左侧疼重。初诊1994年10月18日，①磁圆针：腰夹脊，②毫针：大肠俞、右腰眼，③火针：腰夹脊。二、三诊用毫针取穴同上，疼痛减轻。21日，大肠俞、委中。24日，人中、委中、腰痛点（手针）。25日，毫针：腰夹脊。26日，腰已不痛。

　　（3）胡某，男性，21岁，塔城市人。1994年10月17日初诊。主诉：腰部扭伤后疼痛20天。查体：L_4左侧压痛。临床诊断：急性腰扭伤。治疗：①针刺L_4夹脊、代秩边。②腰部斜扳手法。疗效：术后疼痛消失，临床痊愈。

　　（4）贾某，男，36岁，某矿机修车间。于1990年5月8日初诊。主诉：腰痛19天，加重1天。患者于4月20日工作时扭伤腰部，腰骶部正中疼痛，活动受限。针刺5次，疼痛缓解，时轻时重，腰部困痛明显，从昨天起疼痛加重。既往史：有腰扭伤史。两志室压痛明显。诊断：腰痛。治法：补泻同施。处方：命门、志室（双）。志室右进左出。5月9日，疼痛如前，加针昆仑（双）。5月10日灸阴交，约20分钟热感直传至腰部，渐向痛处四周扩散。

　　（5）王某，女性，54岁，汉族。于1994年11月5日初诊治疗。弯腰搬物时腰部扭伤，疼痛1天。查：$L_{4/5}$棘间压痛。锋刀针：阿是；7日，腰已不痛，余酸困不适感，弯腰受限。予以：①磁圆针：腰夹脊；②毫针：大肠俞、腰眼；8日，毫针：腰夹脊；9～11日，腰夹脊；13日，锋刀针：阿是；15日，针右腰眼；16日，针大肠俞、环跳；17日同上；18日，右骶髂筋膜脂肪疝，锋刀针：切法。症状消失，临床痊愈。

（6）巴某，女性，50岁，锡伯族。下腰痛4天，无妇科病。于1994年11月2日就诊，毫针：肾俞、大肠俞、次髎、代秩边。锋钩针：阿是（左肩胛骨内侧缘——压痛点）。次日毫针治疗同上。原拟针5次，2次即愈。

（7）张某，男性，25岁，汉族，新疆恰合吉牧场。于1994年11月7日初诊。腰痛2年，劳累后加重；查：脊柱无畸形，脊柱两侧肌肉压痛，左侧高起，诊断为腰肌劳损。治疗：①磁圆针：腰夹脊；②圆利针腰夹脊、昆仑；8日，毫针：志室、昆仑；9日，火针腰夹脊；10日，疼痛减轻，毫针：肾俞→志室、肾俞→气海俞；11日，毫针同10日；12～13日，锋钩针：腰夹脊；15日，毫针：天柱、肾俞、昆仑；16日，毫针：攒竹、三阴交、太溪；17日，治疗后4天未痛，临床痊愈。

（8）解放军某部司令员，晨起突发腰痛，不能转侧，专程接笔者出诊。只见首长仰靠在沙发上不能活动，保健医师说两个小时前曾做痛点阻滞。检查后，让学生张兴国医师为他做推拿治疗。40分钟后，治疗结束，首长说好多了。第二天早晨，又觉腰痛，不过没有昨天严重。于是他走来医院治疗，兴国推拿后，却无大的改善，于是笔者又亲自推拿，还是无功。最后就用艾灸腰阳关，手持艾条悬灸半个多小时后，司令员腰痛顿失，握手言谢。

（9）张某，男性，57岁。主因腰痛，右腿疼痛4年，左腿疼痛半月入院。病历号：0506。

患者4年前因劳累出现腰部疼痛伴右腿疼痛，经口服消炎止痛类药物、针灸按摩治疗效果不佳，近半月又出现左下肢疼痛，沿小腿外侧向下放射，负重、下蹲、上楼及天气变化时症状明显加重，症状加重时下肢行走困难。

查体：一般状况好，心、肺、肝、脾、肾无异常。脊柱腰段右弯畸形，骶髂关节处双侧压痛，臀上皮神经压痛，双侧直腿抬高试验阴性，"4"字试验阳性，股神经牵拉试验阳性。左跟腱及膝腱反射减弱。脊柱活动度前伸 45°、后伸 30°、左屈右屈各 20°、左右旋转 20°，皮肤感觉无异常，肌张力正常，肌力 5 级。蹈指背伸及跖屈力量未减退。X 线示腰椎骨质增生，实验室血常规、出凝血时间及血小板计数均正常。

诊断：腰椎骨性关节炎。

治疗：于 1997 年 11 月 27 日在 L_3 横突尖，$L_{4/5}$、L_5/S_1 棘间，$L_{4/5}$ 横突间，L_5/S_1 横突间共 8 点，以 I—3#针刀行软组织松解术并配合手法，术后抗炎 3 天，并嘱患者静卧。症状缓解，于 1997 年 12 月 4 日在 $L_{2/3}$、$L_{3/4}$、$L_{4/5}$、L_5/S_1 棘间横突间，坐骨上孔共 13 点行软组织松解术，术后配合手法，抗炎 3 天，嘱患者静卧。于 1997 年 12 月 17 日在髂后上棘、梨状肌起点、风市、胫骨前肌行腰骶部软组织松解术配合手法。患者术后抗炎 3 天后痊愈出院。

（二）小便异常

1. 概述

《素问·灵兰秘典论》曰："膀胱者，州都之官，津液藏焉，气化则能出矣。"肾气主司和调节全身的水液代谢，水液经肾的蒸腾气化，成为津液、汗液及尿液。膀胱气化功能正常与否有赖于肾的气化。

小便异常多属肾虚或膀胱湿热，由于肾脏气化功能失常而引起多种临床表现：小儿遗尿、大人尿失禁、老人夜尿多；气虚推动无力则或癃或闭；气虚摄纳无权则遗尿、尿频、劳淋；气不化津则尿浊、膏淋；湿热下注则掉白、热淋、石淋、血淋等。

针灸治疗可双向调节膀胱张力：既可使紧张收缩的膀胱张力降低，又可使松弛舒张的膀胱张力增高，有效地增强膀胱基底部及尿道括约肌收缩功能，使膀胱平滑肌恢复固有的收缩和舒张的缓慢性、节律性、紧张性的特点。既可治疗尿闭，又可解决遗尿、尿频及尿失禁。

2. 病症

（1）癃闭：癃闭是以排尿困难，甚或小便闭塞不通为主证的疾患。癃与闭虽合称为一证，两者在病情方面有所区别。凡病势缓，小便不利，涓滴而下者谓之"癃"；病势急，小便不通，欲溲而不下者谓之"闭"。

本病有因肾气不足，膀胱气化无权，开合失司而排尿无力，或湿热下注，阻遏膀胱气化，闭塞尿道不通。

（2）淋证：小便频数短涩、滴沥刺痛，欲出未尽，小腹拘急或痛引腰腹，为诸淋所共有。但各种淋证，又有其特殊的症状：石淋以小便排出砂石为主症；膏淋可见小便混浊如米泔水或滑腻如脂膏；血淋则溺血而痛；气淋以少腹胀满较为明显，小便艰涩疼痛、尿有余沥；小便灼热刺痛为热淋；小便淋沥不已，遇劳即发为劳淋。

（3）小儿遗溺：指3岁以上小儿睡眠中小便自出，多因先天虚弱、肾阳不足所致。治当温阳补肾以增强固摄之力。

（4）尿频：小儿遗尿也可以看成是夜间尿频；女性尿频多伴尿急，严重者出现尿失禁。老人尿频多有夜尿次数多，皆属肾虚摄纳无权。年青男性见于慢性前列腺炎，老年则多为前列腺肥大。

（5）掉白、尿浊：掉白是俗称，为尿液掉在地上出现白色碱样固体物，尿常规化验正常，多为肾虚膀胱热、煎熬尿液为沉渣，以阴虚火旺为主。

尿浊是指小便混浊，白如泔浆的症状。本病多因湿热下注、脾肾亏虚等所致。但要排除丝虫病、细菌感染、肾痨、肾系癌瘤等。此症以湿热偏盛为主，当以清热利湿为法。

3. 治疗

（1）辨证针灸

肾气不足：温阳益气，通利小便。取足少阴、任脉经穴为主，辅以背俞穴。取穴：阴谷、肾俞、三焦俞、气海、关元、委阳。毫针刺用补法，或用灸。

湿热下注：清热利湿、通利小便。以足太阴、任脉经穴为主，辅以背俞穴。取穴：三阴交、阴陵泉、膀胱俞、中极。毫针刺用泻法，不灸。

肾阳虚：重灸关元，至小腹热。

（2）辨病针灸

小儿遗溺、大人尿失禁：取俯卧位，取穴在第五跖趾关节跖侧横纹中点，双侧同时进针，留针30~60分钟。

急性膀胱炎：梅花针叩刺腹部穴、腰骶部穴。

慢性前列腺炎、前列腺肥大：长针秩边透水道。此针法是原山西省针灸研究所原所长冀来喜博士研究创立的，是治疗慢性前列腺炎、前列腺肥大的有效方法。

所取"秩边穴"定位不同于传统针灸腧穴定位，而是建立在现代解剖学基础上，进针点位于髂后上棘内缘与股骨大转子内缘连线的上 2/5 与下 3/5 交界处。即传统"秩边穴"外上 1 寸部位。患者俯卧，用 150mm 长针刺秩边透水道，沿患者躯体的水平面、针身与躯干矢状面成 20°夹角进针，方向指向水道穴，令针感达会阴及尿道、睾丸，有麻窜感为佳，或出现盆腔内热、胀、松快感等。以高频率、小幅度捻转进针，不提插、不留针。

（3）深刺代秩边：参见第二章"十八、地气之穴代秩边"。

（4）深刺"盆丛"：深刺"盆丛"穴，治疗尿失禁、遗尿、阳痿、脱肛等。

盆丛又名骨盆丛或腹下丛，是以副交感神经纤维为主的自主神经丛。它支配直肠、膀胱、子宫、阴道等器官的平滑肌和腺体的活动及阴茎的勃起。其位于腰椎下部、骶椎上部的前方。要直接刺激盆丛，最为易行的办法是深刺长强穴。取盆丛法：平次髎穴，量骶骨中线到骶骨边缘的距离，并乘以 2，定出此点为针刺点。

刺法：患者俯卧，取 0.4mm×125mm（28 号 5 寸）长针。进针时使针和皮肤呈 30°左右，缓慢刺入，通过坐骨大孔时有沉紧的感觉，可继续缓缓进针，刺入 4.5 寸时停止，此时针尖已到达密布盆丛的直肠后面，骶骨前面，针刺成功后，接通电针，当通电时患者有肛门上提或收缩的感觉，说明针刺成功。

（5）手法矫正骨盆：骶髂关节紊乱引起的小便异常，手法矫正后其临床诸症亦随之而愈。详见本书第八章之骨盆旋移症。

（三）特发性下肢水肿

主要是小腿下部的凹陷性肿胀、以踝关节周围明显，下午或晚上加重，晨起肿胀减轻或消失。本病多见于中老年人，女性多见。病因多与局部血液循环不良有关。中医学认为，下肢为阴、水性属阴，故证属阳气虚弱、湿邪偏盛。治宜温阳益气、化湿消肿。但针灸治疗前，要先除外心、肝、肾等脏器病变，尤其是心源性水肿。

1. 强通经气法

长针直刺代秩边，要求放电样针感下传到脚趾。

2. 锋针放血法

八风、趾端交替刺血，并用手指挤压针眼助血多出。

3. 火针温通法

点刺肿胀处之腧穴，或在肿胀明显处散刺数针。

4. 艾条温灸法

用艾条灸三阴交、足三里，每次 30 分钟到 1 小时，连灸 3 天。

5. 整脊推拿法

可调整脏腑功能。肺为水之上源，主行水；脾气散精，运化水湿；肾为水脏，主津液；三焦气化，为水液运行的通道；膀胱为州都之官。推拿点按足太阳膀胱经之背俞穴，对激活脏腑经气，改善脏腑功能大有裨益。整脊可矫正小关节紊乱，尤其是腰部的内外平衡恢复正常了，下肢的气血流通，血液循环也就会得以改善。

6. 淋巴导流法

患者取俯卧位，屈膝 90°，医者从脚向近心端纵向推按至膝关节，反复多次，病轻者，治疗结束，肿胀即明显减轻。每天晚上用加盐、花椒的热水泡脚 30 分钟后，再做推拿，效果会更好。

联想到体外反搏疗法、原来用束带束绑上肢 4 处，下肢 4 处、臀部 2 处共 10 个部位；现在不做上肢，只用下肢与臀部 6 点，结果对椎动脉供血改善的情况与原来一样。看来下肢的血液循环良好对于全身的健康是非常重要的，无怪乎修心修身者都要盘起腿来。

7. 矫正寰枢法

这个地方似乎有点扯得远了，其实中医早就说过：腿脚有疾风府寻。程长春大夫教了一招：用手拍风池，可以麻到脚。曾在太原机车医院以手法矫正寰枢关节紊乱为主，治愈两例两脚水肿的患者。

8. 束悗疗法

详见第一章相关内容。

（四）膝关节骨性关节炎

髌骨是人体最大的一块籽骨，和牙齿一样没有得到父母的先天精气。所以人老先从腿上老，膝关节病是人体关节发病最早、发病率最高、治起来最难的疾病，而骨性关节炎又是其中最具代表性者。

1. 西医的认识

（1）膝关节的解剖特点：概括来说就是三骨两节三间隙。三骨：

膝关节是由髌骨、股骨与胫骨组成。两关节：髌股关节与胫股关节。三间隙：髌股间隙、胫股关节内侧间隙与胫股关节外侧间隙。

（2）骨性关节炎的三个病理变化：骨质增生、软骨退变与膝关节囊滑膜炎。

2. 中医的认识

肾藏精而主骨，肝藏血而主筋，乙癸同源，精血互生。肝肾精血亏虚，则两膝筋骨失养，关节屈伸不利。肾虚则发为骨痹。

3. 针刀医学的认识

膝关节周围软组织损伤引起关节内外力平衡失调，引起膝关节周围的疼痛和膝关节功能障碍。针刀治疗的着眼点在筋而不在骨。

4. 针刀治疗

（1）体位：仰卧屈膝，或俯卧位。

（2）定点：髌尖、髌底，内外侧支持带髌骨外缘点，髌韧带、髌下脂肪垫点，内、外侧副韧带点，腘肌点等。根据具体情况选择压痛点，应分清主次先后，一次不宜松解太多。

（3）操作：常规消毒，持1型3、4号针刀，刺入上述所定痛点，刀刃与肌腱、韧带方向保持一致，遇到纤维化、粘连的软组织，深入到病灶基底部，然后提起刀锋，在病灶范围纵行切割松解，一般不要横行切断肌腱或韧带。出针后，创可贴贴敷针眼。

（4）注意事项：松解内侧副韧带中间痛点时，不宜刺入太深，以防从胫股间隙刺到内侧半月板造成损伤。松解前交叉韧带时，穿越刺破关节囊时要缓慢推进针刀，不可多次切割，以免引起出血，造成关节腔积血。曾治疗一位女性患者，针刀后造成膝关节积血，幸亏处理及时没有留下后患。腘窝要注意避开腘动脉、静脉、胫神经和腓总神经，刀刃方向与神经、血管方向一致。

5. 体会

（1）小针刀对治疗以慢性软组织损伤为主要病变的膝关节疼痛，有显著的疗效。对骨性关节炎的治疗可作为首选，髌股关节炎松解髌周痛点即可取效，而胫股关节炎则需要较长时间的治疗，并需配合其他疗法，胫股间隙变窄甚至消失者效果不理想。但也有例外，2007年夏在北京针刀总医院，治疗中科院煤化所杨某母亲之骨关节炎，关节僵硬、不能下蹲，X线片示内侧胫骨间隙消失。经先后针刀治疗4次，中间配合针灸、手法等治疗，疼痛消失、屈伸自如。3

年多来，一直很好。一位曾获全国自行车赛冠军的女患者，膝关节不能屈伸，在家里的健身自行车上只能蹬半圈，经 4 次针刀治疗后，可以连着蹬转 500 圈。

（2）针刀松解膝关节周围韧带、肌腱，刀刃要与肌纤维方向保持一致，避免横行切断，韧带、肌腱中血管少，如损伤则组织修复慢且易产生新的瘢痕，影响关节的功能。不要追求松解彻底，避免过度切割造成的副损伤。笔者曾治一膝关节骨关节炎女性患者，先后 4 次针刀治疗，由于过度松解，开始效果好，但后来反而加重。患者家属颇有微词，后来用推拿、理疗才得以好转。所以在松解肌腱韧带时一定要掌握好量和度。

（3）过去治疗胫股关节炎髁间棘变尖增生时，针刀刀锋要削切髁间棘的尖部，认为是松解前交叉韧带。其实，前交叉韧带附着在髁间棘的前方，所以松解时要刀锋切在髁间棘的前下方。

（4）针刀进入关节腔内时，一定要严格执行无菌操作，避免感染。在穿越关节囊时，要轻轻推进、不要切割数下甚至纵横切割，以免损伤囊壁上丰富的血管而引起关节腔积血。笔者就有一例针刀治疗 3 小时后出现关节腔积血的教训。该患者 13 年后来治疗肩痛时说，膝关节再没有疼过。

（5）针刀松解膝周软组织痛点，对止痛、改善功能见效很快。如要缩短疗程，则需要配合针灸、推拿、药物等治疗。膝关节疼痛大多遇冷加重，可用艾灸、火针治疗；对于年高肾虚者，加服中药补肝肾、强腰膝以固本培元。推拿按摩可使紧张的肌肉放松、促进萎缩的肌肉恢复正常。功能锻炼则有利于疾病的恢复和疗效的巩固。

（6）有人研究膝关节骨关节炎的严重性指数（ISOA）与疼痛、体征的关系，如关节皮温升高、被动活动痛、肿胀、渗出、活动响声、活动范围减少、肌肉萎缩程度以及 X 线表现（如关节间隙狭窄、骨刺、软骨下骨硬化和囊性变等）等，进行临床随访，比较发现：ISOA 与疼痛、体征的变化密切相关，与 X 线变化关系不大。（《骨关节炎》）

这就提示我们，治疗的主要目的是疼痛的消除与体征的改善，而不是着眼于 X 线的变化。不过，也有治疗后发生 X 线改变者，曾治怀仁小峪煤矿一位老师，胫骨间隙消失，住院 3 个月治疗后做 X 线复查，胫骨间隙恢复正常，只可惜没有做 MRI 或关节镜检查，看看关节软骨是否有修复、再生。

6. 病例

（1）膝关节骨性关节炎

白某，女性，85 岁，蒙古族。1995 年 5 月 14 日初诊。

主诉：双膝关节疼痛 10 年多，加重 1 个月。

现病史：膝痛时轻时重，行走下蹲时困难并疼痛加重，曾服过中西药物。

检查：膝关节无红肿，关节活动范围正常，髌骨摩擦试验阳性。

X 线拍片提示：双膝关节骨质增生。

印象：膝关节骨性关节炎。

治疗：长圆利针祁氏三通法。大肠俞、代秩边；膝阳关—曲泉，阳陵泉—阴陵泉；膝中深刺。

火针、毫针交替使用刺下穴：梁丘、血海、膝眼、足三里、阳陵泉。

5 月 18 日：共针 5 次，疼痛消失。又巩固治疗 5 次，共 10 次，痊愈。

（2）大力哈，女，43 岁，哈萨克族。塔城市八校。双膝关节疼痛 5 年，加重 3 年，腰部疼痛。X 线检查见骨质增生。诊断：腰膝增生性骨性关节炎。

1994 年 11 月 7 日，腰夹脊、膝周穴，先毫针、后火针。

以后毫针上穴，针 6 次。16 日，毫针透刺：膝阳关—曲泉，阳陵泉—阴陵泉。疼痛基本消失，唯走路多时尚有疼痛。

（3）左膝关节骨性关节炎、内侧副韧带损伤

尚某，女性，60 岁，主因左膝关节疼痛 2 年，加重 3 个月于 1998 年 2 月 23 日入院。病历号 0561。

患者 2 年前无明显诱因出现左膝关节疼痛，疼痛呈间断性发作，劳累及活动后明显加重，休息时减轻，患者未做治疗。近 3 个月症状明显加重，下蹲、下楼及从座位站起时困难，且不能较长距离行走。不伴有下肢麻木及腰背疼，也无间歇性跛行。入院时查体：一般状况好，心、肺、肝、脾无明显异常，左膝肿大畸形，双膝眼消失，胫骨内侧髁、内侧副韧带压痛阳性，双膝眼、髌尖压痛阳性，髌骨摩擦试验阳性、浮髌试验阳性，内侧副韧带紧张试验阳性，膝关节活动受限、屈膝 90°，伸膝 10°，双下肢肌力 5 级，无肌肉萎缩，

无皮肤浅感觉减低。X 线片示左膝关节间隙不对称，内侧明显变窄，髌尖骨刺形成。实验室血常规、出凝血时间、血小板检查正常，诊断：①左膝关节骨性关节炎；②膝关节内侧副韧带损伤。于 1998 年 3 月 24 日在鹤顶、内外膝眼、髌韧带、内侧副韧带共 9 点行膝关节软组织松解术并配合手法。术后抗炎 3 天，患者诉膝关节内侧疼痛缓解不明显。于 1998 年 3 月 31 日在髌尖、膝眼、内侧副韧带、髌韧带、比目鱼肌、二头肌、半腱肌共 9 点行软组织松解术并配合手法，术后抗炎 3 天，患者症状缓解明显，应患者要求出院治疗。于 1998 年 4 月 6 日患者来院复查，仅有左膝内侧酸困发紧感。

（4）双膝骨性关节炎、关节鼠

刘某，女性，61 岁，农民。主因双膝肿痛，活动受限 10 天，加重 1 个月，于 1997 年 11 月 25 日入院。病历号 0501。

患者 10 天前无明显诱因出现双膝疼痛肿胀，伸屈不利，双下肢不能负重，行走时双膝有交锁感，双下肢发软，经药物治疗症状略有缓解，近 1 个月来患者自觉双膝疼痛加重，双膝关节肿胀明显，右侧较左侧为重，但无双下肢麻木，间歇性跛行。入我院要求针刀治疗。

入院时查体：一般状况好，心、肺、肝、脾无异常，双膝关节肿胀，右较左侧为甚，局部无红肿，皮温正常，无波动感，双膝压痛广泛，抽屉试验阴性，研磨试验阳性，侧方加压试验阳性，左膝屈伸 100°－15°，右膝屈伸 120°－15°。X 线检查示：膝关节间隙变窄，不等宽，边缘骨质增生，右膝内有游离体。诊断：①双膝骨性关节炎；②关节鼠。实验室检查：血常规、出凝血时间、血小板检查均正常。于 1997 年 11 月 25 日在左右髌上、髌下、内外膝眼、内外副韧带各 1 点共 12 点行双膝软组织松解术，并施以手法，术后抗炎 3 天。患者症状减轻，于 1997 年 12 月 2 日在左右内外副韧带各 2 点、左右梁丘、血海、鹤顶、膝眼、髌韧带、阳陵泉各 1 点共 14 点行软组织松解术，并施手法，术后抗炎 3 天，患者自觉交锁现象明显减轻。于 1997 年 12 月 9 日在左外侧副韧带、右外侧副韧带共 7 点行软组织松解术，术后抗炎 3 天。于 1997 年 12 月 16 日在左内外侧副韧带、右外侧副韧带、腘斜韧带、腓肠肌外侧头共 5 点行膝软组织松解术。术后抗炎 3 天，患者痊愈出院。

（5）双膝骨性关节炎伴内翻畸形

冀某，女性，56 岁。主因双膝关节疼痛 10 年于 1997 年 11 月 8

日入院。病历号 0413。

　　患者 10 年前无明显诱因出现双膝关节刺痛，行走或站立时间长即明显加重，抬腿及下蹲困难，上下楼时困难，曾在北京某医院诊断为"双膝关节骨质增生性关节炎"，服用药物及钙剂无好转而入我院。入院时查体：一般状况好，心、肺、肝、脾无异常，双膝内翻畸形，无红肿及瘀血斑，双膝眼压痛明显，髌骨移动受限，双膝关节伸屈时可闻及弹响音并伴有疼痛，膝关节活动范围左 120°－0°、右 120°－0°、左内旋 5°、右内旋 10°、左外旋 10°、右外旋 15°。抽屉试验正常，研磨试验阳性。X 线示左右膝关节均骨质增生，关节间隙缩小。诊断：双膝关节炎伴内翻畸形。实验室检查：血常规、出凝血时间、血小板均正常。于 11 月 10 日在双髌上韧带、内外膝眼、内外侧副韧带共 10 点行双膝软组织松解术并使以手法。抗炎 3 天，症状缓解；11 月 18 日在双髌尖上、膝眼、髌韧带、内侧副韧带共 10 点行软组织松解术并施以手法，抗炎 3 天，症状再度减轻；24 日在腘伸肌、半腱肌、股二头肌共 8 点行软组织松解术并使以手法，术后抗炎 3 天，患者活动便利，行走时仍有部分疼痛；于 12 月 1 日在双侧髌尖、内外膝眼、内外侧副韧带、胫骨平台各 1 点共 12 点行软组织松解术，术后抗炎 3 天，患者疼痛完全消失，行走自如，痊愈出院。

七、妇儿

（一）痛经

　　痛经要分瘀、实、虚：室女痛经多瘀滞，经前腹痛多实证，经后腹痛为虚证。

　　治疗要分：针灸通气血、手法正颈椎、日式矫骨盆。

1. 治疗

　　（1）针灸：次髎、关元、三阴交。次髎针感向腹腔放射，关元针后加灸或重灸关元，三阴交反复捻转。

　　（2）内关配公孙，或担或截，内关吸气到小腹，公孙留针到痛止。

　　（3）锋钩针钩刺筋缩、十七椎下（经外奇穴，即第五腰椎棘突下）。

（4）火针：腹部冷痛、遇寒加重者，火针点刺，可根据病情选用 $L_{2\sim5}$ 夹脊、八髎、气海、关元、合谷、地机、三阴交等穴。

（5）长针：深刺代秩边穴，针感要传到小腹部。

2. 病例

（1）乌鲁木齐原南山某牧场张厂长酷爱针灸，在参加九针学习班期间，其女儿正值经来痛发，于是为针代秩边穴，针感向前传到小腹，当即痛止。嘱其下次经前 3 天再来针灸 1 次。老张在进疆前即是卫生队的针灸医生，经常为患者针灸，其已经结婚生子的教师女儿痛经 10 多年，每次经期腹痛剧烈，他也曾给针灸治疗，总是效差，这次他很高兴学会了治疗痛经的方法。

（2）吉某，女性，28 岁，十月镇二大队。主诉：经期腹痛 5 年，头痛 6 年。现病史：月经前五六天开始腹痛，一直到月经来方止。量一般，有瘀血块、色黑红、舌淡红、脉沉。头痛 6 年，近 1 年来加重，以前额疼痛，夏季尤甚，无脓涕。查：面色发黄，精神可，上额压痛，下颌窦压痛。诊断：①痛经；②阳明头痛。

治疗痛经：毫针，合谷、内关、三阴交、关元、太冲、内庭；圆利针针代秩边。

治疗阳明头痛：毫针，风池、风府；锋钩针，大椎、天柱。

（3）林某，女性，40 岁，大同展览馆工作。经来腹痛剧烈。心烦难忍像要神经一样，骶髂关节右侧前脱位，手法复位，在屈髋屈膝下压时听到一声响亮的复位声，开中药 3 剂（香附 12g，乌药 12g，当归 12g，川芎 12g，白芍 18g，桃仁 9g，红花 6g，坤草 9g，甘草 9g）。1 年后来治手指疼痛时说，经过上次治后，痛经消失。只是月经提前。

（4）一次上芦芽山旅游，走到半山腰，遇见一名学生腹痛难忍，于是向她父母说：我是医生，是否需要帮忙？她母亲说，孩子是痛经，每次来月经都会腹痛。于是我就说：过去治疗过很多，让我来试试。检查其 $C_{3\sim4}$ 棘突偏歪、椎旁有压痛，就用手法矫正错位小关节，又用坐位膝顶法整复胸椎，几分钟下来，孩子腹痛全无。一家三口高高兴兴地和我们一起登上了最高峰。

（二）带下

1. 治疗

（1）毫针：三阴交，双侧沿皮刺、针尖向上，针刺要求无酸麻胀感。留针 1 小时。每日 1 次、连针 3 次，即效。带证属于湿邪偏胜，关乎脾肾肝：或脾不健运、水湿下注；或肾虚气弱、蒸腾失司；或肝气郁结、疏泄不畅。三阴交乃足三阴经交汇之处，一穴通三经，效比完带汤。

（2）长针：代秩边，代秩边向前方刺，针感传至腹部、前阴，然后向一个方向捻转到针尖被缠住时，向上提针数下，患者会感觉到小腹内有上抽感。本法针感强烈、直达病所，通而祛邪、上提升阳，实乃寓补于泻之良法。

（3）火针：肾俞、气海俞、次髎、白环俞、气海、关元。腰部深刺、腹部浅刺，速刺不留针。火能燥湿，针可调气，腹背火攻、化湿于无形。

（4）艾灸：带下乃带脉失约、湿浊下流之证，带脉穴寄寓胆经，故慢性者可艾灸带脉、阳陵泉；下元虚寒，重灸关元至小腹发热。

（5）埋线：肾俞透气海俞、关元透中极、次髎、阴陵泉、三阴交。

2. 验案

2007 年腊月，某局长携爱人来求诊。自诉患病 10 余年，腰骶部酸痛、白带清稀、绵绵不断，经来有瘀块并诸症加重，时有尿频、尿急，腹部坠胀。情绪不稳，有时悲观、少气懒言；有时激动易怒、多疑多虑。曾按慢性盆腔炎、更年期综合征治疗乏效。望其面黄憔悴，听其语音低微，察舌苔白腻、舌边有瘀斑，诊六脉沉迟。查：下腹部压痛，肾俞、次髎、三阴交压痛。骶髂关节错位、耻骨联合上缘处压痛。诊为：①盆腔瘀血综合征；②骨盆旋移症。先用长针深刺代秩边，针感传到脚后退针、调整针尖方向再刺向腹部，患者自诉小腹部有上抽感，毫针浅刺三阴交，针尖刺向近心端并留针 1 小时。起针后，在肾俞、次髎、关元、双侧三阴交埋线。3 个月后，赵局长专程致谢并说其夫人经过治疗后已经痊愈。

（三）崩漏

崩 在左云遇一妇女，两人搀扶而来，别人代诉，下面流血不停，说话咳嗽则加重，刚在县医院多种方法治疗，无效。先让患者侧卧，为针双侧代秩边针感传到小腹部则用滞针手法并向上提针，患者有小腹上抽感即起针。继而平卧，针气海、归来、三阴交，针"断红穴"（第2、3掌骨面掌指关节上5分），得气后向上提针，患者即告血已止住。最后用三头火针点刺大敦、隐白3下。次日复诊时自诉，自从昨日针完血止后，一直很好。3天后去县医院复查做B超时。竟发现原来的子宫肌瘤也消失了。

漏 鲁某，女性，24岁，已婚，某矿霍老师儿媳。于1990年4月28日初诊。主诉：头痛1年，腰痛7个月，上腹痛1星期。患者太阳穴痛1年，上腹疼痛，进食不舒1月，腰酸膝软，头晕颧红，舌红、心慌、气短、乏力、经来淋漓不止。望其属阴虚火旺体质，知乃因虚火迫血下行，久则阴血亏虚，不能荣养全身。患者自诉周身不爽，不知全在阴血亏耗上。当以塞流为首务。诊断：漏证。证属气虚不摄、血虚不荣。治法：仿归脾汤意，补气摄血。处方：针大敦（双）、隐白（双）、关元、归来（双），回家自灸大敦（双）、隐白（双）、关元各30分钟；5月1日针后当天经血减少，次日即止，上腹不痛，头痛昼止，晚间偶痛，腰已不痛，酸困如前，心慌消失，气短减轻，头晕如故；平素大便日2～3次，昨日6次。属元气来复，病邪外出之征。头居高颠，气血难以骤至，故以诸症俱减，而头晕如旧，嘱其回家自灸关元、天枢（双）、足三里（左）、三阴交（右）；5月4日灸后泻止，唯觉头晕，嘱其如前，加灸右涌泉，以引亢阳下降。

崩漏 1980年，笔者刚毕业，治一崩漏患者，时轻时重，量时多时少，夹有瘀块，舌有瘀斑瘀点，脉象沉涩，曾多处诊治未效。遂效大禹治水之法，用疏而不用堵，处方四物汤加艾叶炭，重用川芎30g、熟地30g。3剂即愈。

（四）乳癖

1993年春天在某医院针灸理疗科治疗乳腺增生疗效突出，李主任大力支持并准备做科研项目，系统观察了有记载的23例门诊患者，其中最好的1次即愈。

取穴：患侧内关、肩井、天宗为主。（图8-5）

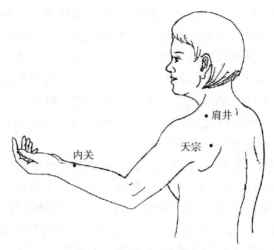

图 8 - 5　乳腺增生针治要穴

手法及机理：徐入徐出，吸气进针、呼气出针。吸气时用补法，往里压针，意念想着补进真气，待气至病所后，真气环绕包块，气攻病所，因为包块是气滞血瘀造成，气为血帅，气行则血行，气血互生，有形之瘀血可化作氤氲之浊气，循经随针而出至穴，这时就可以用泻法，在其呼气时用抽拉法将病邪拉出穴外。得病时，无形变有形，气滞血瘀造成乳房包块；治疗时，用气化的理论，使其有形变无形，从经穴排出体外。

治疗要领：

（1）手法，导气法，即《灵枢·五乱》："徐入徐出，谓之导气；补泻无形，谓之同精。"

（2）意念，气化理论。

（3）边针边检查，患者自己先摸触，然后让一女医生当助手，和患者一样，去感知部位、大小、压痛程度、质地软硬及活动度等，这里特别强调的是助手应为女医生。再就是换手也很重要，就在两人换手之间，包块的大小就已经发生了变化。

中医看到此就明白了，而西医还是觉得莫名其妙，李主任就想出一个办法，找各科室的主任，大多是主任医师、第四军医大学的教授，每天轮换一位，治疗前、中、后做触诊检查。

正在学习班讲课的金教授是我国第一个理疗学博士，看完治疗后，在讲到医学论文设立对照组时说，像这种治疗方法，就可以不用设对照组，将红外线扫描的前后对比即可，"不设对照组，胜过对照组"。

于是就在治疗中用摄像机全程摄录，但还是看不出门道来，最后就在针刺期间用红外线扫描观察乳房局部的变化，发现主要有二：①皮温升高、汗出，有的患者全身发热、汗出。②血管扩张变粗、局部血液循环加速。结论是通过针刺特定穴位使乳房局部温度升高、血管变粗，改善了局部血液循环，促进了增生物的代谢和吸收。

在治疗乳腺增生期间，还治疗过其他乳房包块的疾病，如乳腺纤维腺瘤、乳头导管增生和两例男性乳腺增生，其中一位是唱旦角的演员，不过疗效都不好。

（五）发热

1. 治法

（1）耳尖放血。

（2）十宣放血。

（3）毫针刺少商、商阳、合谷。

（4）针曲池、合谷、大椎。

（5）高热不退：大椎往下数至灵台，共7穴，锋针放血。（图8－6）

2. 病例

（1）1983 年在某卫生院时有一患儿高热不退，他父亲说已经高热 3 天，打一针就好一阵儿，过一会就又烧了起来。解开棉衣一看，只见胸前密布红色丘疹，看看已经昏迷的孩子，就问他还有没有在一起生活的小孩，说还有一个小两岁的，没病出去玩了。于是就告诉他说，小孩得的是流行性脑膜炎，马上去市里大医院，要把另一个小孩一起带上去检查。过了几天家长特意来告诉，那个

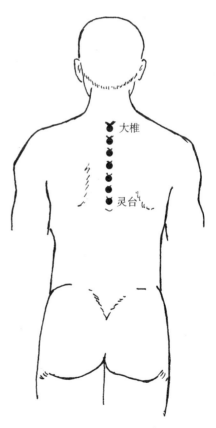

图 8 － 6　大椎下七穴

大的治的晚了，没有救过来；好在小的诊断治疗及时，现已痊愈回家。

（2）1993 年 7 月，火车从上海发往乌鲁木齐，车过兰州，因前方洪水冲刷铁路十余处，火车晚点，一名维吾尔族小朋友突发高热，用毫针先针合谷、少商、商阳，然后用小儿推拿打马过天河手法，热退身凉。只是啼哭不停，家长和别人抱着都不能止哭，我说让我试试，抱过来就不哭了，几分钟时间就安然入睡。一觉醒来，火车已安全通过事故区段。朱琏《新针灸学》中有古人配穴成方，少商、商阳、合谷，治小儿发热、咳嗽、气喘、呕吐、腹泻等，验于临床，多可取效。古人不欺我啊。

（六）咳喘

1. 治疗

（1）擦风门、肺俞，发凉者擦之至热；热者擦至发凉。

（2）毫针浅刺风门（左风门、右热穴）、肺俞、鱼际、合谷。

（3）用大火罐把风门、肺俞、身柱 5 穴一起拔吸。

（4）耳艇中间横筋中点用锋针挑破。

（5）百日咳刺四缝，放出白色黏稠液体。

2. 体会

（1）一矿工两个小孩同时发热、咳嗽、气喘，喉头有痰鸣音，肺底有水泡音，诊断为小儿肺炎，建议到上级医院治疗，但家长要求先针灸治疗。先后针刺合谷、曲池、大椎、风门、肺俞、鱼际、丰隆等，均浅刺不留针，点刺少商、商阳、中冲、耳尖等放血，并用青霉素小剂量注射风门、肺俞。1 天退热，3 天咳止喘平，7 日痊愈。

（2）哮喘的发病，半数以上在儿童期，所以中医学认为本病多因先天不足，肺脾肾虚是本，风寒痰热是标。及时有效的儿童期治疗，是哮喘防治的关键，并且小儿哮喘的预后一般是好的。笔者曾治疗一例 13 岁的患儿，从 6 个月时开始发病，一直没有得到有效的治疗。来诊时气急胸闷、面如满月，身高不到 1.5m，常年服用激素与平喘药。针刀松解风门、肺俞、厥阴俞、大椎，手法整复上胸段，术后患者喘逆即平。并嘱其改变泼尼松的剂量和服法：每日早晨 3 ~ 5 点口服泼尼松 2.5mg，每日 1 次，连用 1 周后停药。第二次针刀后已不再服用激素类药物。第三次针刀加埋线治疗以巩固疗效。半年后随访，疗效巩固。

（七）泄泻

1. 治疗

（1）脐周四穴：肚脐周围上下左右旁开 5 分，毫针浅刺 3～5分，不留针。

（2）病程长者：毫针刺中脘、下脘、天枢、气海、足三里、上巨虚、下巨虚。

（3）婴幼儿腹泻、消化不良：梅花针顺时针叩刺脐周、华佗夹脊和背俞穴。师老及其学生周秋芳院长用磁圆针治疗婴幼儿腹泻效果很好，只是笔者没有用过。

（4）久治不愈，毫针刺长强，甚则用特细火针刺肛周 4 点。

（5）食积腹泻，多伴呕吐，山东一老中医介绍家传秘方：呕吐针少商，泄泻刺老商（与少商相对，在拇指尺侧爪甲下），又吐又泄，少商、老商都扎。男扎左手，女扎右手。

（6）拒针者，用胡椒粉敷脐，外贴伤湿止痛膏，相当于丁桂儿脐贴药。

2. 治验

（1）1980 年刚毕业分配到某公社卫生院，那时小儿最常见的两种病是肺炎与腹泻。用针灸治疗婴幼儿腹泻疗效好、见效快，不留针，很受患儿家长欢迎。有的针 1 次即愈。一般只针脐周四穴：肚脐上下左右各 5 分处（图 8－7）。毫针浅刺 3～5 分，不留针。

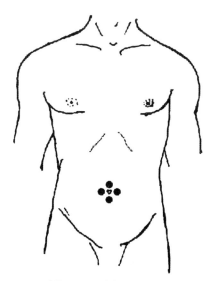

图 8－7　脐周四穴

（2）怀仁王某之孙，腹泻1 日 10 余次，经月不愈，邀请到家治疗。脐周旁开 5 分 3、6、9、12 点毫针浅刺，少商、商阳、合谷 3 穴，毫针浅刺、不留针。半个月后来电感谢，说上次针灸后，第二天大便就正常了，到现在一直很好。

（八）夜啼

小儿夜啼，常见而难效。在排除了其他引起啼哭的原因后，可用下方，一般针后即效。

1. 脾寒艾灸神阙。
2. 心火放血中冲。
3. 惊吓针刺神门。
4. 印堂点刺出血。
5. 哑门针入 3 分。这是少林寺名誉方丈德禅老和尚的经验方。

八、经筋

《灵枢·经筋》详论了十二经筋的循行部位、病变症状及治疗原则。其治疗大法皆是："治在燔针劫刺，以知为数，以痛为输。"

这里说明两个问题：一是十二经筋病症的治疗原则是一样的，治疗工具多用火针，以痛点为穴，针刺的次数以病愈为度。第二个问题，是否可以说成是古人在治疗此类疾病时也没有更多更好的治疗办法，我们在临床上也常常会有单纯使用火针治疗经筋病症疗效欠佳的时候。

随着人们对软组织损伤认识的深入和小针刀疗法的普及，经筋病的理论和临床都有了飞跃的进展。从这里可以看出，西医相对中医而言，在肌肉、筋膜、肌腱、韧带等软组织的认识上是略胜一筹。因为中医更重视气及气化等形而上的体悟，西医则着眼于形体微观的解剖研究，从历史与现状来看，也是如此。所以，作为一个临床医生，不要把中西医对立起来，而要善于学习各自的长处，从实用主义角度出发，运用拿来主义的方法，既重视解剖，又牢记经络，辨病与辨证结合，定位与定性兼顾，这样就会在经筋病的治疗上取得更好的疗效。

（一）肩周炎

1. 针治要领

分期、分层、找点、辨经。

（1）分期：急性期、冻结期、恢复期，选用不同的针具与方法。急性期远端取穴与局部取穴相结合，可选择针刺、理疗等多种治法；

冻结期以针刀松解为主、配合手法；恢复期以扶正为主，针灸推拿酌情选用。

（2）分层：有粘连形成，配以毫针行鸡爪刺，配合滞针手法，由深渐浅分三部（即深、中、浅层三部）退针，每部均在滞针后，向外提抖针柄，以撕脱粘连。

（3）找点：找准压痛点是治疗本病的关键，常见的痛点：喙突、大结节、小结节、结节间沟、肩峰下、肩胛骨上角与内外缘等。针对痛点，可用火针针刺，或用锋钩针钩割，也可用小针刀松解。

（4）辨经：对肩痛患者，按经络辨证法来分辨属于哪条经脉的病变。肩内侧痛，后伸受限，取太阴经的鱼际、阴陵泉；肩峰下前侧痛，上举困难，取阳明经的合谷、条口透承山；后侧肩髎处痛，取少阳经的中渚、阳陵泉；肩后或肩胛处，上肢内收横越胸前痛，取太阳经的后溪、飞扬。

2. 病例

（1）巩某，男性，55 岁，农民。右肩痛 1 年，遇冷加重。放射科报告：第 4、5 颈椎骨质增生。单取项三针，疼痛大减。复诊至五诊曾用细火针深刺颈 3～5 夹脊穴和肩髃，毫针刺大椎、肩髃、肩髎、曲池、外关等，疼痛全失。嘱其旋转颈项功能锻炼以巩固疗效。

（2）宣某，女性，49 岁，山西朔州市。于 1990 年 4 月 28 日初诊。主诉：右肩疼痛，活动困难 1 个月。右肩臂疼僵，上举、后屈受限。查：右上肢主动、被动活动均受限，以上举困难为甚。治法：条口透承山（左），针入嘱活动患肢，即伸屈举动自如，疼痛消失。4 月 29 日自诉肱二头肌外缘处酸困不适，针同前法，起针后不适即消，刺患侧 C_3 夹脊、肩髃、曲池，留针 40 分钟。4 月 30 日自觉前臂不适，针如前法。诸症消失。

（3）向某，女性，30 岁，已婚，山西杏儿沟煤矿家属。于 1990 年 4 月 28 日初诊。主因右肩周炎 10 天，加重 2 天，夜间痛甚，高举、后屈困难，左曲泽穴周围疼痛，压痛明显。治法：针刺左下肢条口透承山，针后患侧即可伸举后屈，针曲泽。29 日针灸同前。5 月 7 日自诉针 2 次后肩周炎痊愈，唯左肘窝疼痛如旧。

（4）李某，女性，57 岁。大同矿务局一矿职工。于 1990 年 5 月 9 日初诊。主诉：右肩臂疼 1 个月。右肩周、上臂疼痛，上举困难、运动受限，肩臂冷痛、夜间加重，六七年前曾疼痛 1 个月，经针灸治愈。检查：肩髃前下 1 寸处压痛显著。诊断：肩凝症。因属于气血不足，寒邪内侵。所以治法用温通经络。先取效穴条口透承山，继用关刺肩髃透极泉，阳陵泉透阴陵泉。针后上肢抬高疼痛减轻，唯觉僵硬，可自行穿衣。

（5）鲁某，女性，28 岁，汉族，塔城郊区小学。左肩疼痛 1 年。诊断为肩背肌纤维组织炎。于 1994 年 10 月 18 日初诊治疗：①磁圆针：阿是；②针罐阿是。19 日毫针：阿是、大椎；20 日：①磁圆针；②毫针同上；21 ~ 22 日疼痛明显好转，毫针同上；24 ~ 25 日肩背已不痛，毫针同上；26 日临床痊愈。

（6）吴某，女性，50 岁，汉族，新疆塔城东风大队。右肩痛半年，外展、后屈受限，夜间疼痛加重。于 1994 年 11 月 13 日初诊。治疗：毫针，肩髃、肩髎、曲池；14 日同上；15 ~ 16 日针肩三针；17 日同上；18 日疼痛明显好转 ，针肩髃、曲池、合谷；19 日肩已不痛，针合谷，临床痊愈。

（7）在某中医院治一肩凝患者，肩关节活动严重受限，上举不到 90°，针刀松解后，在前臂外展位，一手压住肩胛骨腋缘，一手压住肘关节近端向上弹压，在粘连筋膜的撕裂声中前臂上举到了 180°。当时面对医院派来跟我学习的两位年轻医生，不无得意地说：看，这就是针刀治疗肩周炎。话音刚落，患者说疼得更厉害、手也放不下来了，仔细一看，原来是肩关节脱臼了，上学时牢记肩关节脱位的手拉脚蹬复位法第一次派上了用场。后来读书后才知道，原来做手法时要求患肢紧贴身体侧面、手掌心朝里，然后再做前臂上举的动作。而我却错误地做成了前臂外展位上举了。

（8）江西的一位师父专程到深圳来治疗肩周炎，左肩关节周围软组织广泛粘连。先后用针灸、小针刀等治疗，竟无半点疗效。为难之时，平时经常来向我请教问题的刘维先生来了，于是就赶紧说：老刘，你来治吧。刘维先生先用梅花针叩刺患肩出血，然后拔火罐，拔出许多瘀血，起罐后，左肩就抬了起来。

（9）某著名歌手何某，在全国、全球客家歌手大赛中屡获金奖。患左肩痛 1 年多，昼轻夜重，疼痛牵涉到前臂。肩关节活动受限，内收、背手受限，前臂上举不到 100°，针刀松解喙肱韧带、肩峰下、肩胛骨盂下结节肱三头肌附着点，针后手法轻轻推前臂上举到正常位，1 次治愈。

（二）网球肘

针刀治疗网球肘，疗效不尽相同，有的一针就好，有的三次五次不见效，问题的症结有三：一是疾病的诊断，二是治疗点的选择，三是治疗方法的选择运用。

1. 诊断

（1）网球肘与肱骨外上髁炎：网球肘是一个以肘关节外侧痛为主要症状的症候群，肱骨外上髁炎是指髁上骨膜及腱膜的无菌性炎症，只是网球肘其中的一个病。《坎贝尔骨科手术大全》中的网球肘包括了髁上炎、伸肌腱炎等多种疾病。

（2）肌腱末端病：包括桡侧腕长短伸肌、指总伸肌腱、小指伸肌腱、尺侧腕伸肌、肱桡肌等都附着在肱骨外上髁附近。反复的前臂旋前动作可引起肌腱的损伤。

（3）肱桡关节病变：肱桡关节滑囊炎、肱桡关节错缝、环状韧带损伤。

（4）颈椎病：C_5神经支配肘关节，颈椎病会引起肘关节外侧疼痛，或者两个病同时存在。当遇到顽固的网球肘时，应想到治疗颈椎病。

2. 治疗

（1）依病寻点：准确的定点是治疗本病取效的关键。依据肌肉、肌腱、韧带、滑囊、滑膜的解剖位置，仔细触摸按压，寻找压痛、饱满突起或变硬绷紧的病位，确定治疗点。

压痛点的分布有规律可循：桡侧腕长伸肌、肱桡肌起于肱骨外上髁上方，髁上炎在外上髁顶部，桡侧腕短伸肌在髁的前下方，指总伸肌腱与尺侧腕伸肌在髁下方，肘肌起点在外上髁与鹰嘴之间凹陷处，伸肌腱滑囊炎会在髁下方或后下方出现圆形小包，肱桡关节错缝在肱骨和桡骨间隙有压痛，环状韧带损伤则在桡骨小头下方凹陷处，肱桡关节滑囊炎压痛点伸肘在尺泽、曲肘在曲池。（图8-8）

（2）阻滞：适宜于病程短、局部肿胀疼痛明显者。

（3）小针刀：适用于痛点少、面积小者。

（4）刀钩针：适合痛点广泛、面积较大者。

（5）手法：用于肱桡关节骨错缝，或不接受针刺治疗者。以右侧患肘为例，医者站在患者右侧，用左手拇指指腹顶压在桡骨小头上，掌心托住患者肘尖，将患肢伸直、外旋后猛地屈肘、内旋，将手搭于左胸前，可听到复位的响声，拇指下感觉到桡骨小头移动归位。

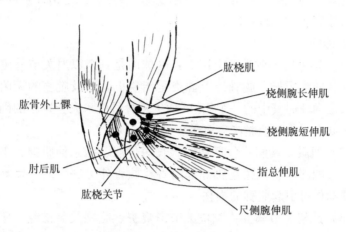

图 8 - 8　网球肘压痛点

（6）郝氏手法：此法为手法大师郝长海老师独创手法，特点是不治肘而治腕。患肢伸直，医者双手握住患者腕关节，用拇指按压在桡骨茎突下方，指腹正好放在鼻烟窝内，做小幅度前臂内旋、外旋后拇指用力向上顶推桡骨茎突，手下可有桡骨上移感，即复位。其机理可能与肱桡肌相关，肱桡肌起于肱骨外上髁上方、止于桡骨茎突，通过对该肌与桡骨的调整来恢复错位的肱桡关节。

3. 病例

（1）李某，女性，35 岁，塔城市饮食服务公司。肘外侧痛两个月，诊为肱骨外上髁炎，于 1994 年 10 月 25 日，锋刀针切割钩拉痛点，1 次治愈。

（2）宋某，男性，40 岁，电焊工。1995 年 11 月 23 日初诊。右肘前臂疼痛 1 年，昼夜疼痛，不论在哪个体位都不能缓解疼痛。检查：肘关节活动范围，伸直 150°、屈曲 40°、肱骨内、外上髁处压痛，伸肘在尺泽穴下、屈肘在曲池穴处有压痛。诊断：①肱骨外上髁炎；②肱骨内上髁炎；③桡肱关节滑囊炎。治疗：锋刀针，在 3 点处剥离切开。当即疼痛大减，夜可成眠，毫针四次，以疏通前臂经络气血，第六日复用锋刀针 1 次，基本痊愈。

（3）李某，女性，48 岁。自诉患网球肘 1 年多，封闭、吃药，疗效欠佳，专程来要求小针刀治疗。查肱骨外上髁压痛明显、Mill征阳性。在髁上压痛最明显处定点、1%利多卡因注射液1mL局麻后，用4号小针刀做纵行疏通剥离。1次即愈。2个月后，因其前几天回老家看望父母，下飞机后提的东西太重了，又走了很长的路，肘又开始痛。经检查，这次的痛点是在肱桡关节间隙，诊断为肱桡关节错缝，在痛点上用小针刀松解，并用手法整复肱桡关节。1个多月后，发现在外上髁的前下方，即桡侧短伸肌的起点处压痛明显，予以针灸痛点，嘱其注意保养。

（4）杨某，女性，36岁，配料工人。初诊于2009年6月10日。

主诉：右肘关节疼痛半年。

病史：2009年春节期间因工作量加大，于工作10多天后，出现右肘外侧、后侧胀痛，屈伸不利，前臂旋动、握拳时疼痛加剧，静止时无感觉。因坚持工作，疼痛延续至今。患病以来，症状时有轻重，但一直未治疗，每于劳动时症状加剧。因严重影响生活和工作故来诊治。

检查：右肘部皮肤外观无异常，肱骨外上髁处稍隆凸、压痛，鹰嘴下滑囊处压痛，右肘伸肘抗阻试验阳性。

诊断：①肱骨外上髁炎；②鹰嘴下滑囊炎。

治疗：于肱骨外上髁、鹰嘴下滑囊处两压痛点施锋钩针钩割治疗，辅以手法治疗。

疗效：1次治疗即觉疼痛消失，右肘关节屈伸自如。

（三）膝痛

九针八法止膝痛，是以西医辨病和中医辨证相结合，针对不同患者的病位、病性及病程，施以不同的针具和治法，或一法单用，或数法并举，据病择针，三因制宜，提高了疗效，缩短了疗程。风寒湿关节痛、类风湿关节炎、髌股骨性关节炎、胫股骨性关节炎、膝关节侧副韧带损伤、膝关节腔积液等病可酌情选用。

1. 长针三通止膝痛

详见第五章之祁氏三通法。

本法速刺不留针，针感强烈，有强通经络、疏通气血、立止疼痛之效。常见患者挂杖而来，弃杖而去。故适应于膝痛较重的患者。

2. 毫针微通调气血

取穴：梁丘、血海、内外膝眼、足三里、阳陵泉。

操作：梁丘刺向内下方，血海刺向外下方，内膝眼针向外上方，外膝眼针向内上方，成四面包围之势。足三里补益气血，阳陵泉荣筋活络。

本法手法轻巧，留针 30 ~ 60 分钟，调和局部气血，适应于年老、体弱或疼痛较轻者。

3. 火针温通祛寒湿

取穴：膝周诸穴、风市、阴市。

针具：中、细火针。

操作：持火针在酒精灯上烧至白亮，用快而速刺法点刺上穴。

注意事项：注意无菌操作，严格消毒，针后 3 天针眼忌见水，1 周内禁食辛辣刺激物。

"风寒湿三气杂至，合而为痹"，本病患者多伴有风寒湿邪，疼痛每因遇冷或气候变化而加重。火针频刺髌周诸穴以温通经脉，祛风散寒除湿。

4. 火针加罐消肿胀

取穴：梁丘上方肿胀最高点。

针具：粗火针。

操作：先用粗火针在髌上囊处刺 3 ~ 5 针，当有积液流出，积液多时，如小泉喷出。针后拔火罐抽吸出积液，然后用绷带加压包扎。

适应证：关节腔积液浮髌试验阳性者。本法功能祛瘀除湿，对消除关节滑膜炎症，有良好的效果。

5. 苍龟探穴刺髌周

取穴：髌尖、髌底、髌周内外侧上下 1/3 处，共 6 针。

操作：患者取仰卧伸膝位，用毫针刺入髌骨的内侧面，即髌股之间，留针 30 ~ 60 分钟。

适应证：适用于髌骨软化症，髌股关节骨关节炎。

6. 钩针松解除顽痛

取穴：阿是穴。

针具：锋钩针。

操作：取准痛点，用锋钩针刺入后钩拉数下，以松解粘连之部位。必要时可在局麻下操作。

适应证：膝关节骨性关节炎合并副韧带损伤。锋钩针钩割松解与小针刀松解同功，但本法操作简单，松解彻底。

7. 锋针放血祛瘀痛

取穴：委中或腘静脉。

针具：三棱针。

操作：腘窝上方扎止血带，用锋针缓刺入腘静脉最明显处，放血至其流自止或血色由暗变红。

本法祛瘀通络以止痛，适用于瘀血阻滞者。有研究认为引起膝痛的主要原因是髌骨内高压和骨内静脉瘀滞。髌骨有 4 组静脉沿关节囊壁内走行，在腘窝处注入腘静脉，故在此放血有助于静脉回流，以减低骨内压和疏通静脉瘀滞。

8. 深刺骨膜治骨痹

取穴：髌骨（梁丘左右旁开 1.5 寸）。

针法：患者仰卧伸膝，用粗针深刺骨膜，留针 1 小时。可加用毫针刺对侧曲池，疗效更佳。

针感：患者自觉抽胀感强烈，传过膝关节。

适应证：久治未愈之骨痹。

中医将痹证分五痹，久病不愈，穷必及肾，则为骨痹。肾主骨，故需深刺至骨，亦即《内经》之短刺、输刺，深刺久留乃宗《内经》之旨。

（四）踝扭伤

1. 伤筋

（1）轻者，用同名经相应取穴法。治杏沟矿某司机右踝关节扭伤，用锃针按压左手腕背之阳池穴约 1 分钟，其痛若失，活动自如。

（2）局部肿胀、疼痛明显者，锋针散刺放血后拔罐。深圳秦某，右脚踝关节扭伤 3 天，外踝前下方肿胀疼痛，锋针散刺局部肿胀处放血后拔罐 10 分钟，吸出血液与组织液混合物半罐（约 10mL），当即肿消，再用毫针刺左手腕背侧阳池穴，疼痛立止，翌日其父告曰已正常上班。

2. 伤骨

（1）骨关节错位：手法复位时闻及明显的关节弹响和错动感。

（2）踝关节骨性关节炎。

　　笔者曾治愈过原英超足球运动员弗兰克的足球踝。其曾经求治于英、德、日、美等国，先后手术治疗左脚 2 次、右脚 1 次，后经朋友介绍到深圳求治。当时双侧踝关节疼痛肿胀，站立时坐下困难、坐下起立时更困难，住院半个月经两次针刀治疗后，疼痛减轻 90%（患者自诉），功能明显改善，数月后专程道谢并介绍其队友前来治疗。既治疗过年逾七旬的原昆明军区首长，因不愿接受手术治疗而经小针刀治疗后疼痛消失；也治疗过年方 19 岁却已见踝关节骨质增生的篮球运动员，这与其从事的训练、比赛强度大的职业有密切关系，从临床角度证实了朱汉章教授的骨质增生是关节内外力平衡失调造成的理论的正确性。

3. 踝扭伤后遗症

　　踝关节扭伤没有治愈会遗留慢性踝痛，最常见的是跗骨窦综合征。在跟骨的后关节与中关节之间为跗骨窦，由距骨沟与跟骨沟相对合组成，由内后斜向前外侧。外侧开口位于外踝前下方。跗骨窦内含有脂肪组织相隔的宽而坚强的前后两组距跟骨间韧带。距跟骨间韧带在足内翻时紧张，故常与踝外侧副韧带的前束（即距腓前韧带），在内翻扭伤中同时受伤。踝关节活动频繁时，跗骨窦内脂肪，反复受到挤压，积累性劳损导致脂肪组织变性，也可产生症状。从外踝前下方，即丘墟穴进针，先用注射器推入局麻药 1～2mL，疼痛立即消失者即可确诊，用 3 号小针刀向对侧内踝下刺入窦内，遇有较硬的软组织切割数刀。

（五）颈椎病

1. 颈椎病诊疗要点

　　（1）急慢性软组织损伤造成的力平衡失调是颈椎病发病的第一位原因。

　　（2）软组织损伤和椎间关节错位是颈椎病的两大主因。

　　（3）治疗大法主要有二：针刀松筋，手法正骨。

　　（4）受损的部位，不外乎神经、血管、交感神经、脊髓等。

　　（5）颈椎病症状复杂，上至头、下到足，外至皮肉、内到脏腑，不能不重视。其治疗归纳也简单：

　　头枕部：上边在上、下项线，下边在肩胛上角，大椎在后，胸锁乳突肌在前。纵线有五：正中线（棘间）、棘突旁线、关节突、横突后结节。

要点在 C_2 棘突、C_7 棘突、C_5 横突、肩胛骨上角、$C_{5/6}$ 关节突。

常用部位：寰枕间隙、寰枢关节、枕下三角、病变椎节棘间、关节突关节。

要害部位：寰枕后膜、黄韧带、横突尖、椎间孔。这几个地方作用大、风险也高，初学者不要轻试，待刀技熟练后再去问津。

操刀要领：身心放松、持刀要稳、细心体会、匀速推进、遇硬松解、遇结切开、不可乱捣、宁浅勿深。

手法复位：定点、屈曲角度、旋转角度、上提，掌握好力度、安全范围。

2. 三穴五点治疗颈椎病

所谓"三穴五点"是笔者在长期大量的临床实践中总结出来的有效治疗点，是治疗颈型颈椎病的常用点，也是治疗其他各型颈椎病的基础点。3 穴即天柱、大椎、天髎。天柱、天髎均为双侧，加大椎共 5 个点。阿是：即是在其他部位明显的痛点。（图 8-9）

（1）天柱：中医学认为天圆地方，头圆象天、脚方如地。枢椎健壮而粗大如同撑天之柱，故穴名天柱，位在平后发际、斜方肌外缘、距正中线 1.3 寸处，相当于 C_2 棘突外侧缘。《铜人腧穴针灸图经》言："治颈项筋急不能回顾，头旋脑痛。"《内经》言其是气海之输，与"人迎"合治一切气疾，是治头项诸疾、调理人体气机的重要穴位。

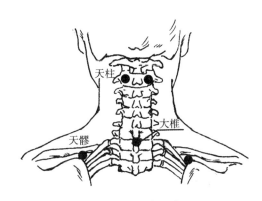

图 8-9 三穴五点

棘突大而分叉的枢椎，是头项活动的枢纽，主司头部旋转功能，又是上下颈椎段的分界线。颈部肌肉多以 C_2 为中心向各个方向伸展，受到来自上下横向三个方面的作用。再加上频繁的旋转运动，这就是寰枢关节易出问题的关键所在。

（2）大椎：是因棘突最长的缘故，故又称隆椎。棘突长的原因有二：首先，它是由活动的颈椎向不动的胸椎过渡的交接点。人身体脊柱的 3 个生理弯曲的交接点都有这个共性。其次，长大的棘突是为了便于更多的肌肉附着。大椎不仅是斜方肌和项韧带的起点，是头夹肌、小菱形肌、上后锯肌、颈棘肌的起点，而且还是多裂肌、回旋肌的止点。这么多的肌肉、筋膜、韧带重叠在此，这种现象用中医学的"宗筋所聚"来概括最是恰如其分了。

大椎从形态上讲是"宗筋所聚"，而从经络上说它更是"诸阳之会"，是手足三阳经和督脉交会之处。功能：振奋阳气，疏经通督，可上通头项，下至腰脊，前达胸膺，横行手臂。举凡颈椎病中的各种临床症状和体征，如头痛项急、眩晕、肩背痛、手臂疼痛麻木、胸闷、气急、心悸、足软无力等症，皆可取大椎或灸或针，或补或泻，随证而施。在治疗时松筋则以刀为主，调气则以针取胜。抉择之能不在刀在人，运用之妙在心而不在于手。

（3）天髎：肩胛骨上角直上 5 分为天髎穴，是手少阳三焦经和阳维脉的交会穴，为肩胛提肌止点处。《针灸真髓》记载：天髎穴在第二椎下旁风门外方，肩胛骨内上隅（深嵌在肉中的），直上 5 分处。用指按时有一条筋，有反应的人会觉得压痛。多在背部第三行的魄户外上方 1 寸处，实际取穴时应用指按，在反应最明显处取穴。此穴是治疗头痛、颈项强直、肩凝、高血压、半身不遂、上臂神经痛的要穴。

当肩胛提肌损伤时，会出现颈部转角处或项背部酸痛，颈部僵硬的常见原因是肩胛提肌的紧张造成的，因为肌肉收缩时疼痛而无法把头完全地转向同侧；也因为增加的疼痛性肌肉张力，头部也无法完全地转向对侧。而颈项部疼痛的患者，绝大多数可在此肌找到激痛点，在准确的定点上进行治疗，包括点压推拿、针灸、注射、针刀等，皆可获得明显的即时疗效。

笔者曾进行锋钩针治疗颈椎病的观察，并系统地总结了上百例临床病例，其中以颈型、神经根型和椎动脉型为主，发现锋钩针钩治"三穴五点"对治疗颈椎病有显著疗效。在小针刀切割松解的启发下，于 1993 年秋季，将师氏锋钩针改制成双刃锋钩针，集中了锋钩针和小针刀两种针具的优势，可钩可切，更有利于软组织的松解。尤其在治疗面积较大的慢性软组织损伤时，通过对肌肉纤维和筋膜的钩割牵拉，起到了明显的松解作用，是其所长。

在大量的临床实践中，发现这"三穴五点"的松解就可使颈椎病的症状明显减轻或消失。笔者从事针刀三十年来，治愈了数万例颈椎病患者，深感得益于这"三穴五点"。

河北邯郸一位行医 30 多年、从事针刀 10 多年的医生，在山西中医学院外科医院观摩学习后，不几天就打电话来说，按照三穴五点法针刀松解，竟然治好了一例脊髓型颈椎病。

3. 病例

（1）某患者，女性，50 岁，维吾尔族，教师。主因颈部疼痛，胸闷，肩痛麻木于 1994 年 11 月 2 日前来就诊。X 线检查：$C_{5~7}$ 椎体前后缘唇样增生，$C_{4~6}$ 椎体上关节突肥大，椎间孔狭窄。

诊断：混合型颈椎病。

治疗：毫针刺风府、大椎。火针点刺颈、腰夹脊。

5 日复诊，火针：颈、腰夹脊。

8 日三诊，诉火针后，出汗多。毫针：合谷、百会。

9 日、10 日，毫针：耳门、合谷、百会。

16 日、17 日，大椎、曲池、合谷。

19 日，颈肩部疼痛、麻木感消失。

（2）张某，女性，54 岁。颈项部疼痛、沉重感，右手发麻 20 天。诊为神经根型颈椎病。1994 年 11 月 9 日初诊，毫针：耳门透听会（双侧）。10 日，毫针：颈夹脊、后溪。6 次后，已不疼不麻。

（3）李某，男性，31 岁。1995 年 12 月 29 日初诊。颈痛手麻 1 个月。8 月 27 日因追盗马贼从马上摔下致伤，在某医院住院，CT 检查颅内血肿，4 周内自行吸收。从 11 月底开始出现颈痛手麻，颈部前屈时即出现双手电击样麻木（Lhermitte 征阳性），并有两胁、两腿轻微麻木。经九针治疗 6 次后，诸症明显缓减，16 次后颈痛、上肢麻木、两胁及腿麻木全部消失，唯晨起左手小指轻微麻木，埋线以巩固疗效。

（4）张某，女性，54 岁，汉族。颈肩痛，双手麻木 1 年、耳鸣、左侧头痛。X 线摄片：$C_{5~6}$ 椎体边缘唇样增生，间隙略窄。诊断为：①颈椎病（神经根型）；②复发性口腔溃疡。1994 年 10 月 19 日初诊治疗：①磁圆针叩击颈夹脊；②毫针针刺大椎、三才穴（百会、璇玑、涌泉）、内关、尺泽、肩井、膈俞。10 月 20 日毫针针刺大椎、肩髃、膈俞；22 日、24 日治疗同上；25 日同上治疗，双手麻木消失，左肩前痛，针鱼际、合谷。27 日火针点刺上述腧穴；28 日毫针针刺颈夹脊。显效。

（5）陶某，男性，53 岁。项僵，右上肢疼痛、麻木 2 个月。X 线：$C_{5\sim6}$ 骨质增生。于 1994 年 10 月 12 日初诊。治疗：①局部推拿；②磁圆针叩击颈夹脊；③锋钩针：大椎；④毫针：C_5 夹脊穴。13 日感觉上肢疼重，毫针：$C_{5\sim6}$ 夹脊穴、肩髎、外关、中渚。14 日疼痛减轻，颈部活动好转，针灸同上加推拿。16 日火针：颈夹脊。18 日疼痛减轻，未治疗。19 日毫针同上。24 日好转，火针点刺颈夹脊，临床显效。

（6）赵某，女性，51 岁。上肢疼痛、麻木以左为重，腰痛 2 年。诊断为颈椎病。于 1994 年 11 月 17 日初诊。治疗：①磁圆针：颈夹脊；②毫针：风池、大椎、大肠俞、肾俞；③火针点刺颈夹脊。18 日毫针同上。19 ~ 21 日疼痛减轻，毫针同上。22 日治疗同上。23 ~ 24 日上肢已不痛，治疗同上。25 日治疗同上。26 ~ 28 日上肢已不痛，治疗同上。29 日腰痛，毫针针刺腰夹脊。临床显效。

（7）童某，男性，47 岁，已婚。以眩晕、心悸 4 年，加重 6 个月来诊。患者 1996 年无明显诱因出现颈部发紧、腰酸，未重视。

2002 年出现眩晕、恶心、心慌、胸闷，双手出汗，有时突然发作，走路时下肢无力，稍活动即刻恢复。

2004 年头晕突然发作，晕倒。在上海多家医院诊断为混合型颈椎病。

6 个月前眩晕、恶心、心悸加重，双手中指、无名指、小指麻木。于 2006 年 11 月 10 日慕名前来我院求治。

现症：眩晕、心悸、恶心，步行 200m 左右就会出现上述症状加重。双手中指、无名指、小指麻木，四肢无力，腰部酸痛。

查体：颈椎略有侧弯，C_2 棘突、$C_{2/3}$ 及 $C_{4/5}$、$C_{5/6}$ 棘间和椎旁压痛，双侧肩胛骨内上角压痛，颈椎活动范围受限，T_4、T_5 棘突压痛，$L_{4/5}$ 棘间压痛，臂丛神经牵拉试验阳性，椎动脉压缩试验阳性。

X 线片颈椎开口位提示：寰枢关节间隙消失。胸椎正位片提示：

胸椎侧弯。

诊断：

1）混合型颈椎病（交感型、椎动脉型、神经根型）；

2）寰枢关节半脱位（寰椎前脱位型颈椎病）；

3）胸椎错位；

4）肾虚腰痛。

治疗经过：

于2006年11月10日行寰枕间隙3点，C_{2-3}棘间及两侧小关节3点针刀松解。寰枢关节手法复位后，患者即感眼睛明亮，头晕症状减轻，颈围固定3周。13日，患者头晕恶心症状明显减轻，由于戴颈围不适应，睡眠欠佳。18日，头晕症状基本消失，双眼视物清晰，但每日下午4~5点出现情绪低落，手心出汗，心慌，考虑患者长期生病，情绪忧郁所致，嘱咐患者多休息，消除紧张情绪。

23日，行$C_{4/5}$，$C_{5/6}$棘间及小关节、肩胛提肌止点针刀松解，手法整复胸椎。27日，头晕、恶心、呕吐，双手指麻木症状消失，仍用颈围固定。

30日，患者仅自觉乏力，有时心慌，手心出汗，行左肩胛提肌、大椎、风门、筋缩、次髎等针刀松解。12月4日，患者症状全部消失。7日，为巩固疗效，行大椎、腰阳关埋羊肠线治疗。9日，痊愈出院。随访半年无复发。

（六）腰椎间盘突出症

1. 腰椎间盘突出与腰椎间盘突出症

CT的普及使得腰椎间盘突出症的临床诊断有被过度放大的现象，有椎间盘突出并不一定有临床表现，有腰腿痛也不一定与突出的椎间盘有关。所以在诊断时要把症状、体征、特殊检查、影像学检查以及神经定位诊断结合起来，才能提高诊断的准确率。

2. 从软组织损伤角度来认识

如果说宣蛰人软组织外科学理论使我们对颈肩腰腿痛的认识有了质的飞跃，那么朱汉章针刀医学的创立就为慢性软组织损伤性疾病提供了简洁有效的治疗方法。

传统认识只注意到椎间盘与脊神经之间的关系，而忽略了椎旁肌肉筋膜韧带等软组织对神经血管的影响。针刀松解椎旁肌甚至椎间孔外口的肌间隔，改善了局部血液循环，直接或间接地减轻了对神经根的刺激和压迫；针对神经走行线路上软组织的粘连、挛缩和硬结进行松解，可解除对神经干的刺激和压迫、改善局部血液循环。手法矫正小关节紊乱，恢复脊柱功能单位的正常解剖结构，同时也改变了突出物与神经根的位置关系，减轻或消除了对神经根的压迫、也就减轻或消除了疼痛。

一位应县砖窑工人，患腰椎间盘突出症，腰痛剧烈、已经三天三夜没有睡觉，进针刀治疗室时，一手扶膝一手扶墙弯着腰走路。不能平卧，只好站在地上趴到床上治疗，做完针刀后，其痛若失，腰椎屈伸自如。可见他腰痛的主要原因是椎旁肌的痉挛、粘连所致。

针刀治疗的腰椎间盘突出症是以椎周软组织损伤为前提，对肌肉紧张、短缩、粘连、瘢痕、压痛点明确者疗效好，而对于腰肌无力型或找不到压痛点的椎管内型则效果差。

3. 针灸刺激与针刀松解

针刺腧穴以疏通经络气血为主，圆利针刺激神经根、神经干是中医针具与西医解剖的有机结合，针刀松解粘连变性的软组织损伤，三者各有所长，关键在运用针具的人。针刀本身就兼具针、刀、针与刀的三大作用，所以针刀疗法是治疗腰椎间盘突出症的首选。

4. 稳定三角与平行四边形

椎间盘与椎体形成的纤维软骨关节，即椎骨间关节为顶角（A），两个关节突关节，即后关节为两个边角（B 和 C），三者共同构成的三角形骨架，对维持脊柱的稳定性和灵活性具有重要意义，称之为稳定三角，又叫作脊柱三点支撑系统，或三点连接支持系统。椎骨间关节和两侧后关节形成了稳定三角，在内源性稳定和外源性稳定系统处于动态平衡时，是相对稳定的。但是，当两个系统任何一个平衡遭到破坏时，都会引起腰椎的失稳。

其实这不是三角形不稳定，而是平行四边形在起着负面的作用。我们习惯了关注稳定三角，却忽略了和这个三角同一个底边的另一个三角：棘突（D）与椎间盘相对应，连接棘突至两个后关节，正好形成了又一个三角形。这两个三角形就组成了一个平行四边形（图8-10）。于是，原来的相对稳定三角形就变得不稳定了。

棘突上和棘突两侧附着有众多强有力的肌肉，当棘突一侧的肌肉发生痉挛、粘连及短缩时，就会导致棘突两侧的力平衡失调，牵拉棘突偏向一侧，引起后关节错位。后关节的错位势必会引起椎体和椎骨间关节发生移位，这就更加重了椎间盘的退变。实际上，椎旁肌牵拉棘突比牵拉后关节更容易得多。

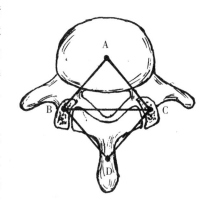

图8-10 三角形与平行四边形

同样，可利用这个原理，松解棘突两侧紧张、痉挛及短缩的软组织，用反方向的手法将偏歪的棘突推回到正常的解剖位置，则可矫正后关节，同时也调整了椎间盘纤维软骨关节。至于能否让突出的椎间盘回纳或部分回纳，一直是一个有争议的问题。

5. 神经定位与经络走行

（1）$L_{3/4}$椎间盘突出压迫L_4神经根：腰背痛、髋关节痛，大腿外侧及小腿前侧痛，小腿前内侧麻木。查体：$L_{3/4}$旁叩击痛，并向大腿前侧放射，股神经牵拉试验阳性。

（2）$L_{4/5}$椎间盘突出压迫的是L_5神经：腰背痛、骶髂部痛，向下肢放射至大腿和小腿的后外侧面疼痛，踇趾背伸力减弱。查体：$L_{4/5}$椎旁可有压叩痛，并向下肢的后外侧放射，直腿抬高及加强试验阳性。

（3）L_5/S_1压迫S_1神经根：腰背痛、骶髂部痛、髋痛，向下肢放射至大腿、小腿的后外侧及足跟痛。

（4）中央型一般在$L_{4/5}$或L_5/S_1之间：压迫马尾，出现马尾神经综合征，腰痛及双下肢后外侧疼痛、麻木，会阴区麻木，大小便功能障碍，双侧跟腱反射消失。

（5）从以上可以看出：L_4神经根受损的疼痛部位与足厥阴肝经走行一致；L_5神经根受压的疼痛部位属于足少阳胆经；S_1神经根受压迫的临床表现就在足太阳膀胱经上。

6. 椎间盘突出的位置与神经根压迫的关系

（1）腰段神经根呈直角穿出硬膜囊，向下走行，在椎弓根下方离开椎管。

（2）根据椎间盘突出的位置，压力可作用于穿出神经根或下行神经根。

（3）远外侧或神经根孔外椎间盘突出可对穿出神经根造成压迫。如 $L_{4/5}$ 神经孔外的椎间盘突出可压迫 L_4 神经根。

（4）中央型、后外侧型、关节下型或神经根孔型椎间盘突出可压迫下行神经根。如 $L_{4/5}$ 神经根孔处的椎间盘突出可压迫 L_5 的下行神经根。（图 8 – 11）

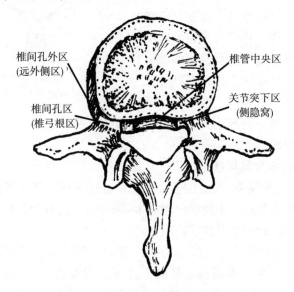

图 8 – 11　横断面解剖"区"的定义

7. 针刀常用治疗点

（1）病变椎间盘相应的棘间、关节突的关节点，如 $L_{4/5}$，L_5/S_1 棘间、脊旁点。脊旁点在脊中线旁开 1.5cm 处，压痛或向下放射点，针刀依次松解骶棘肌、小关节囊、横突间肌。

（2）L_3 横突尖。

（3）骶髂关节。

（4）臀上皮神经点。

（5）髂腰韧带髂嵴点与横突尖。

（6）梨状肌坐骨神经出口处压痛点。

（7）骶骨外缘压痛点。

（8）沿着坐骨神经走行线路上的压痛点，多见于环跳、居髎、承扶、殷门、风市、委中、承山、飞扬、阳陵泉、阳丘、阳辅。

（9）久治不愈的顽固者，松解内收肌起点。（图 8 – 12）

8. 关于椎间孔外口松解

针刀治疗腰椎间盘突出症有一刀法，就是指椎间孔外口松解法，对以神经根周围软组织无菌性炎症、粘连为主或椎间孔外口纤维隔挤压神经根者效果明显。

（1）$L_{4/5}$ 椎间孔外口定位法：在 $L_{4/5}$ 棘间画一水平线，从髂后上棘内缘（女性再略向里）作一脊柱中线的平行线，两线的交点就是进针点。

（2）L_5/S_1 椎间孔外口定位法：在 L_5/S_1 棘间画一水平线，

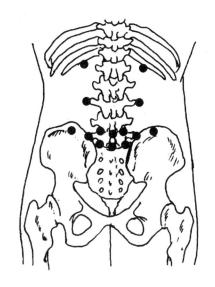

图 8 – 12　常见腰部压痛点

从髂后上棘内缘（女性再略向里）作一脊柱中线的平行线，两线的交点就是进针点。

针刀松解：从上点进针，针刺方向斜向头侧、脊柱侧，依次通过皮层、皮下组织、浅深筋膜、骶棘肌、横突间肌、椎间孔外口、纤维隔。逐层松解，当感觉刀下有坚韧的弹性阻力时，有的患者会出现触电感，此时应稍微移动刀锋，再稍向里切割数刀后出针。

经验不足者，可针刀治疗前选用麻药，利用注射器可回吸的特点，逐层深入、边进针边回抽，既可先探查、感知进针的深度、角度及异常变化，还可避免损伤血管、神经。

9. 与骨盆旋移的关系

骨盆旋移与腰椎间盘突出症关系密切，究竟哪一个发病在前，很难确定，临床上两个疾病常常同时出现，治疗时要统筹兼顾。否则，腰椎间盘突出症就不容易治愈，或者远期疗效不好。

10. 鉴别诊断

注意排除结核、肿瘤、周围血管疾病、盆腔疾患等。笔者曾治疗一例 30 多岁的经产妇，顽固的腰痛伴左下肢疼痛，按腰椎间盘突出行 3 次针刀治疗，无效，后确诊为左股深静脉栓塞。也遇到 CT 报告腰椎间盘突出的下肢疼痛麻木无力的患者，最后行椎管内肿瘤手术摘除。可见教训与经验同样重要。

11. 椎间盘突出与椎管狭窄的关系

椎间盘突出到椎管内且突出物较大时，就会引起椎管狭窄，加重治疗的难度。北京一老人患腰椎间盘突出症、椎管狭窄，专程来太原治疗，经 3 次针刀治疗后，腰痛消失，左下肢疼痛麻木基本消失，间歇性跛行明显改善，出院时还写了一份感谢信。但回到家不到 1 个月，就复发了。

不过也有效果好的，在陕西神木治一腰椎间盘突出、椎管狭窄患者，下肢疼痛剧烈，从影像学来讲，具备典型的手术指征，多方治疗无效，省人民医院要求住院，患者害怕手术，要求针刀治疗，第一次针刀术后疼痛明显减轻，隔 7 天 1 次，又治疗 2 次，临床痊愈。

12. 患者注意事项

平时睡硬板床、针刀治疗后卧床休息、治疗前 3 天最重要。

注意饮食起居，饮食宜清淡，百天内忌房事，否则不易痊愈或以后经常复发。

生活工作中注意姿势，避免前屈位活动或负重，有研究通过对椎间盘测压发现：脊柱负荷在站立时为 100%，站立前屈为 210%；坐为 150%，坐位前屈为 270%；当站立持重 20kg，腰椎负荷：210kg；弯腰持重同一重量，腰段脊柱负荷：340kg。由此可见，避免腰椎前屈对预防椎间盘和腰椎的退变或损伤具有重要意义。

13. 病例

（1）齐某，女，38 岁，汉族。腰腿疼痛 1 个月，腰部有外伤史，左腿沿坐骨神经走行疼痛，直腿抬高试验（＋）、L_5/S_1 压痛叩击痛。于 1994 年 11 月 12 日初诊。治疗：①扳法；②毫针：肾俞、大肠俞、委中；15～16 日治疗同上；17 日火针腰夹脊；18 日毫针：L_5 夹脊、委中加推拿；19～21 日治疗同上；22 日治疗同上；23～24 日疼痛消失；25 日疼痛消失，临床痊愈。

（2）周某，女，36 岁，汉族。腰腿疼痛两个月多，L_5、S_1 压痛，椎旁叩击痛（＋），脚麻；直腿抬高及加强试验（＋），膝反射存在。于 1994 年 10 月 19 日初诊。治疗：①扳法复位；②圆利针：大肠俞、代秩边、委中；20 日毫针、火针同上，坐位扳法；21 日毫针：腰夹脊、委中、昆仑；24 日，圆利针：大肠俞、代秩边、委中；

25 日腰腿疼痛基本消失，治疗同上；26～27 日治疗同上；28 日腿有些麻木，治疗同上；29～30 日毫针 L_5 夹脊；31 日腰腿不痛，无麻木，L_5 夹脊埋线。治疗效果：临床痊愈。

（3）武某，男性，42 岁。左腿麻痛 3 年，行走百米则痛甚。查体：直腿抬高试验阴性，X 线片正常。于 1996 年 1 月 11 日诊治。治疗：锋刀针针阿是穴。毫针：环跳、阳陵泉；圆利针针大肠俞、代秩边。1 月 16 日复诊疼痛明显减轻，久行已不痛，唯酸困。左肾俞压痛，针后压痛消失，两腿感觉一样。

（4）杨某，男性，35 岁，山西大同市人。主因：间歇性腰痛，左腿痛 5 年，加重 15 天，于 1997 年 10 月 9 日入院。5 年前患者因抬重物时扭伤腰部，致使腰部疼痛、左腿疼痛，症状在休息及按摩治疗后消失，劳累后反复出现，半月前症状再次出现，经口服消炎镇痛类药及按摩效果不佳而入我院。入院时查体，一般状况好，心、肺、肝、脾、肾无异常。脊柱 $L_{4～5}$ 处轻度左凸，$L_{4～5}$ 棘间及棘旁左侧压痛阳性，并向左下肢放射，左直腿抬高试验阳性，屈颈试验阳性，仰卧挺腹试验阳性。股神经牵拉试验阴性，膝腱及跟腱反射正常，双下肢皮肤感觉无明显异常。外院 CT 示 $L_{4～5}$ 椎间盘突出，本院实验室血常规、出凝血时间及血小板计数均正常。诊断：$L_{4～5}$ 椎间盘突出症。10 月 10 日在 L_3 左横突间 1 点、$L_{4～5}$ 棘间、横突间 2 点共 4 点以 I 型 3 号针刀行软组织松解术，术后环丙沙星静滴抗炎 3 天。患者症状明显减轻。10 月 25 日在梨状肌止点、坐骨上孔、股神经干、阳陵泉、承山、昆仑共 6 点行软组织松解术。术后同上抗炎 3 天，因患者上厕所时不慎摔倒致左小腿内侧疼痛，于 11 月 1 日在 $L_{3～4}$ 棘间、横突、L_3 横突、L_4 横突共 6 点，以 I 型 3 号针刀行软组织松解术。术后同上抗炎 3 天，患者症状全部消失痊愈出院。（注：3 次针刀术后均配合手法）

（5）车某，男性，36 岁。主因腰痛 3 个月，加重伴右下肢拘急、憋胀半月入院。患者 3 个月前无明显诱因出现右侧腰痛，经城区卫生院诊断"坐骨神经痛"给予针刺治疗症状缓解。半月前不慎扭伤腰部，腰痛剧烈，并伴右下肢憋胀卧床不能活动，经针刺后症状缓解，CT 片报告 L_5/S_1 椎间盘突出而入我院。入院时查体：一般状况好，心、肺、肝、脾、肾无异常，脊柱生理弯曲正常，左侧 L_3 横突尖压痛，脊柱腰部活动范围前屈 35°、后伸 15°、左屈 30°、右屈 30°，右侧直腿抬高试验及加强试验（＋）、屈颈试验（＋）、膝腱、跟腱反射正常、肌力正常、下肢皮肤感觉无异常。CT 片示 L_5/S_1 椎间盘突出、硬膜囊受压，实验室血常规及出凝血时间正常。诊断：L_5/S_1 椎间盘突出症。于 1997 年 7 月 17 日在 L_3 横突尖 2 点、$L_{4/5}$、L_5/S_1 棘间 2 点、L_5/S_1 右横突间肌、右髂后上棘下 1 点，共 6 点行腰部软组织松解术，并配合手法。术后青霉素静滴抗炎 3 天。患者症状减轻，仅感右下肢活动时仍有疼痛，于 1997 年 7 月 25 日在 $L_{4/5}$ 棘间 2 点、L_4、L_5 横突尖 4 点、右髂后上棘、髂后下棘各 1 点，共 8 点行软组织松解术并配合手法，术后继续抗炎 3 天，术后 10 天患者痊愈出院。

（6）郑某，女性，40 岁，山西大同云岗矿工会。主因劳累后腰部及右下肢疼痛 2 年，加重半月，于 1997 年 10 月 3 日入院。患者 2 年前因劳累出现腰部及右下肢疼痛，咳嗽、弯腰时症状明显加重，休息后减轻，在矿务局医院 CT 检查示 $L_{4/5}$、L_5/S_1 椎间盘突出，经牵引后症状减轻。半月前症状明显加重，行走困难，入我院要求针刀治疗。入院时检查，一般状况好，心肺肝脾无异常，腰椎向左侧弯畸形，腰部肌肉紧张，$L_{4/5}$、L_5/S_1 棘间及棘旁右侧压痛明显，并向右下肢放射，L_3 横突压痛。右侧直腿抬高及加强试验（＋），屈颈试验（＋）。双侧膝腱反射及跟腱反射正常，皮肤感觉无明显异常，踇趾背伸及跖屈右侧减弱。本院实验室血常规、出凝血时间及血小板计数均正常。诊断：①$L_{4/5}$、L_5/S_1 椎间盘突出症；②腰三横突综合征。于 1997 年 10 月 3 日在 L_3 横突、$L_{3/4}$ 棘间、$L_{4/5}$、L_5/S_1 棘间横突间、臀上皮神经处共 12 点以 I 型 2～4 号针刀行软组织松解术，术后抗炎 3 天，症状减轻。于 1997 年 10 月 13 日在髂后下棘、承扶穴、殷门穴、承山穴共 4 点以 I 型 3 号针刀行软组织松解术。术后继续抗感染治疗 3 天，患者自感仅有右下肢小腿外侧略有不适。于 1997 年 10 月 21 日在 $L_{3/4}$、$L_{4/5}$ 棘间、横突间共 6 点处以 I 型 3 号针刀行软组织松解术，术后再次抗感染治疗 3 天，患者症状完全消失，痊愈出院。（注：每次针刀术后均配合手法，嘱患者静卧 7 天）

九、疑难杂症

所谓疑，是指症状疑似，诊断不明；所谓难，是谓机理不清，常法难效。寰枢关节紊乱与骨盆旋移症是教科书中很少讲到而临床上又容易被忽略的两类疾病，中风和痹证则是大家都很熟悉但在临床治疗上又缺乏好疗效的两大病症。提出来一起讨论，或许会有所裨益。

（一）中风

中风一名脑血管意外，分为出血和缺血两类。中风为中医"风劳臌膈"四大难病之首。中医针灸治疗中风源远流长，近代新秀绝招迭出，有的有效，有的不效，正所谓：千方易得、一效难求。下面诸方，随证选用，总有一招可以取效。

1. 中风针灸集锦

（1）三才穴：百会、璇玑、地机；肩髃、曲池、合谷；环跳、阳陵泉、绝骨。（图 8 – 13）

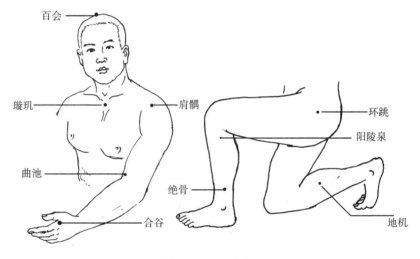

图 8 – 13　三才穴

（2）古针法：百会、曲鬓、肩井、肩髃、曲池、合谷、环跳、阳陵泉、绝骨。

（3）大接经法。

"治中风偏枯，从阳引阴，从阴引阳，皆取十二经井穴也。"（《本草纲目》）

大接经法为配穴法之一，见《卫生宝鉴》，是专治中风偏枯的特殊配穴法。有"从阳引阴""从阴引阳"二法，皆取十二经井穴。从阳引阴法，从足太阳井穴至阴开始，依次取足少阴涌泉、手厥阴中冲、手少阳关冲、足少阳窍阴、足厥阴大敦、手太阴少商、手阳明商阳、足阳明厉兑、足太阴隐白、手少阴少冲、手太阳少泽，刺完十二经。从阴引阳法，从手太阴井穴少商开始，依次取手阳明商阳、足阳明厉兑、足太阴隐白、手少阴少冲、手太阳少泽、足太阳至阴、足少阴涌泉、手厥阴中冲、手少阳关冲、足少阳窍阴、足厥阴大敦，刺完十二经。

（4）梅花针，叩刺头三阳经，肘膝以下之三阳经。

（5）深刺风府、哑门：山西中医学院李定明老师善用此法，但须根据回归数计算好针刺的深度。

（6）长针透穴：脊中透至阳、至阳透身柱、身柱透大椎、肩髃透极泉、曲池透手下廉、肾俞透关元俞、足三里透下巨虚、三阴交透绝骨、丘墟透照海。

（7）项三针补气通脑、开四关气血双调、人中与承浆两穴针柄相接以沟通任督二脉。

（8）火针：病久用火针刺肩髃、肩髎、曲池、环跳、足三里、阳陵泉等，与毫针交替使用。

（9）少林寺秘方：少林寺武僧通医者多，针灸治疗中风常用两个穴位：秘大通与还阳锁。秘大通在百会与耳尖连线中点向后 5 分；还阳锁在承山外下方 5 分。

2. 闭证

杏儿沟某科长父亲，80 多岁，住在医院门前，有一天家人跑来说，老人突然昏迷、不能动了，我和西医张耀贵主任一起拿上出诊包就走。到家一看老人两眼紧闭、两手握拳、呼吸低微，原有高血压，考虑中风，需要急救，张主任说还是将患者抬到医院好抢救，并说先准备，我打开针包，取出两支毫针，刺入患者的两涌泉穴，捻转不到 1 分钟，患者就睁开了双眼，清醒过来，接着由张主任处理。由于抢救及时，老人没有留下一点后遗症，又活了好多年。

3. 脱证

香港病友郑先生，曾给他治好脚后跟疼痛，一日他说有位朋友的父亲中风，问我能不能治，我说：能。我曾经下过 10 年工夫学习研究针灸治疗中风。于是他就陪着将患者抬到了康复医院，患者姓刘，男，70 岁，曾辗转于香港多家医院，最后回家准备后事，他儿子抱着一线希望而来。看他面色如土，双眼微闭，呼吸低微，口张手撒，家人说小便失禁，已有 1 个星期未解大便，诊其六脉微弱。

看完患者后满腔的热忱凉了半截，这是脱证啊。回到办公室静了静心，理了理思路，突然想起脱证应该用灸！于是就隔盐灸神阙、重灸关元3个小时后，患者神志有所清醒，晚上排出大便。以后针灸、推拿并用，配合中西药，3天后完全清醒，1周后开始说话，但吐字不清，1个月以后在陪护人员的搀扶下开始下地行走。

4. 上下肢瘫与左瘫右痪

中风肢体瘫痪，下肢功能恢复较快，并有一定程度的自然改善趋势。而上肢的功能恢复较慢，手的功能恢复最慢且有的会留下终身残疾。临床观察，单侧肢体比双侧瘫痪易治，近端肢体瘫痪疗效优于远端。

中医有左瘫右痪之说，左瘫属血虚，右痪属气虚，临床价值有待进一步研究。

（1）肩髃、环跳：《神灸经纶》载有"肩髃系两手之安否，环跳系两足之安否"。

（2）上闪电与下闪电：为辽宁绥中名医徐彬摸索、命名。上闪电即扶突穴，向外斜下1寸，胸锁乳突肌后缘，徐进浅刺5分。下闪电在秩边穴外3寸，深刺提插3~4寸。

（3）毫针：大椎、肩井、天宗、肩髃、曲池、外关、合谷、后溪、腰阳关、次髎、环跳、风市、膝眼、阳陵泉、足三里、绝骨、太冲。

（4）火针：取穴同毫针，可酌情选用。

（5）推拿按摩：促进经络气血运行，改善肢体血液循环，有利于患肢的康复。

5. 手足麻木

《经》云："气虚则不仁，血虚则不用，气血俱不足，不仁且不用。"麻木多属虚证，治应补益气血。麻木比瘫痪难治，针灸益气来得很快，但补血则非其所长。所以这时就应"一针二灸三吃药"了。

（1）梅花针叩刺手法稍重一些，叩到局部微微出血。

（2）火针频频轻点穴位表面，不刺破皮肤。

（3）十宣、十端，锋针点刺放血。

6. 舌强语謇

（1）金津玉液：舌为心之苗、肾水上润舌根，所以舌强语謇要从心肾下手，金津玉液乃肾水上潮之孔，锋针点刺放血以祛瘀血、通肾气。

（2）毫针：通里或养老透通里。

（3）哑门、廉泉、太溪。

2000年2月，一位72岁阿婆，因患脑血栓导致舌强语謇，且骨质疏松伴有第三腰椎压缩性骨折，腰痛得坐卧不安难以忍受。来诊时由两人搀扶而来，除常规针灸治疗外，针对舌强语謇，重点用锋针刺金津、玉液放出瘀血，针哑门、廉泉。经过1个星期的针灸推拿，疼痛基本消失。两周后，儿子专程从美国回来看她，高兴地说："妈妈原来讲十句只能听懂一句，现在能听懂九句"，1个月后老人全部恢复正常。

7. 失语

（1）哑门：毫针刺，或锋钩针钩刺。

（2）舌针。

（3）涌泉。古人告曰：涌泉勿深刺，深则杀人。

在某医院康复中心时，一天来了一位老人，由媳妇陪着就诊，说老人患中风快半年了，其他恢复得很好，就是不能讲话，故前来治疗。于是就用锋钩针钩刺哑门，刚一钩拉，患者就大叫一声：啊呀，好疼！

8. 假性球麻痹

（1）风池、人迎、合谷。

（2）完骨向人迎方向深刺1.5～2寸，注意角度，不可向里刺到椎动脉。

（3）天柱、天突、廉泉。

同事小郭的爷爷，年逾80，中风经年，呛水呛饭1个月，近日加重。晚上出诊，家人说已经3天不吃不喝，见其张口呼吸，只好用纱布蘸水放在舌上以润其舌喉。于是针刺风府、完骨，针完骨时针尖斜向前下方人迎处深刺1.5寸。起针后让患者小口喝水，已不发呛，第二天吃饭时已不呛饭。

9. 上肢不举

（1）上肢三才穴：肩髃、曲池、合谷，毫针、火针交替使用。

（2）梅花针叩刺肘关节以下三阳经、三阴经，普叩经、重叩穴。

1986年在朔州举办全国新九针学习班期间治某中风患者，右侧上下肢不能动弹，肌力0级，师老用梅花针叩刺其头三阳经、手足三阳经后，当时患者手脚即可抬起、离开床面（肌力3级），着实令在场学员大开眼界。

在某医院，有一天来了一对双目失明的老年夫妇，说老太太已经得偏瘫13年，下肢恢复还好，只是左手一直抬不起来。我和来学习的几十名大夫们讲，一般中风超过半年就很难见效了，但是老人坚持要求治疗，说：我们听说你的针扎得好，是专门从很远来求你治病的。当时令我也很受感动，于是就拿起针来，这时脑子里突然闪出一个念头：针右侧丘墟，于是就将针刺了进去。结果，令大家感动的事情出现了：老人当即举手过头、活动自如，一行热泪从她眼眶里流了出来。

10. 手指屈曲不伸

（1）毫针：三间透合谷，或者合谷与后溪对刺。

（2）磁圆针：敲打前臂外侧近心端1/3处，敲打指伸肌。可见手指向背侧弹起，敲在不同的部位，会有相应的手指向背侧弹起。总结其规律，有助于定位精确治疗。

（3）按摩时被动伸屈手指，多做背伸动作。

11. 难治症

中风开始时软瘫，慢慢发展为硬瘫，上肢呈屈曲状痉挛，脚走划圈步，此时就比较难治。

（1）神经干刺激疗法详见第三章。

（2）针刀松解痉挛的肌肉附着点，或在紧张的肌腹中点切断部分肌纤维，会有助于肢体功能的恢复。

（3）针刺颈臂点、代秩边，针感强烈，可改善上下肢的痉挛状态。曾有一位下肢痉挛性瘫痪，经代秩边针刺后痿软无力很长时间，看来刺激量的掌握也很有学问。针刺颈部神经时要注意颈部的血管，尤其是动脉，且要注意针刺的深度与角度。

12. 划弧步与脚内翻

下肢伸直并外旋举步时将骨盆提高、足尖曳地、向外旋转而后移向前方，故又称划圈样步态。

划弧步重点解决下肢肌力的恢复、膝关节与踝关节的屈伸问题，针刺梁丘、血海、膝眼、阳陵泉透阴陵泉；中封、解溪、太溪透昆仑、丘墟透照海。

脚内翻是阴急阳缓，针刺三阴交透绝骨、泻照海、补申脉。中风早期针刺三阴交，可以预防脚内翻。

13. 肩痛

中风肩痛，常常被忽略，尤其是语言不清者。其实，偏瘫后肩部气血运行受阻，不能活动，感受风寒湿邪侵袭，故出现肩部疼痛，并加重了肩关节活动受限。病机与治疗同肩周炎，以火针或锋钩针在痛点治疗。

14. 手足肿胀

（1）八风、八邪，毫针、火针交替使用。

（2）按摩之淋巴导流法，对改善四肢血液循环、消除水肿效果明显。

（3）毫针：三阳络、三阴交。

15. 便秘

新病先通大便，不使浊气上攻；久病要保持大便通畅，有利于机体康复。

急性期由于大便秘结导致腹压增高，浊气上逆，血压增高，烦躁面赤，甚至颅压增高，常常是导致二次出血和脑疝的主要因素，故对于中风患者通腑降逆首当其冲。后遗症期由于中风患者活动较少，或长期卧床，亦可导致便秘出现。

乌鲁木齐军区总医院理疗科赵老师针灸推拿30年，他治疗中风的经验：许多瘫痪患者来就诊时，闻之口臭，就知其腑气不通、浊气不降，所以治疗时先通大便。许多患者，在大便通畅后，临床症状很快好转。

16. 顽固性呃逆

属胃气上逆所致，表示病情重笃。

（1）毫针：内关、天突、膻中，针刺天突向后下方刺入1寸。

（2）火罐：膻中、中脘，闪火留罐。

（3）刺激膈神经法：在颈部平环状软骨上缘旁开至胸锁乳突肌前缘进针，针尖方向略向外，进针1.5～2寸时，可刺中膈神经。

17. 视力障碍

椎－基底动脉供血不足，或枕叶梗死可影响视觉中枢而出现失明，或视野缺损。对枕寰枢复合体紊乱的矫正，可改善椎动脉供血。

（1）毫针：风池、天柱、合谷。

（2）针刀：松解寰枕间隙和枢椎棘突，手法矫正椎体错位。

魏某，男性，66岁，四川成都人，内科医生。主因头晕伴左下肢行走不便4个月，于2004年3月2日以"颈椎病、脑梗死"收入我院。住院号101194。

患者3年前曾因头晕发作以高血压在当地医院治疗后好转。2003年11月从床上摔下后发现右下肢无力、屈伸不利、双手颤抖。经当地医院CT检查，诊断为脑梗死，治疗后有所好转。经人介绍，特来深圳康复医院求治。

现症：偶有头晕、右眼视物不清，行走不便，左下肢酸困无力。睡眠可、饮食佳，大小便正常。

检查：神志清楚，语言流利，颅神经检查阴性。上颈段椎旁肌紧张，C_2棘突旁压痛，椎动脉压缩试验阳性，引颈试验阴性，臂丛神经牵拉试验阴性，左下肢肌张力高，肌力4级，左膝关节屈伸僵硬。膝反射减弱，病理征未引出。

X线检查报告：颈椎骨质增生形成骨刺。$C_{6/7}$间隙变窄骨桥形成。齿状突偏右侧，$C_{3/4}$、$C_{6/7}$椎间孔变窄。印象：颈椎病。

治疗：3月2日10点20分，行上颈段针刀松解术：寰枕间隙，寰枢关节。术后手法整复。

3月3日很高兴地讲述，昨晚术后躺在床上，突然发现右眼能清楚地看到顶灯。右眼视力障碍曾在成都、上海求治未效。遂告患者这是由于针刀松解，解除了对椎动脉的嵌压、改善了脑部供血所致。所以针刀对脑梗死也会有一定的治疗作用。

分别于3月10日、3月22日行膝、肩针刀松解。其间并予针刺、推拿治疗。患者头晕及左下肢无力明显好转，于3月26日出院。

18. 体会

（1）治疗越早，效果越好

杏儿沟矿齐某岳母，早晨起床时发现右侧手脚不能动弹，遂背到医院，按中风治疗，先用梅花针叩刺头三阳经、手足肘膝以下三阳经，普叩经、重叩穴，毫针刺灸风府、哑门、曲池、合谷、环跳、阳陵泉。针后就能下地，有意地让她在地上跳了两下，然后自己走着回家了。

（2）针灸推拿，相得益彰

1991年，左云县一位老人突发中风，县医院已发了病危通知书，让其子女准备后事。绝望之际家人用手推车推来求助，先后毫针、火针交替使用，针刺百会、通天、曲鬓、风池、风府，及上下肢三才穴，梅花针叩刺头部与偏瘫侧肢体，短圆利针刺激颈丛点，长圆利针深刺代秩边刺激坐骨神经干等，学生王飞做全身推拿，每天1次，仅两周时间就完全康复了，并每天坚持早晨登山锻炼。

（3）发挥潜力，不治自愈

1997年秋，到恒山脚下的一个小村庄出诊，患者80多岁，言语不清、哭闹流涎、右侧偏瘫、肌力0级。先用梅花针叩，继用毫针刺，又用钩针钩，几乎所有的方法都用过了，就是没有一点效果。看着患者家人忙乎着炒菜、蒸糕，心里很难过，就和邀我同来的院长出去到庄稼地里走走。遇到背着一麻袋玉米的一位老人在路边歇脚，于是就和他聊了起来，老人家说，3年前得了中风，早晨醒来发现半个身不能动弹，我们赶紧问：那你是怎么治好的？他说：我光棍一人，不动就饿死了，只好用那能动的半个身子趴着去烧水、做饭，慢慢地就越来越灵活，也不知哪一天就全好了。

（二）痹证

1. 痹证类别

《素问·痹论》曰："风寒湿三气杂至，合而为痹也。"

（1）风痹：其风气胜者为行痹，游走性关节疼痛。

（2）寒痹：其寒气胜者为痛痹，疼痛剧烈、得热则舒。

（3）湿痹：其湿气胜者为着痹，关节肿胀或关节腔积液。

（4）热痹：有两种，一种是关节红肿热痛，一种是关节无红肿、自觉关节内有烧灼感，得凉则舒，遇热加重。临床30年，只遇过几例热痹，用火针治疗后疼痛加重。

（5）筋痹、骨痹：四肢关节肿胀、疼痛、屈伸不利，颈腰膝等骨质增生。

（6）顽痹、尪痹：手指关节变形、关节融合等，疾病发展至此，已是很难取效了。

2. 治痹八法

（1）首重祛风

风为百病之长，风为六淫之首，寒湿热邪入侵人体，必以风邪为先导。所以，治外感先疏风，风去则余邪势孤，所谓：擒贼先擒王。

毫针泻风池、补风府，合谷与之相应。

（2）出汗排病

汗为津液所化，出汗须具备三个要素：以阴液为材料，以阳气为运用，玄府为通路。针灸后患者出汗是排邪外出之象，侵入人体的风寒湿邪随汗而被排出体外，如能全身汗出则更好。要注意汗出后避风。

针大椎先泻后补，可使汗出。

（3）火针温通

火针既可温通经络，又可祛寒燥湿。火针刺后，针孔洞开，便于体内邪气尽出，所以直接刺在疼痛的部位上，有直捣黄龙之效。根据病灶深浅，或深而速刺，或浅而点刺，也可深刺久留针。

（4）钩针松筋

腰背部肌筋膜痛综合征、纤维肌痛综合征等，病变范围广，毫针纤细，难胜其能，用锋钩针钩筋膜，顺势上提，就像提纲拉网一样将筋膜拉松，故长于治疗大面积的筋膜粘连性疾病。

（5）针刀解结

针刀通过松解软组织粘连变性的硬结，解决了病灶处的高张力高压低血供状况，促进了血液流通，带走废物、送进氧气，有助于组织细胞的修复与再生。所以，也可以理解为针刀是通过松筋解结来疏通气血的。

（6）开穴敷药

用镵针划破穴位皮肤，将特制的中药细末（祛风散寒、除湿、化瘀、辛香走窜药）敷在上面，外用创可贴固定，或用祛风寒的膏药外敷亦可。药物通过划开的穴位进入人体，既有针刺的作用，又有药物的作用，而且药物更容易被吸收而发挥作用。

（7）刺络拔罐

锋针、梅花针叩刺患处出血，拔火罐吸出瘀血、寒湿，改善病变局部的经络气血运行。

（8）埋线长效

对久治不愈的顽痹痼疾，可用埋线疗法，通过埋藏到人体的线来形成持久良性的刺激，激活人体经气，提高患者的自我调节和自我修复能力，以达到治愈的目的。

3. 一方通治，定位取穴

（1）基础方：风池、风府、大椎、合谷、太冲

辨证取穴：风胜者，膈俞、血海；寒胜者，肺俞、关元；湿胜者，脾俞、阴陵泉；热盛者，曲池、十二井；血瘀加膈俞、膻中；痰湿盛者加脾俞、丰隆；气血亏虚，脾俞、足三里；肝肾不足，肝俞、肾俞。

（2）定位取穴

颈椎：风池、天柱、大椎。

胸腰椎：华佗夹脊穴。

骶髂关节：八髎穴。

肩关节：肩髃、肩髎、天宗、肩井。

肘关节：曲池、天井、曲泽、少海。

腕关节：阳溪、阳池、腕骨、阳谷。

髋关节：居髎、环跳、冲门。

膝关节：风市、阴市、血海、鹤顶、内外膝眼、阴陵泉、阳陵泉。

踝关节：绝骨、昆仑、太溪、丘墟、商丘。

4. 祖传验方

河北一医生祖传擅治风湿痹痛，详见第五章。

5. 风湿四病

（1）风湿寒性关节痛

风湿寒性关节痛是指人体感受风寒湿邪后所引起的肌肉、关节疼痛为主要表现的疾病。其临床特点是遇寒冷或天气变化则病情加重。

临床表现多以疼痛为主，受累关节局部无红肿热的炎症表现，实验室检查血沉大多数正常，抗链"O"及类风湿因子均为阴性，故本病有别于风湿性关节炎及类风湿关节炎。

风湿寒性关节痛可见于全身关节，而以腰膝痛为常见，腰痛取腰夹脊，火针深刺；膝关节痛以局部取穴为主：梁丘、血海、内外膝眼、足三里、阳陵泉。远道取穴：大肠俞、环跳。其他关节以局部取穴为主，毫针、火针交替使用。

（2）风湿性关节炎

风湿性关节炎是一种常见的急性或慢性结缔组织炎症，可反复

发作并累及心脏。临床以关节和肌肉游走性酸楚、重着、疼痛为特征。

风湿性关节炎有两个特点：一是关节红、肿、热、痛明显，不能活动，发病部位常常是膝、髋、踝等下肢大关节；二是疼痛游走不定，但疼痛持续时间不长，几天就可消退。

化验：血沉加快，抗链"O"滴度升高，类风湿因子阴性。治愈后很少复发，关节不留畸形，有的患者可遗留心脏病变。

有炎症性全身表现，应中西医综合治疗。

整体治疗的取穴：风池、天柱、大椎、曲池、合谷、阳陵泉、太冲。

局部治疗的取穴：病变关节周围腧穴，或压痛点。

肿胀疼痛明显用锋针放血。如膝关节肿痛，用锋针在腘窝静脉瘀积处放出大量黑血，可迅速消除肿胀和疼痛。也可用火针速刺肿胀最高点，亦是热因热用、火郁发之。

（3）类风湿关节炎

类风湿关节炎是一种以关节滑膜炎为特征的慢性全身性自身免疫性疾病。滑膜炎持久反复发作，可导致关节内软骨和骨的破坏，关节功能障碍，甚至残疾。

该病以慢性、对称性、多滑膜关节炎和关节外病变为主要临床表现，好发于手、腕、足等小关节，反复发作，呈对称分布。早期有关节红肿热痛和功能障碍，晚期关节可出现不同程度的僵硬畸形，并伴有骨和骨骼肌的萎缩。有皮下结节。手部 X 线片改变，至少有骨质疏松和关节间隙的狭窄。类风湿因子阳性。

治疗：

第一组：风池、风府、合谷、中渚、后溪、阳陵泉、绝骨。

第二组：天柱、大椎、至阳、肾俞、次髎。

第三组：大杼、神道、筋缩、腰阳关。

以上三组，是整体疗法，可以轮流使用，毫针、火针、埋线均可。

火针治疗类风湿关节炎疗效明显，重点针刺病变局部穴位，或以痛为腧，以知为数。

类风湿关节炎多出现指掌关节与近端指关节肿胀疼痛，指掌关节用火针速刺八邪；手指关节疼而不肿者，火针点刺指关节背侧；

手指关节肿胀者，锋针刺四缝放出白色黏液。

关于针刀治疗本病，详见《针刀治疗类风湿关节炎与强直性脊柱炎》。

（4）强直性脊柱炎

强直性脊柱炎是以骶髂关节和脊柱附着点炎症为主要病变部位，累及骶髂关节、脊柱和四肢大关节，并以椎间盘纤维环及其附近结缔组织纤维化和骨化及关节强直为病变特点的慢性炎性疾病。与 HLA－B$_{27}$呈强关联。

诊断标准：主要依据病史、腰骶部三个方向活动受限、胸部扩张度受限、骶髂关节 X 线改变、HLA－B$_{27}$阳性等确诊。

1984 年修订的纽约标准：

①下背痛病程至少 3 个月，疼痛随活动改善，但休息不减轻。

②腰椎在前后和侧屈方向活动受限。

③胸廓扩展范围小于同年龄和性别人群的正常值。

④双侧骶髂关节炎Ⅱ～Ⅳ级，或单侧骶髂关节炎Ⅲ～Ⅳ级。

如果患者具备④并分别附加①～③条中的任何 1 条，强直性脊柱炎可确诊。

治疗：火针、毫针、锋钩针、小针刀。

以温通经络、振奋阳气为治疗大法，火针深刺督脉、夹脊，或用艾灸等，以痛为腧，针到痛止。另外，痛点为肌肉附丽点，属中医之"筋结"，针刀切割松解，有解结开闭之功。

6. 强直性脊柱炎的诊疗体会

（1）病因病机：多因先天不足，后天房劳、外感寒湿、内滞痰瘀，伤及肝肾筋骨。

（2）病症特点：中轴病、附丽点病，早期或急性发作期，以疼痛为主，治疗以痛为腧、针到痛止。但止痛容易治愈难。

（3）治疗目的：缓解或消除疼痛；尽可能地改善功能；矫正畸形；控制病情发展。

（4）治疗原则：早诊、早治、以针刀为主，中西医配合，综合治疗、自我康复锻炼。

（5）治疗方法：采用以针刀疗法为主的综合治疗，包括针刀松解术、手法整复、脊柱牵引、针灸、按摩、理疗、中西药物治疗等。

（6）针刀松解术：包括脊柱周围软组织针刀松解术、髋关节周围软组织针刀松解术、腹壁软组织针刀松解术、附丽点病灶针刀松解术等。

（7）痛点、筋结：附丽点病即腱端病，是肌腱韧带、关节囊在骨的附着点处病变。属中医之"筋结"病，针刀切割松解有解结开闭之用。松解这些压痛点，有助于晚期患者的缓急止痛。

（8）脊柱僵硬或伴驼背的针刀治疗

体位：俯卧，行脊柱对抗牵引。

定进针点：常规从驼峰处开始松解，如驼峰处为 T_{12} ~ L_1，则第一针刀松解 T_{11} ~ T_{12}，T_{12} ~ L_1，$L_{1~2}$ 之棘突间点及其两旁 1.5 ~ 2.5cm 处之棘旁点；三平面共 9 点。第一次术后 5 ~ 7 天，可行第二次松解术；则取 $T_{10~11}$，$T_{9~10}$，$T_{8~9}$；三平面之 9 点。第三次松解术定 $L_{2~3}$，$L_{3~4}$，$L_{4~5}$ 三平面之 9 点。若病变累及全脊柱，则可依次松解完脊柱各节；松解不彻底之节段，还可以重复松解。

各点松解之组织：棘间点用 I 型 4 号针刀，松解棘突之间之棘上韧带，棘间韧带等组织；棘旁点用 I 型 3 号针刀，从棘间左右两旁之点进针，调整进针方向，分别松解横突软组织；上下关节突关节周围组织；以及骶棘肌及其筋膜等。

手法整复：双手重叠放在松解之节段，用弹压的方式，使脊柱前侧之软组织松解，以使驼背得以矫正、僵直的关节得以松开。

术后处理：脊柱对抗牵引。驼背患者，术后平卧硬板床，持续对抗牵引（30kg）。在床上做挺腹及四肢功能锻炼，不许下床。脊柱僵硬者，除牵引外，允许下床行腰前屈、后仰、侧弯、旋转等功能训练。配合按摩以软化软组织，改善血液循环，促进代谢。常用分筋、理筋手法为重点。（图 8 - 14）

（9）化"雪山"：本病阴邪偏盛，易伤阳气，骶髂关节又是阴邪聚集的地方，有人将之比喻为"雪山"。病痛从骶髂关节开始，逐渐向上发展，针刀治疗第一次应先从骶髂关节开始。（图 8 - 15）

（10）深刺长强：强通督脉，热感沿着督脉上行，头上冒汗、腰背汗出者，效佳。

（11）针灸效穴：天柱、大椎、大杼、神道、至阳、筋缩、肾俞、腰阳关、次髎。此病，绝大多数为阳气馁、寒邪偏盛者，所以温通经络、振奋阳气为治疗大法。毫针、火针深刺督脉、夹脊、背俞穴，或用艾灸、针刀及埋线。

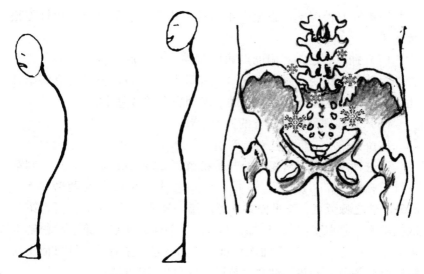

图 8 - 14　挺起腰杆做人　　　　　图 8 - 15　化雪山

（12）艾灸：艾灸祛寒邪、燥湿气，温通十二经脉。一般艾灸方法，是燃烧的烟气远离人体而去，张氏艾灸床，患者仰卧或俯卧在床上，床板呈网状，燃烧的艾放在人体的下面，药艾的氤氲烟气，夹着药气、热能从下往上熏烤，大面积、长距离，包括督脉、足太阳膀胱经在内的整个腰背部，全在治疗范围之内。也可根据病灶的大小或治疗的需要来调整艾绒的铺放面积和厚度，燃烧完了可以随时再加上，也不用担心热灰掉到皮肤上。

（13）气功：可练小周天功，通任督脉，主要是通督脉，可移精化气、易筋柔骨，只是要有内行人指点，不可盲修瞎练，并要持之以恒，日久必见其功。

（14）早期诊断：本病有从踝关节炎、膝关节炎等外周关节开始，有的有外伤或发热等，易诊为其他疾病。早期的特征步态有助于对本病的诊断：腰部僵硬、走路扭屁股。化验血沉、HLA - B$_{27}$有助于诊断。

某医院救护车司机，经常脚后跟痛，开始按肾虚治，后来按类风湿关节炎治疗，后到笔者处求治，看其走步，扭着屁股走路，腰部僵硬，拍 X 线片示骶髂关节间隙模糊，化验：HLA - B$_{27}$阳性，遂按强直性脊柱炎治疗，愈后 6 年未见复发、加重。说明早期诊断与治疗是非常重要的。

（15）诊疗误区：以外周关节发病的患者早期易误诊为风湿、类风湿；以腰背痛就诊者易误诊为急性腰扭伤、腰肌劳损、骨性关节炎等。

北空的一位年轻战士，老家左云，因腰痛休假在家。询问病史，一年前因训练受过外伤、拍片未见异常。后发高热40°，在某医院住院治疗，一直没有确诊，有一位博士准备为他检查 HLA-B$_{27}$，后来没有做。今特慕名前来住院治疗，拍摄 X 线片见：骶髂关节间隙模糊、T$_{12}$/L$_1$呈竹节样改变、schober 试验阳性，化验：血沉108mm/h。按强直性脊柱炎治疗1个月，腰痛消失，出院时化验：血沉3mm/h。

（16）患者配合：病为本、医为标，患者配合也很重要。饮食宜清淡、清心寡欲、勿劳勿逸、锻炼、练功、定期治疗。

本病一旦确诊，在过去就被认为是世界级的疑难病而无法治疗，甚至有人说成"不死的癌症"，导致患者悲观绝望，痛苦一生。针刀的问世，为强直性脊柱炎的治疗带来一片曙光，尤其在止痛、改善功能和控制发展方面都取得了满意的疗效。

7. 病例

（1）风湿寒性关节痛

杨某，男性，19岁，汉，塔城人。左膝关节疼痛半个月，遇冷加重。关节无红肿，ASO<500U/mL。分别于1994年10月22、24、25日针环跳、膝周穴。26日四诊时，膝关节亦不痛，继针3天。29日来诉，未痛，痊愈。

（2）风湿性关节炎

陈某，女性，19岁，汉。踝关节肿胀疼痛2年。4年前髋关节疼痛，逐渐下移至膝关节，经治疗好转。于1994年11月7日初诊。治疗：①圆利针：大肠俞、代秩边、委中；②火针：阳陵泉、足三里、三阴交、昆仑、丘墟、血海；8日毫针同上；9～10日毫针同上；11日：火针三才穴；12～13日同上；15日停药（阿司匹林、泼尼松用了1年），疼痛轻微，未见反跳现象；16日：L$_3$横突端锋刀针、大肠俞、代秩边、腰夹脊、经络收放疗法；17日右腿昨晚疼痛，同上治疗；18日大肠俞、委中、昆仑；19～21日治疗同上；22日不痛；23～24日治疗同上，临床显效。

（3）类风湿关节炎

例1　李某，女性，30岁，塔城孔星队。全身关节疼痛半月余，晨僵，远端小关节疼痛，肩痛较重，关节未肿。1990 年曾患类风湿关节炎，经治疗痊愈。1994 年 10 月 27 日为其针刺风府、风池。28 日诉未痛、晨僵减轻。毫针：风府、风池、中渚、合谷、后溪、阳陵泉、绝骨。连针 4 天。11 月 1 日，毫针：阳陵泉、绝骨、合谷、曲池。2 日、3 日，取项三针。11 月 4 日终诊时说，昨天下雨也未痛。为针曲池、阳陵泉以收功。

例 2　张某，65 岁，退休工人，患类风湿关节炎十几年。手指变形、全身关节酸痛，遇变天寒冷则加重，全身神经性皮炎，补项三针，全身发热，酸痛顿除。连针 3 天后，恰逢下雪亦未痛。共针 5 次，单取项三针，用热补法，1 个月后随访，疗效显著。

（4）强直性关节炎

例 1　王某，男性，杏儿沟矿井下工人。1985 年治疗腰背疼痛 3 年调换工作到井上车间，火针夹脊，锋钩针钩刺痛点，毫针风池、风府、天柱、中渚、次髎、委中、昆仑。埋线督脉穴，前后治疗 1 年多，一同房就痛，一痛就治。嘱其注意保养，避风寒、适劳逸、节房事、食清淡。10 年后随访，疗效巩固。

例 2　董某，女性，70 岁，内蒙古呼和浩特市，家庭妇女。主诉：颈、胸、腰部疼痛伴活动受限近 40 年。现病史：诉 33 岁生完孩子后即开始出现腰部疼痛，继之胸、背、四肢疼痛，伴脊柱活动受限。于 1970 年就诊于呼市某医院，诊断为"风湿性关节炎"，予以泼尼松、抗生素治疗（具体用药及剂量不详），效不佳。后又曾间断予以中药内服、膏药外贴等治疗，症状时有缓解。特来我科诊治。现症见：颈胸腰部疼痛伴活动受限，纳眠差，二便调。既往史：既往体健。否认肝炎、结核等传染病病史；否认高血压、糖尿病病史；否认外伤及输血史；否认任何药物及食物过敏史。个人史：生长并长期居住于呼市，未曾到过疫区。居住条件尚可。无烟酒等特殊嗜好。查体：一般情况尚可。心肺听诊阴性。脊柱活动受限，呈驼背畸形，驼背角约 30°，胸腰段棘旁压痛阳性，$T_{10} \sim L_1$ 为重。枕墙距 10cm，Schober 试验阳性。辅助检查：（2008 年 10 月 10 日，我院）X 线示：骶髂关节间隙消失。颈椎、胸椎、腰椎呈"竹节"状。诊断：强直性脊柱炎。2008 年 10 月 10 日：患者俯卧于治疗床上，常规消毒，1% 利多卡因局麻，小针刀松解术，取：骶髂关节（双）、腰阳关、至阳、大椎、天柱（双）。术毕创可贴贴敷。配合按摩，轻微手法正骨。2008 年 10 月 17 日：患者诉活动较前灵活，疼痛亦有所缓解。查：腰椎活动度前 60°，后 15°，左右各 15°。胸腰部仍觉疼痛。继续予以针刀松解术，俯卧于治疗床上，常规消毒，1% 利多卡因局麻，小针刀松解术，取：L_3 横突（双）、胸腰段棘旁压痛点，以 T_{10} ~ L_1 为重。10 月 24 日：患者诉腰背活动自如，无明显不适。查：腰椎活动度前 90°，后 15°，左右各 15°。予埋线治疗以巩固疗效，取腰阳关、膈俞（双）、大椎。

（5）强直性脊柱炎伴脊柱后凸畸形

彭某，深圳公路收费站收费员。确诊强直性脊柱炎多年，半年前外伤后右上肢桡骨中段骨折不愈合，来时绷带挎着右胳膊、弓着腰背，由家人背来，以强直性脊柱炎伴脊柱后凸畸形收入康复医院。以小针刀为主切割松解棘间小关节囊及压痛点，两次针刀治疗中间用手法、牵引、火针等，1 个月后驼背消失，身高比入院时高出13cm。当记者前来采访时，看到拉着医护人员去游仙湖刚刚回来的司机，不无惊讶地说：他就是患者？当时的深圳电视台、南方都市报都做了专门报道。1 年后患者结婚，第二年领着他爱人、抱着孩子专程来致谢。

（6）骨痹：腰椎、膝关节骨性关节炎。

张某，女性，60 岁，汉族，家住塔城市供销社。腰膝疼痛，晨起加重。X 线：$L_{2~5}$ 骨质增生。于 1994 年 11 月 1 日初诊。治疗：①磁圆针：腰夹脊；②圆利针：$L_{2~4}$、代秩边；③火针：腰夹脊、膝周围穴；12 月 1 日 ~ 2 日毫针治疗同上；3 日火针腰夹脊、膝周穴；4 日锋刀针钩刺腰眼；5 ~ 8 日毫针、火针穴位同上；9 日毫针：腰夹脊、膝周穴；12 ~ 17 日治疗同上；21 日左臀酸痛针代秩边，次髎。治疗效果：临床显效。

腰椎增生性骨性关节炎：梅某，男性，65 岁，汉族，塔城市163 团。左腿疼痛麻木 1 年。X 线检查：$L_{1~5}$ 骨质增生。诊断：①坐骨神经痛；②腰椎增生性骨性关节炎。于 1994 年 11 月 12 日初诊治疗：火针、毫针：腰夹脊、秩边、委中、绝骨；14 日毫针针刺腕骨；15 日毫针：大肠俞、代秩边、委中、昆仑；16 日毫针：环跳、阳陵泉、绝骨；17 ~ 18 日毫针同上；19 ~ 21 日疼痛明显减轻，毫针同上；22 日毫针同上；23 ~ 24 日埋线：环跳、阳陵泉、绝骨。临床痊愈。

（7）顽痹：来自香港的曾某，曾经是一位海员，他到过世界 50 多个国家，由于长期的海上生涯，罹患颈肩腰腿痛，脊柱僵硬，活动受限，日常生活苦痛不堪。经过小针刀 3 次治疗以后，疼痛大减，10 次后已经活动自如，完全康复。

（三）骨盆旋移症

骶髂关节损伤是引起下腰痛的常见病，是一种容易被大家忽略的常见病、多发病。

骶髂关节与前面的耻骨联合共同维持骨盆的稳定和少许的活动。骶髂关节复合体的功能是将人体行走和跑跳时的上身重量传导并分散至下肢，具有承上启下的作用。骶髂关节解剖结构的改变，上可导致脊柱内外平衡的失调而引起全身多种疾病，下可引起臀部与下肢的疼痛与不适，前可造成盆腔脏器的功能紊乱，而这些疾病可通过整复骨盆的错位而得到治愈。

1. 诊断要点

（1）腰骶部疼痛：下腰痛、骶髂关节局部疼痛或压痛。

（2）下肢疼痛：股外侧、腹股沟疼痛，或坐骨神经痛。

（3）盆腔脏器功能紊乱症状：如消化、泌尿、生殖等系统病症。

（4）体征：歪臀跛行、骨盆脊柱倾斜、旋转，患侧骶棘肌痉挛。前错位：髂后上棘偏上、凹陷，患肢增长。后错位：髂后上棘偏下、突起，患肢缩短。

（5）特殊检查："4"字试验阳性，骶髂关节定位试验阳性，床边试验阳性，骨盆挤压试验阳性，骨盆分离试验阳性。

（6）X 线检查：患侧骶髂关节密度增高或降低，两侧关节间隙宽窄不等，两侧髂后上棘不在同一水平线上等。

2. 治疗方法

（1）轻者单用手法即可，手法复位：取俯卧位，患者双手扳住床头边，术者用手握住患侧踝部用力下拉，患者感到有响声后，疼痛立即消失，已复位。前脱位采用单髋过屈复位法；后脱位采用单髋过伸复位法。

（2）肿胀疼痛者，用阻滞疗法：俯卧位，骶髂关节压痛处针尖向外 45°注入 4~6mL，5~7 天 1 次，3 天 1 个疗程。

（3）病程大于 6 个月或用手法和阻滞效差者，采用针刀松解，手法整复。骶髂关节错位的基本治疗点为髂腰韧带髂嵴点和髂后上棘压痛点，根据骶髂关节错位的不同类型在此基础上再采取相应的治疗方法。

3. 骶髂关节错位的基本治疗点

（1）针刀治疗

髂后上棘和骶髂关节内侧的压痛点：是本病进行针刀松解的基本点，针刀与人体纵轴方向呈90°进针，达骨面后松解、剥离骶棘肌在骶骨和髂骨背面的附着处的粘连点；然后倾斜针刀与人体纵轴方向呈45°，松解骶髂关节后韧带的粘连点。

髂腰韧带髂嵴点：以靠近痛点的髂骨边缘为进针点，使刀口线与进针点和L_5横突的连线平行，使针体和进针部皮肤平面垂直刺入，深达骨面后，使刀锋滑至髂嵴边缘的内唇。然后使针体沿刀口线方向向L_5横突方向倾斜，使针体与内侧皮肤平面呈15°角，令刀锋紧扣髂嵴边缘内唇骨面，先纵行剥离，再横行剥离，然后将刀口线转动90°，做切开剥离两三刀出针。覆盖无菌纱布后，一手固定患侧髂嵴处，令患者向健侧过度侧屈2~3次即可。

（2）手法治疗

仰卧屈髋分膝法：患者仰卧，两膝分开，双足跟并齐，使鼻、脐、足跟保持在一条直线上，双手置于腹部、双目微闭、全身放松，深吸气后缓慢呼出，至呼气将尽时，医者将双膝下压，此时可闻及腰骶部复位的弹响声。此种手法适用于前错位及后错位。手法治疗，急性发病者，一般1次可愈；慢性反复发作者，一般2天1次，5次为1疗程。针刀及手法治疗完毕后，患者绝对卧床休息。

4. 髂嵴左右倾斜型

（1）针刀治疗：两侧髂嵴一高一低，治疗时针刀松解偏高侧髂嵴上缘软组织。

髂嵴缘上压痛点：在髂嵴缘上的压痛点上进针刀，刀口线方向和附着在髂嵴上的肌肉、筋膜、韧带走行方向一致，深度达髂骨面，针体和骨面垂直，先在髂嵴的外唇纵行疏通，再横行剥离；如针下感觉粘连较重者，则针刀向里深入到髂嵴内唇做小幅度切割松解，但要紧贴髂嵴内唇，不可离开骨面操作。

高髂嵴侧L_3横突点：在L_3横突尖部（即压痛点处）进针，刀口线和人体纵轴线平行刺入，当针刀刀口接触骨面时，用横行剥离法，重点松解横突尖部的外下方，感觉肌肉和骨尖之间有松动感就出针。

高髂嵴侧十二肋内侧痛点：在十二肋内侧痛点处作一记号，在肋下侧缘离记号最近部位进刀，深度达到骨面，刀口线和肋骨大约呈70°角。刀锋达肋骨面后，将刀锋滑至肋骨下缘痛点处。刀口线方向不变，将针体倾斜，与背平面约呈70°角，在肋下侧面下缘先纵行剥离，再横行剥离，出针。

（2）手法治疗：如患者的右侧髂嵴高于左侧，可让患者用左肘支撑在床上，施术者用双手重叠按在右侧的髂嵴上向下按压，助手双手握紧右侧踝关节上方配合术者同时用力向足侧下拉，注意用力不宜过猛。

5. 髋骨前后旋转型

以髂前上棘旋前者为前脱位，髂前上棘旋后者为后脱位。

（1）髋骨旋前型（骶髂关节前脱位）

针刀治疗：髋骨旋前松解髂前上棘缝匠肌、阔筋膜张肌起点、髂前下棘股直肌起点，针刀刺到骨面后先纵行疏通、横行剥离，有硬结处用切割松解法。

手法治疗：髋骨旋前型采用单髋过屈复位法。患者仰卧，两下肢伸直，助手按压健侧下肢膝关节，医者一手握患者患侧踝部，另一手按患侧膝部，先屈曲患侧髋、膝关节，内收、外展3~5次，再向健侧肩部方向过屈髋、膝关节，并用力下压，常可闻及关节复位响声。

（2）髋骨旋后型（骶髂关节后脱位）

针刀治疗：髋骨旋后型松解坐骨结节之腘绳肌（股二头肌、半腱肌、半膜肌）起点，针刀刺到坐骨结节，先纵行疏通、横行剥离，然后井字形切开坐骨结节滑囊。

手法治疗：骶髂关节后脱位采用单髋过伸复位法。患者俯卧床沿，医者站立于患者患侧，一手托患肢膝上部，另一手掌根按压患侧的骶髂关节，医者尽可能上提、过伸患肢，一手同时用力按压患侧骶髂关节，两手成相反方向搬按，此时可闻及关节复位响声。

6. 骶骨前后移位型

（1）针刀治疗：骶骨前后错位者松解腰骶棘间韧带、骶髂关节后韧带。

（2）手法治疗

骶骨前移型：患者俯卧，施术者左右手交叉，用左手按在患者右侧的骶髂关节处，用右手按在患者左侧的骶髂关节处，双手同时下压，利用骶髂韧带的弹性使骶骨的骨板复位。

骶骨后移型：患者俯卧，施术者站在患者的一侧，双手重叠按在骶骨上，在向下用力的同时摇动掌部，促使局部的肌组织和韧带在摇动中使上浮的骶骨板复位。

7. 耻骨移位型

耻骨错位大多见于女性，这可能与女性的骨盆构造、妊娠生产有关，但也不乏男性患者。除了妊娠、生产等原因以外，耻骨错位也与职业、生活习惯以及用力不当、坐姿不正等原因有关。

临床表现为耻骨联合局部的疼痛，错位一侧的耻骨上缘、下缘或耻骨骨面有压痛。可表现为耻骨向上、下错位，向前、后错位等几种状态。

（1）针刀治疗：在耻骨连合上、下缘寻找压痛点，用针刀纵行切割松解至耻骨骨面。

（2）手法治疗：根据耻骨移位的具体情况来选择相应的复位手法。

耻骨向下错位：患者仰卧，如右侧耻骨错位，施术者站在患侧的右侧，将患者的右下肢抬起屈膝，向胸部推按，同时一助手固定住患者的左踝部，然后，一只手按在患者的膝关节部，另一只手按在右腿髋关节的下部向下推按，利用股四头肌的拉力，将向下错位的耻骨复位。

耻骨向上错位：以右侧为例，患者仰卧，双手交叉抱在胸前，以保证身体的稳定，将右下肢自然垂落在诊床的外侧，施术者站在患者右下肢侧，双手扶住患者的右足，利用右下肢的自重力和拉力使向上错位的耻骨复位。

耻骨向后错位：错位一侧的耻骨的骨面刺痛，对侧的耻骨骨面钝痛。

以左侧耻骨骨面痛为例，患者仰卧，施术者将患者的左腿屈膝并向右侧斜压，然后放平双腿，用左右两手的掌部分别压在患者左右两侧髋骨上，同时向中间按压。仍然未能复位，可让患者仰卧，将一侧的下肢垂于诊床外侧，施术者扶住患者的踝部，保持 30 秒，然后其对侧下肢也如此操作。

8. 学习与体会

（1）在骶髂关节损伤的治疗中，针刀松解、手法复位后，有时需要骨盆固定。损伤轻微者不需要固定，损伤较重伴有关节半脱位者，术后用弹力绷带或用骨盆固定带固定1个月，或穿紧身短裤。如属韧带松弛明显者，骨盆固定后卧床3周。

（2）骨盆紊乱的手法矫正，主要是通过扭力而使骶骨与髂骨复位，当骶髂关节的前后错位矫正后，大多数耻骨联合的错位也随之得以复位，但是也有部分耻骨联合错位者须单独使用针对性的矫正手法方能复位。对于骨盆骨骼是横的矫正，无论是对坐骨结节的矫正，还是对耻骨、髋骨失衡的矫正，都有可能是相互影响的，所以在矫正时要有整体观，互相兼顾，才能收到理想的矫正效果。

（3）骶髂关节损伤与骨盆旋移：骶髂关节是骨盆环三关节中的主要部分，是脊柱与下肢间联系的枢纽，为力量的缓冲带，超越生理范围的扭转则可发生关节损伤。其病因可以是骨盆自身病变，如骶髂关节韧带损伤；也可来自腰椎病变，如骶棘肌损伤和髂腰韧带损伤；下肢各部位如髋、膝、踝关节病变皆可因生物力线改变而导致骨盆倾斜，引起骶髂关节损伤和骨盆旋移。不论从解剖结构、生物力学方面，还是从病因病机、临床实际方面来看，骶髂关节损伤的发生率要高于耻骨联合错位，并且当骶髂关节复位后，耻骨联合错位也会随之得到纠正。所以，骨盆旋移矫正的重点应放在关节的整复上。

（4）前脱位与后脱位：确定骶髂关节前后脱位对手法整复和针刀治疗具有重要作用，应熟记下面的国际整脊学会诊断标准。

表 8 - 1　　　　诊断髂旋方向的 10 项标准

观察项目	前倾	后倾
1. 患侧肢轴相对长度 RLL	延长	缩短
2. 髂前上棘 ASIS	下降	上升
3. 髂后上棘 PSIS	外上移	内下移
4. ASIS - PSIS 连线倾角	>20°	<20°
5. 髂嵴水平 ICY	下降	上升
6. 髂后上棘 - 后正中线距	增宽	靠拢

续表

观察项目	前倾	后倾
7. 骶骨旁沟 PSS 形态	浅化	深化
8. 坐骨结节 ST 间距	缩窄	增宽
9. 患侧耻骨联合	下移或前移	上移或后移
10. X. R. 骨盆 A. P. V.	缩短	延长闭孔纵径高度 OBH

闭孔纵径高度 OBH 具备上表（表 8 - 1）4 ~ 5 项阳性发现，旋移诊断始可成立，并为手法整复的根据。

（5）骶髂关节损伤在慢性腰腿痛中的重要地位：Alexander R. Vaccaro 博士认为骶髂关节病占全部下腰痛症状的 5% ~ 10%，而实际上骶髂关节损伤在下腰痛中所占的比例远大于这个数字，国内有的学者认为骶髂关节损伤约占腰腿痛的 30% ~ 70% 不等。香港骨伤治脊学会黄杰在临床上诊治的大量腰腿痛患者中，80% 有或轻或重的骨盆紊乱。骨盆按揉矫正法创始人西园正幸更有"骨盆正常者，千人中难找一人"之说。笔者临床观察，在慢性腰腿痛中，腰三横突综合征占第一位，骶髂关节损伤占第二位，下面依次是 $L_{4/5}$，L_5/S_1，臀上皮神经髂嵴下点等。可见，骶髂关节损伤是引起腰腿疼痛的常见原因之一。

（6）骶髂关节损伤与腰椎间盘突出症：船桅效应学说认为，骨盆如基座、海平面，脊柱是桅杆，椎旁肌是绳索，三者可互相影响。（图8 - 16）

澳门黎秉衡临床观察，以腰痛为主诉的患者，腰椎间盘突出合并骨盆旋移（简称盆移）者颇多，单纯盆移致骶髂痛者次之，PID 而无盆移者又次之，盆移的发生比例为 50% 左右。笔者遇到许多腰椎间盘突出症急性发作的患者单纯手法整复后症状就明显减轻甚至消失，其实引起疼痛的主要原因就是骶髂关节错位损伤。骶髂关节损伤可导致腰椎力平衡失调而诱发或引起腰椎间盘突出症；腰椎间盘突出症大多数伴有脊柱侧弯，脊柱两侧力平衡失调势必会造成髂骨倾斜。二者可单独发病，也可互为因果。

（7）手法、针刀与功能锻炼：较轻的骶髂关节损伤经手法即可治愈；慢性软组织损伤者用针刀松解后手法整复；韧带松弛、肌肉无力的 SI 关节不稳者，应用支架或固定带是重要的治疗方法。而患者的功能锻炼对巩固疗效、预防复发也很重要。锻炼的重点应放在腘绳肌腱、股四头肌、臀大肌、背阔肌、腹肌和背伸肌等处，以提高自身支架系统的功能。

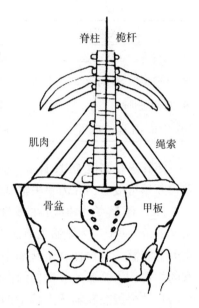

图 8 - 16　船桅效应示意

（8）肌筋短缩与肌筋无力：骶髂关节损伤绝大多数发生软组织损伤，针刀松解粘连、结疤、挛缩之处，使痉挛、短缩变粗的肌肉筋膜得以恢复正常的弹性和长度，手法矫正错位的骶髂关节，一般即可治愈。但是，也有一部分创伤、多产妇及长期卧床所致的肌肉萎缩、韧带松弛、关节松动的患者，临床治疗较为棘手。笔者曾治疗一例湛江的多产妇患者，右侧腰骶部及右下肢疼痛，右脚不敢落地，手法复位后疼痛立即消失，但每当下地大便后疼痛又作，一查骶髂关节又脱位。于是，在患侧 SI 关节处埋置羊肠线以加强固定作用，继用骨盆固定带以加强 SI 关节的稳定，嘱其卧床制动休息 3 周，在床上大小便，整体翻身而不做腰部扭转动作，每日做腰背臀、腹部及下肢推拿按摩强壮手法，患者自己做飞燕式、五点式及股四头肌、腘绳肌等长收缩锻炼等，同时服用健脾补肾、益气养血之汤药，住院五十多天才疗效巩固。嘱其出院后，宜坚持腰背肌锻炼。另外，使用骨盆固定带时，一定要将股骨大粗隆包住固定在里面，以加强稳定作用。

（9）骶髂关节损伤与寰枢关节紊乱：这两个遥遥相望、看上去似乎不沾边的疾病，临床上却是经常同时出现。（图 8 - 17）

骨盆压揉矫正法认为，以骶髂关节损伤为主要病变的骨盆病可以引起腰胸颈椎疾病甚至影响全身，此是由下而上的疾病发展模式；我们在临床上发现，寰枢关节紊乱可引起颈胸腰骨盆病变，此是病变由上而下发展的规律，并且寰枢关节紊乱发生更早。有不少发病可追溯到婴幼儿、儿童时的跌跤及游戏中的翻跟头等造成颈部扭伤，更有甚者，在胎儿通过母亲的骨性通道，尤其是难产时，就已经发生了寰枢关节的错位。长大后学习、工作、生活时的累积性劳损，或有明显的外伤史，皆可引起寰枢关节紊乱。我们习惯于将骨盆比作基座，脊柱比作中轴，骨盆倾斜就会引起脊柱S状弯曲，以致影响到头项活动的枢纽而出现寰枢关节紊乱。如果用逆向思维的方式来看问题，把虚空作为人的生存空间，人好比一棵树，那么头就是人体的根本，头发是根须，脊柱是树干，四肢是树枝。所以，当寰枢关节发生错位时，同样会沿着脊柱传递到腰骶关节和骶髂关节而发生病变。当

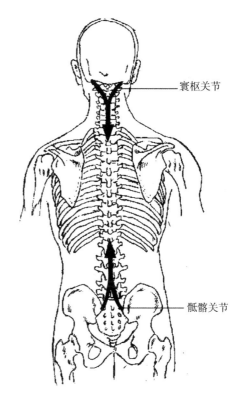

图 8 - 17　寰枢关节紊乱与骶髂关节错位

然，这只是逻辑现象上的推理，还需要从人体解剖结构、肌电生理、生物力学等多方面去研究。港台整脊手法中的兄弟椎学说也可佐证这种理论的正确性，不过，我们更重视其临床上的实用价值，即有效的重复性和操作的安全性。所以，我们在治疗骶髂关节损伤的同时，应该将脊柱当作一个整体去调整，从整复骶髂关节开始，继而腰椎、胸椎、颈椎，直至寰枢关节，不少患者术后立即疼痛消失，并有如释重负、神清气爽之感。而且，远期疗效也较为巩固。

9. 病例

（1）马某，男性，38 岁，回族，塔城地区外贸局职工。1994 年 10 月 10 日就诊。腰痛 3 天。弯腰抬物后出现疼痛，弯腰受限。查：右骶髂关节处压痛，"4" 字试验阳性。临床诊断为骶髂关节错缝。取阿是穴，用刀钩针先切后钩。第二天复诊，疼痛大减，先用斜扳法矫正骨错缝，继用火针点刺痛点以善后。

（2）高某，女性，13 岁，太原市中学生。2007 年 12 月下旬接诊。面色发黑无光泽，头痛头晕，项背酸困，坐时曲颈驼背，食欲不振，大便秘结，六七天排便 1 次，对多种食物过敏，曾到北京某医院等多方治疗。查体：髂嵴左低右高，左侧髂后上棘上移，左下肢较长，胸椎以 $T_{5\sim6}$ 为中心向后凸起，C_2 棘突左旋。诊断：骶髂关节错位（左前脱），胸椎小关节紊乱，寰枢关节紊乱。治疗：手法整复，从骨盆开始，循序向上矫正腰胸颈椎，每周 1 次，治疗 4 次后头项部症状消失，面色红润，饮食增加，已停服抗过敏药。10 次后，饮食正常，腰背挺直，余无不适，身高增加 10cm 多。

（3）郭某，男性，52 岁，交城人。2008 年 6 月 21 日就诊。因患腰椎间盘突出症曾在榆次某医院做椎间盘内吸术后好转。近 1 周来出现腰骶部疼痛，右侧较重，无下肢疼痛，弯腰受限。查体：右侧 SI 关节处贴一膏药，右髂后上棘偏上、凹陷变深，髂后上棘内上方压痛明显，右侧腰 4、5 关节突关节处，两侧腰三横突尖部压痛，直腿抬高试验阴性，右侧"4"字试验阳性。诊断：骶髂关节半脱位（右前脱）、腰三横突综合征。

小针刀松解：两侧腰三横突沿尖部外缘及外上、外下半环切松解；右侧腰 4、5 关节突关节点，先逐层松解椎旁肌肉筋膜，然后刺破小关节囊壁；右侧髂后上棘内上方先松解骶棘肌在骶骨面附着点，然后提刀至皮下后向外上方刺到髂嵴骨面，刀刃与髂腰韧带走行方向一致，纵行疏通剥离。

手法：先放松腰背臀部肌肉，然后用斜扳法矫正腰椎小关节紊乱，最后让患者仰卧，做屈髋屈膝冲压手法以矫正前脱位，向左肩对冲下压时，发出一声响亮的复位声音。术毕，疼痛消失。

（4）汪某，女性，44 岁，深圳莲塘人。2009 年 12 月 31 日初诊。

主诉：腰痛伴左下肢无力不适 5 年余，加重 1 天。

现病史：5 年前因扭伤后开始出现腰部疼痛不适，继出现左下肢无力，未予特殊治疗，久坐及劳累后症状可诱发加重，昨日因重按腰部后，自觉腰部胀痛不适加重。

体检：左髂后上棘内侧以及上方约 2cm 处可触及黄豆大筋膜脂肪疝，且压痛（＋），左髂后下棘处压痛（＋＋）。

诊断：骶髂关节损伤。

处理：①予以左骶髂关节处压痛点针刀松解；②予以骶髂关节复位术，复位右侧骶髂关节（屈髋复位式）时有明显弹响，故考虑右侧骶髂关节前脱位。

经以上治疗后，患者自觉症状顿消。

（5）李某，深圳某制药集团副总。患腰椎间盘突出症多年，曾在南山区人民医院、广州多家医院治疗。治疗后症状减轻，过一段时间又复发。一天早晨突然腰痛发作，不能转侧翻身，只好要求到家里治疗。经检查发现，此次引发腰痛的是骶髂关节损伤而非腰椎间盘突出，经手法复位后，当时就能下地。为了彻底治好他的腰腿疼痛，就去住院继续治疗。

（6）孟某，女性，73岁，1997年4月11日入院。左侧面部疼痛，左上肢麻木疼痛，左手痛觉敏感、轻微触碰即感疼痛剧烈，左下肢酸痛不适。次日术前检查做左侧"4"字试验时听到骶髂关节出现一复位响声，当即左下肢疼痛基本消失。4月12日至5月9日分别行颈项背部软组织松解术4次。5月13日所有症状全部消失、出院。患者曾在大同、北京多家医院诊治。1995年3月3日北京神经内科会诊中心专家诊断为"多发周围神经损伤"并予对症药物治疗。其实左下肢疼痛没有上肢那样剧烈，并以酸痛为主，系由年高体瘦、韧带松弛等因素导致左侧骶髂关节半脱位，所以用手法复位后即愈。而左侧面部、上肢疼痛系由颈部软组织损伤为主因，上颈段病变引起面部疼痛，下颈段病变则引起上肢疼痛、麻木。

（7）一位12岁小女孩右膝痛1年多，在省人民医院诊断为先天性盘状半月板，并准备马上手术，因不愿手术就到某医院，骨科专家看了说不需要治疗。患者父母茫然，于是前来求治。患儿歪臀跛行，臀部偏向右侧。检查右侧髂后上棘内侧、内上方骶峰边缘压痛，两髂峰不等高，双下肢假性不等长、左短右长，膝关节周围软组织未见压痛点。X线检查显示骶髂关节损伤。诊为右侧骶髂关节前脱位。于是予以手法整脊、矫正骨盆，1次见效，3次痊愈。

（四）寰枢关节紊乱

1. 概述

寰椎形如环，枢椎为枢纽，寰枢关节主管着颈椎60%的旋转功能，以满足五官与外界交流而头部频繁活动的需要。枢椎是项肌力点集中的地方，以 C_2 棘突为中心，向其他方向辐射分布，所以枢椎受到上、下、侧方三个方面的力。寰枢关节的解剖结构和生理功能决定了它的易受损性。（图 8 – 18）

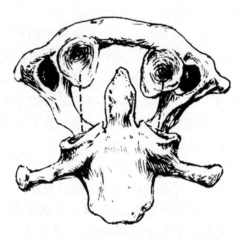

图 8 – 18　寰枢椎立体图

　　所以它发生病变时，不仅直接影响到两侧的椎动脉、颈交感神经，也可影响到前面的脊髓，前外侧的神经根和后面的项部肌群，会引起上至头面，下到肩背，内涉脏腑，远达四肢的全身性临床表现，是其他各型颈椎病发病的重要因素。

　　然而，多少年来，我们的教科书却漠视这个疾病的存在；一般放射科也常常忽略了开口位的意义；我们临床医生也未能对此病给予足够的重视，使得对寰枢关节错位的认识成了一种被医学遗忘的角落。

　　寰枢关节紊乱根据寰齿关节和寰枢关节突关节的位置改变可分为 6 个以上的类型，我们在临床上发现最常见的是枢椎旋转和寰椎前脱位两种。（图 8 – 19、图 8 – 20）

　　一般的患者经过手法即可治愈，软组织损伤比较严重者需配合针刀松解。在寰枢关节水平旋转移位时，有时 C_3 甚至 C_4 和 C_2 一起发生同一方向的旋转，即所谓的螺旋式移位，在治疗时，要同时兼顾 C_2 和 C_4。以旋转为主者，针刀松解头上、下斜肌的起止点，用定点旋转复位法来矫正。寰椎前脱位者，要重点松解寰枢间隙，在做旋转复位手法的同时，一定要用力向上牵拉头部。我们在治疗后拍片复查，多数患者寰枢关节恢复到正常的解剖位置。尤其是寰椎前脱位的患者，其临床症状的恢复程度与寰齿间隙的改变成正相关。

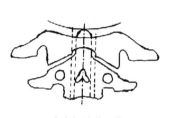

正常寰枢关节正位

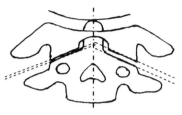

A 寰椎右侧前脱位

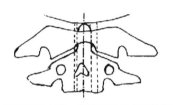

枢椎棘突右旋、寰齿间隙左右不等宽

图 8 - 19　寰枢关节侧偏移位

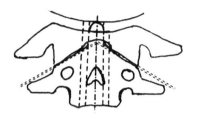

B 寰椎双侧前脱位

图 8 - 20　寰椎前脱位

2. 针刀治疗

寰枢关节紊乱是指寰椎与枢椎相对位置的改变而言。临床上，寰椎以前脱位为多见，枢椎以旋转移位为多见。根据寰枢关节错位的类型，可选用不同的治疗方法。

（1）九点法：对寰枢椎都有移位者，多用此法。

寰枕间隙 3 点，寰枢关节 3 点，$C_{2\sim3}$（或 $C_{3\sim4}$）棘间、关节突关节点 3 点。

针刀松解寰枕间隙，有利于寰椎的复位；同理，松解 $C_{2/3}$ 有利于枢椎的复位。临床上常可见到 C_3 与 C_2 一起旋转的耦合现象，这时就需要松解 $C_{3\sim4}$ 而不是 $C_{2\sim3}$，手法矫正时也应将 $C_{2/3}$ 作为一个整体来调整。

（2）六点法：主要治疗枢椎水平旋转移位者。

C_2 棘突上缘、C_2 棘突旁点。

$C_{2/3}$ 棘间、关节突关节点。

寰枢椎之间的关节突关节位置靠近前侧，比 C_2、C_3 关节突关节约深 2.5cm。所以针刀松解一般从后路很难到达关节突关节，如刺到则有可能进入关节突内侧的椎管和损伤外侧横突孔中的椎动脉。

（3）三点法：最常用于寰齿关节错位型。

C_2棘突上缘、C_2棘突外上角。

C_2棘突外上角点，重在松解头下斜肌起点。但要注意：C_1横突比C_2横突约长11mm，椎动脉从C_2横突孔几经曲折地斜向外上方进入到C_1横突孔，其间裸露无骨性结构保护，所以针刀松解时，不可向外侧斜刺，以免损伤此段椎动脉。

在国外颈椎外科手术时，C_1和C_2之间椎动脉的显露通常是由血管外科医生来施行的。由此可见，寰枢关节治疗的风险性和重要性是同时存在的。

（4）三角法：即松解枕下三角。以解除枕下三角诸肌的痉挛、粘连及其对三角内的椎动脉和枕大神经的嵌压。

C_2棘突点：松解头后大直肌起点、头下斜肌起点。

C_1横突点：头下斜肌止点，头上斜肌起点，下项线上方。

下项线：头后头大直肌止点，在下项线外部；头上斜肌止点，在下项线上方外侧。

C_2棘突较长，针刀松解时可适度深刺，但不可穿越棘间韧带。

（5）两点法：松解寰椎两侧横突，以治疗寰椎一侧前脱位时的旋转或倾斜。

C_1横突上附着有颈长肌、头前直肌、头外侧直肌以及肩胛提肌等。

寰椎在颈椎中具有最大的活动度，所以也是最不稳定的，如寰椎发生旋转时，左侧横突向上旋转，右侧横突向下旋转，这是左侧头上斜肌痉挛、右侧头下斜肌短缩，治疗时当松解左横突上斜肌起点和右横突下斜肌止点。再配合手法反向整复。

如寰椎横突发生一侧旋前、另一侧旋后时，则应松解旋前侧横突尖的前面，因为寰椎横突大而扁平、不分叉，前面附着的肌肉众多而容易牵拉横突旋前。在松解时，刀锋始终不离骨面，切割范围在横突尖向里2~3mm，进入太深就会损伤横突孔中的椎动脉。

（6）一点法：C_2棘突。

颈部的伸肌多以C_2为中心向上下两侧分布，C_2棘突是项韧带和众多肌肉的附着点，如头后大直肌、头下斜肌、多裂肌、回旋肌、颈半棘肌大部分肌束止于C_2棘突尖。

寰枢椎紊乱较轻者，一般只松解C_2棘突即可。

枕大神经嵌压引起的枕后部头痛，有许多是可以通过松解 C_2 棘突上头后大直肌和头下斜肌的起点治愈的。

俯旋移位者，寰椎后结节和枢椎棘突间隙变小，当松解 C_2 棘突上缘。

仰旋移位者，C_2、C_3 棘突间隙变小，则松解 C_2 棘突下缘。

3. 手法治疗

（1）患者端坐靠背椅上（以 C_2 棘突偏左，头颈歪斜，下颏指向左侧为例），医生坐在患者身后，右手掌心扶持患者左面部，使其沿水平方向向右旋转；左手拇指顶推 C_2 棘突沿水平方向向右伴随旋转用力顶推，至 C_2 棘突已拨正，手法完毕。旋转术中嘱患者积极配合，不得在施手法时随意活动头颅，尤其禁忌头颈过屈。医生手法应稳、准、轻、巧。

（2）患者端坐于凳上，医生站在患者身后，摸准其枢椎棘突（以第二颈椎棘突向右偏歪为例）（必可摸到隆、厚、痛之处）。用右手拇指轻轻按于第二颈椎棘突的右侧缘，屈左前臂用肘弯勾托于患者下颌，前臂及手部配合将患者头颈抱住，并稍向上提拉，带动患者在低头 15°向左旋转 45°，同时按于第二颈椎棘突右侧缘之手同时推向左面，此时即听到"哒"一声，寰椎即可复位。如为寰椎前脱位，则要加一个向上提拉的力，即在旋转的同时向上提拉。如为寰椎左侧横突向后下方旋移，医生的左手豌豆骨定在左横突尖的后下方，在做前屈旋转上提的同时，医生左手着力点向前上方推顶，手下可感觉到寰椎复位，并听到响声。

4. 临床表现与典型病例

（1）眩晕：眩晕是颈椎病中的常见症状，也是寰枢关节紊乱型颈椎病的首发症状。潘之清教授的研究表明，95%以上的患者有轻重不同的头晕，75%以上原因不明的头晕与寰枢关节紊乱有关，50%以上的头晕或头昏患者伴有视力、听力障碍。这主要是寰枢椎位置关系的改变，牵拉或刺激了 C_1、C_2 横突孔之间弯弯曲曲的椎动脉，引起椎－基底动脉供血不足所致。我们在临床上治疗了上百例以眩晕为主的寰枢椎紊乱型颈椎病患者，多数在手法复位后即取得明显疗效。

肖某，女性，壮族，22 岁，吉利大学学生。主因头晕、头痛伴双眼时常流泪 8 年余。于 2007 年 4 月 29 日初诊。患者在 8 年前曾有颈部外伤史，以后渐出现头痛头晕等症状。现症：主要为头痛头晕，并时常双眼流泪，颈部右侧斜方肌外缘有压痛，颈部活动尚可，余（－）。X线检查：开口位：寰齿间隙左宽右窄，C_2棘突右旋。治疗：手法整复后疼痛消失。

吴涤清先生一首"梅兰梅兰我爱你"唱红大江南北，因眩晕难忍住院治疗。和他聊起发病原因时说，我看过你的演唱会，你在唱歌时不仅是随着音乐翩翩起舞，而且会伴随着节拍左右甩头，时间久了，就难免出现寰枢关节紊乱了。后来在电视上看到他唱歌时，已经不再做头部转动了。

（2）头痛：寰枢关节紊乱不仅会影响椎动脉供血，而且也会牵拉、刺激从$C_{1/2}$发出的枕大神经而引起头痛。

刘某，女性，43岁。2008年9月4日初诊。主诉：右颞部头痛25年。患者25年来无明显诱因右颞部头痛、头晕、伴恶心，无呕吐，无耳鸣。颈项不适及上肢麻木等不适。于2008年9月4日来我院就诊。拍X线片示：寰椎关节脱位，寰枢关节间隙变窄。治疗：手法复位。拍片复查示：寰枢关节间隙基本正常。

一位曾获全国太极拳冠军的马老师头痛难愈，问她太极拳那么柔和，您怎么能损伤颈椎呢，她说原来是练长拳的，看来头部频繁快速的动作也能引起寰枢关节紊乱。

同学一位38岁的女亲戚，定居加拿大，从5岁开始就头痛一直到今。开口位示寰枢关节突关节左侧间隙变窄，诊为：寰椎左侧前脱位，只用手法复位成功，头痛当即消失。复位后晚上又疼1次，以后再未头痛。

（3）视力障碍：寰枢关节、寰枕关节发生错位，或C_{4-5}椎体发生位移时，椎动脉可直接受压或受刺激产生血管痉挛，出现椎－基底动脉血流量减低，当大脑皮层视觉投影中枢血流量低于视区脑组织正常代谢过程中的需要量时，则造成中枢性的视力障碍。我们治疗过视物模糊、飞蚊症、夜盲、短暂性失明等视力障碍的患者，多从寰枢椎下手。一位以头晕手麻住院治疗的患者，出院时他爱人双手握住我的手激动地说：感谢医生啊，十多年来每天夜晚我都得扶他去卫生间，这一次本来是治疗颈椎病的，没想到连他的夜盲也给治好啦。

（4）耳聋耳鸣：一般来讲，耳聋耳鸣的治愈率很低。一位年过五十的男性患者慕名而来，自诉耳聋耳鸣 5 天，和他说治疗这种病把握不大，但他很信任地坚持要求治疗，于是就为他拍了颈椎五位片，发现寰枢关节错位，手法矫正后，耳聋耳鸣有所减轻，一周后复诊时已痊愈。可见，有一部分听力障碍也与寰枢椎紊乱有关，其效果可能会好一些。

（5）感冒：颈椎既和上呼吸道"左邻右舍"，又和交感神经关系密切，临床上发现经常感冒的患者，多存在寰枢关节紊乱等颈椎病。当颈椎病治疗痊愈后，脉络通畅，交感神经恢复正常，不仅治愈了感冒，而且以后感冒也很少光顾了。所以，在临床上遇到易发感冒并按照内科常规诊疗少效者，应考虑到寰枢关节紊乱等颈椎病的因素。

（6）鼻炎：有人说过敏性鼻炎是交感神经型颈椎病的特殊临床表现。寰枢椎错位、颈部周围的软组织动态平衡失调时，极易牵张或因肌肉、筋膜、腱膜、韧带的紧张而压迫伤及颈上交感节或颅底（茎乳孔）的软组织，引起交感神经纤维或副交感神经纤维的刺激或压迫，而出现物理刺激性的神经兴奋或抑制，使所支配的器官机能发生障碍。若这种物理性刺激未能及时消除，关节错位的创伤将引起创伤性炎症而成为无菌性炎症水肿，此时神经受继发性炎症影响将持续较长时间的功能失调。不少上位颈椎失稳患者伴发过敏性疾病，尤以过敏性鼻炎多见。

（7）失眠：寰枢关节紊乱可压迫或刺激椎动脉、颈上交感神经节，导致椎动脉痉挛，椎－基底动脉供血不足，反射性地使大脑的兴奋性增高或影响到自主神经的次高级中枢——下丘脑的功能；此外，亦可能由于颈部肌肉痉挛、僵硬，导致颈曲改变，使颈部血管神经等软组织受到牵拉和挤压，造成交感神经功能紊乱和血管痉挛，从而影响大脑的供血，使脑内二氧化碳的浓度增高，进而中枢兴奋性增高，导致失眠。常出现日间头昏脑涨，精神疲惫，面色苍白，易瞌睡，但卧床又难入睡，头脑清醒无睡意。当寰枢关节紊乱得以矫正、颈项部肌肉筋膜得以放松，睡眠质量也就会得到改善。

（8）心悸：颈交感神经在其中亦起重要作用。颈椎间盘退变造成的颈椎生物力学改变而引起骨质增生，尤其是钩椎关节的骨质增生，造成了脊柱内外平衡失调，压迫或刺激颈部交感神经节和椎动脉周围的交感神经丛，通过心下与心中交感神经支产生内脏感觉反射，从而引起心前区绞痛，甚至造成心律失常。$T_{1~5}$椎旁软组织损伤及小关节错位也可直接或间接地刺激支配心脏的交感神经而引起心悸。所以，治疗的时候要颈椎胸椎一起治疗。

（9）脑外伤综合征：脑外伤后，医生和患者的注意力主要集中在受伤的头部，所以检查治疗都是围绕头部进行而常忽视颈椎的检查。马奎云教授临床研究发现，脑外伤后综合征，除少部分（10% ~ 15%）有轻度脑挫伤外，几乎所有病例均有寰枢椎半脱位，90%伴有颈椎间盘突出。由于错位的寰枢椎会刺激椎前颈上交感神经节而出现自主神经功能紊乱的症状，或牵拉横突孔上的椎动脉而引起脑供血不足的症状。

梁某，男性，34 岁，已婚，工人。主诉：头痛 1 年 8 个月。于 1990 年 5 月 17 日初诊。患者在 1988 年 9 月 14 日头部外伤，当时昏倒不省人事。清醒后遗留头痛、时轻时重，经中药、针灸治疗后时愈时发。1990 年 2 月患坐骨神经痛（右侧），经埋线（环跳、阳陵泉），同时埋大椎以治头痛。坐骨神经痛埋线后 1 周内微痛，1 周后疼痛消失，至今未复发。头痛于埋线后未痛，半月前开始疼痛又作。头痛心烦，记忆减退、性急易怒、痛处不定。诊断：脑外伤综合征（西医）；肝阳偏亢型头痛（中医）。治疗：埋线：大椎、颈夹脊 2 ~ 3、太阳。1 年后随访，未见复发。2009 年，与患者在大同到太原的大巴上不期而遇，问起头痛之事，他说一直未发。

（10）短暂性脑缺血：曾治疗一例老年女性患者，在陪同其丈夫住院期间，晨起突发眩晕，右半身麻木，并有右侧上下肢轻度无力，内科医生考虑其为缺血性中风，建议其做 CT 检查。笔者查房时，经触诊发现其 C_2 棘突偏歪，考虑其为寰枢关节旋转移位导致椎－基底动脉供血不足，当时试以手法整复后，其病若失。寰枢关节紊乱与短暂性脑缺血有多大关系，值得我们深入研究。

（11）半身麻木：临床上有许多半侧面部麻木或者半侧躯体麻木者，很难有明确的诊断和有效的治疗。如果检查有寰枢椎错位并加以矫正，常常能取得意想不到的效果。某患者自诉左半侧肢体感觉异常，嘴角歪、流口水，左半身麻木不适，运动尚可，生理反射存在、病理征未引出。X 线摄片显示寰枢关节紊乱，寰齿间隙左右不等宽，寰枢关节突关节间隙消失，诊断为寰枢关节紊乱型颈椎病（寰椎前脱位），中医称作小中风。为其做针刀松解三穴五点，手法用定点旋转上提复位法，术后即觉诸症皆失，拍 X 线开口位前后对比：寰齿间隙左右等宽、寰枢关节突关节间隙已正常。1 年后随访，未见复发。

（12）缺血性脑血管意外：认识和治疗缺血性脑血管意外是着眼于解除椎枕肌的痉挛、水肿，改善寰枕关节的紊乱，从而解除或缓解对椎动脉和第一颈交感神经节的压迫和刺激，改善脑部供血状况。在治疗缺血性脑中风之急性期和恢复期中，有两点成效是肯定的：①有利于消除形成缺血性脑中风的危险因素；②解除了椎动脉的受压，改善了椎-基底动脉供血和颅内血流灌注，对颅内坏死软化灶有加速吸收、恢复作用，同时有利于建立侧支循环。实际上，从这点来看，出血性脑血管意外在急性期过后，从这方面去考虑治疗，也可以取得一定的疗效。我们治疗过除蛛网膜下腔出血外的其他脑血管意外患者，有的完全恢复正常、有的效果不理想。这和出血量的多少与压迫的部位，或者血栓的大小与堵塞的血管部位以及治疗的及时、正确与否等多方面因素有关，不是单靠改善椎动脉供血就都能够解决的。

（13）脊髓型颈椎病：在湖北蕲春治疗一位年近七旬的何先生，头晕、颈肩部疼痛、腹部有束带感、步态蹒跚、不敢快走、MRI 提示颈椎管狭窄，当地医院诊断为脊髓型颈椎病，建议其手术治疗，患者不愿接受。又惧怕针刀，只愿意接受针灸和手法治疗。经 5 次针灸推拿并行颈椎整复手法和按压伏冲脉后，患者头晕、颈肩痛消失，双下肢自觉有力。河北邯郸一位行医 30 多年，从事针刀 10 多年的老大夫，在山西中医学院外科医院观摩学习后，不几天就打电话来说：按照三穴五点法针刀松解，治好了一例脊髓型颈椎病。

（14）根型颈椎病手麻：我们临床发现，有些患者在矫正了寰枢关节后，手麻也就消失了。手麻一般认为属于下颈段病变，这可能是通过矫正寰枢关节紊乱，使得附着在 C_{1-2} 横突和 C_2 棘突上的肌肉筋膜恢复到了正常的解剖位置，原来颈项部纵向紧张短缩的肌群得到了松弛，椎间隙与椎间孔没有原来那么狭窄，与牵引的作用相同，解除或减轻了对神经根的压迫，所以上肢的麻木疼痛也就消失了。

（15）脚肿：在太原某医院遇到一例两脚水肿的患者，几乎走遍省城各大医院与风湿专科医院，各种检查都正常，用过多种治疗方法，就是不见效。问其嗜好，他说已经退休，喜欢钓鱼，在河边一坐就是半天。久在河边坐，哪有不湿脚。当他久坐静下来时，寒湿之气就从脚下侵入人体，日久天长，湿聚成病。湿性重浊走下为阴，脚为阴之下极，两阴相合，同类相求，所以两足肿胀难愈。第一次治疗，只做了寰枢关节矫正手法。第二次复诊，患者高兴地说，搬了脖子后第二天早晨起来，发现脚肿消了一半。于是就用火针、针刀等治疗1个多月后痊愈。过了几天就介绍来一位和曾经和他一起住院的病友来治疗脚肿。

脚病治颈项，这从西医来讲，是不好解释，那就用中医的远道取穴来理解吧："头面之疾针至阴，腿脚有疾风府寻。"

（16）二便失禁出虚恭

田某，男性，91岁，蕲春县人。主诉：自2008年3月某日晚小便时摔倒后大小便次数增多，几乎几分钟1次，解时又排不出大小便。2008年8月21日出诊，看了五位片后发现寰齿间隙左右不等宽，寰枢关节间隙变窄，即用手法复颈椎位，当晚患者只起来便2次，第二天、第三天又针、灸。因我返回太原，走前嘱蕲春聂医生、童院长继续针和灸，从8月23日治疗至9月2日。从此后，大小便恢复正常。

（17）植物人

一将军母亲，因左侧大面积脑出血住入某医院，从死亡线上抢救过来，但昏迷不醒、已成植物人，在ICU继续治疗。早晨一上班，ICU主任先汇报了病情，并介绍说，现在安排两位医生在为她针灸，一看他们针刺的穴位很好：内关、三阴交等，这是石学敏院士的取穴法，我说：可以行行针吗？他们很谦虚地说：快到时间了，可以起针，您重新来针。我说：不用起针，就在那两个穴位上微调了一下方向：针尖刺向头侧，刚捻转了几下，患者的左眼就突然睁开了，大家好不高兴啊！看着患者的头脸一直偏向左侧，就问：能不能暂时取下氧气管，把床头挪开，护士长说：可以，马上就取掉氧气管和床头护栏，把床向外拉开。我坐在床头前，用手一摸：枢椎棘突左偏、椎体右旋，于是就用朱老师的两点一面复位法，随着一声清脆的复位声，患者又睁开了右眼。

下午5点多，又为她做了第二次针灸。酉时是足少阴肾经气血旺盛之时，借天时以助人力，行针期间，右侧手脚开始有大幅度的抽动。第二天上午上飞机前又针了1次。过了10多天，将军来说，她母亲前天清醒过来了，和护士长说话并感谢，还要求和他儿子通了电话。又过了 1 个多月，老人就痊愈出院回家了。当然，这也与医院的救治方案及时有效直接相关，针灸、手法只是起到一个协同治疗的作用，但矫正寰枢椎、改善椎动脉供血也发挥了重要的作用。

（18）寰枢关节紊乱高发原因简析

龚某，男性，48 岁。病例号：1000475。于 2002 年 10 月 2 日因头晕目眩、天旋地转 5 年以"颈椎病、寰枢关节紊乱"收入院。先后进行两次颈椎软组织针刀松解术，配合手法整复。于 10 月 11 日痊愈出院。

该患者两个儿子也都有寰枢椎紊乱的问题。其小儿子打篮球跳起时与人相撞倒地，当即出现寰枢关节半脱位。由人搀扶来我院求诊，经手法整复后当即恢复正常。大儿子多年头痛、头晕的症状也是经过整复寰枢关节后治愈的。更有意思的是他的两个儿媳也都患有寰枢关节紊乱，并经手法治愈。如果说父子三人同患此病，可能有家族遗传倾向，但是这种判断不能很好地解释两个儿媳的现象，这说明寰枢关节紊乱的发病是相当普遍的。

该病发病率高的原因很多，有不少患者的发病可追溯到儿童及学生时代轻微的外伤，如游戏和体育运动中的翻跟头、垫上运动等造成颈部扭伤，因为不在意或者不敢和家长诉说而被忽略。更有甚者，在胎儿通过母亲的骨性通道，尤其是难产时，就已经发生了寰枢关节的错位。俄罗斯著名脊椎病专家尼古拉·阿莫索夫提出，科学统计证明 80% 的胎儿出生时，寰枕关节和寰枢关节是半脱位状态。出生后由于较长期间处于平卧，大部分损伤都得以恢复。如没有得到重视和及时的治疗，随着年龄的增长就会出现临床症状。成人发病多与工作、学习、姿势、生活的不良习惯、交通事故、外伤等引起。大部分都有长期低头侧偏累积性劳损病史，如学习、工作、打电脑、打麻将等。也有躺在沙发上，以沙发扶手当枕头看电视、睡觉，或长期使用高枕睡眠所致。现在随着交通工具的激增，车祸引起的颈椎损伤及颈脑综合征日渐增多。所以，平时加强安全教育就显得非常重要。

第九章　串雅奇效

　　针灸治病，常有立获奇效者，其中不少案例，看后令人拍案称绝。看完本章之后，你不要不信，因为这些病例都是笔者亲手所治，个个有案可稽；但也不要过信，因为这些毕竟是典型个案，有的可以重复验证，有的即使让本人再治这样一例，也恐怕难获如此奇效。摘出列此，不唯雅士茶后一笑，只愿初学励志向上。

一、古法取穴初试锋芒，盗汗三载一次见效

　　在雄浑的大青山之北，四子王旗库伦图，到处是绿油油的莜麦、小麦，被那一簇簇紫色的、白色的山药蛋花点缀着，又被那一片片金黄色的油菜花分割开来，夏日的阳光往那连绵起伏、色彩绚烂的坡地上一照，蜿蜒曲折的大清河宛若玉带般地一缠一绕，那真是一幅美丽壮观、动感十足的山水画。1977 年到此为堂兄治病，他患盗汗 3 年多，寐时汗出，醒则汗收，面色苍白，常觉乏力，曾吃药打针，总难见效。当时自学针灸，查查书上有古人配穴成方：自汗，取合谷、复溜；盗汗，取阴郄、复溜。于是为其针刺双侧阴郄、复溜，留针 1 小时。第二天晨起喜告：昨晚没有盗汗。3 年痼疾，一诊即愈。随访 10 年，疗效巩固。那是 1977 年的事情，对于后来坚定学习针灸的信心影响很深。

二、先泻后补吸纳双调，肺肾并治分步定喘

　　杏儿沟没杏，但在春天可赏山桃花，秋天能尝沙棘果，夏天无须灭蝇蚊，冬天围炉话古今，别是一番景象情趣。在杏沟医院曾治霍某，男，60 岁，杏儿沟煤矿学校会计。患慢性喘息性支气管炎 10余年。面白形瘦，性急多言，乃阳气易动易耗之体。昨因外感引动宿疾，身无寒热，呼长吸短，喘促不得卧，肺有痰鸣音，舌下静脉紫暗，证属肾不纳气，肺失宣降。喘作则治标，当以祛邪降逆为先。泻鱼际，双手同步行针，刺膻中针尖向下并留针，呼吸正常后出针。调转膻中之针尖向上，缘邪逆以平，当补元气，虚则补其母，故取太渊；补足三里（左）以资生化之源，寓培土生金之意；补太溪

（右）以养元气之根，助肾脏纳气之用。留针半小时，起针时针下沉紧，知是阳气隆至之征，病人浑身发热，精神亦增。次日特来要求再针以补元气。

三、振奋阳气针刺夹脊，老年驼背昂首挺胸

阳方口是明长城重要关隘，东靠长方山，西傍恢河，有"山西镇中路第一冲口"之称。顾祖禹曾说："大同有事，以重兵驻此，东可以卫雁门，西可以援偏关，北可以应云朔，盖地利得也。"1990年坐诊某医院，治患者胡某，女，66岁，于1990年12月21日因肩臂痛就诊。弯腰驼背，面朝地下。查胸9～腰2明显向后凸出。先针胸9～腰2夹脊穴，继针大椎，施热补法，左手掌向前推按病变部位，约1分钟，头抬腰直，弯曲部位明显变直。嘱其回去坐、立保持直立姿势。次日来诊言，腹部肌肉疼痛绷急，为针中脘、气海、足三里、绝骨。三、四诊治疗同第一次。共4次后，疼痛消失，腰直如常。患者欢喜非常，自觉又高了一截，可以昂首挺胸了。原来为治肩痛，没想到同时治好了5年的驼背。一时间竟成了当地一大新闻，引得患者如潮而来。

四、难治中风火针点刺，卧床三月翌晨下地

晋祠工人疗养院，是一个坐落在风景秀丽的天龙山下的苏式风格建筑。该院原西医某科金主任患中风，求治于我，欣然应允。于是就到他家里，望其形体略胖，面色发白，说话尚有底气，淡白舌、水滑苔，六脉和缓，沉取有力。他妻子说已经卧床3个多月，吃饭大小便都在床上。患者神志清晰，谈吐自如。查其左下肢肿胀，尤以小腿下1/3肿胀明显，指压有可凹性水肿。曾经做过很多治疗，包括中医、西医、针灸、推拿、气功等，问其用过火针没有，他说：没有。于是，就选用火针治疗。取穴：百会、曲鬓、风池、大椎、肩井、肩髃、曲池、合谷、环跳、阳陵泉、绝骨、昆仑、丘墟、太冲，从上往下，细火针点刺不留针，针后嘱其3天针眼不可见水。

第二天凌晨，金主任老伴高兴地前来告知，老金早晨下地行走了！并说，昨晚左脚上的针眼一直流水到天亮，她不停地擦了一晚上，湿透了一包卫生纸。

五、俞募相配手针抽泻，肝脏肿大即时回缩

　　李文荣老师见到针灸治疗乳腺增生、扁担疙瘩效果不错，就问能不能用这个原理治疗肝脏肿大，我说 1990 年在某中医院曾经治疗过一个老年妇女，当时一位参加学习班的西医院长亲手触诊检查，治疗前肝大在剑突下 5 指，针后即回缩到剑突下 2 指。

　　他说乌鲁木齐火车站军代表，是正师级干部，所以要有把握才行。我说那就去试试吧。李主任亲自动手做物理检查，结果是肝脏肿大，在锁骨中线肋缘下两指处可触及。先针背俞穴，刺肝俞、膈俞，不留针，再嘱患者平卧，留针中脘、梁

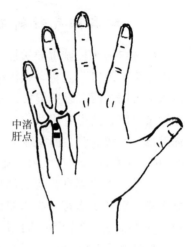

图 9 - 1　肝点

门、期门，最后针刺治疗肝肿大特效穴——肝点（图 9 - 1，穴在中渚近心端下 5 分，见朱振华《手针新疗法》）。

　　针肝点时，用抽拉病气法，当时肿大的肝脏就回缩，李主任再一检查，在肋弓下已经摸不到了。李主任连着说不可思议。从西医角度来看是有点费解，可让中医来说道理很简单：这就是气化理论的具体应用。

六、天旋地转不敢翻身，针刀松解眩晕立止

　　巢湖银屏山大秀圆通禅寺某禅师，修行精进，在三祖寺闭关期间，出现头晕，自觉身体与周围都在转动，只好出关就医，先去合肥、后到南京，眩晕终不得解。经人介绍到针刀专科住院治疗。

　　患者头晕与体位有关，头向左侧转动时则马上出现天旋地转般眩晕，C_2 棘突偏斜、棘突两侧压痛以左侧较重，双侧肩胛提肌止点压痛。$C_{1/2}$ 正位片示寰齿间隙左窄右宽，C_2 棘突左偏，颈椎侧位片见寰枕间隙消失。诊为寰枕寰枢复合体紊乱。先后两次松解寰枕间隙、C_2 棘突两侧、大椎、双侧肩胛骨内上角等处，手法牵引扳拉使寰枕间隙软组织松弛，定点旋转上提复位以矫正枢椎侧偏。第一次治疗

后眩晕大减，第二次治疗后，症状基本消失。尚有少许不适，嘱其回山静养。3年后去寺院小住，师父说回来后一直很好，还专程陪我们去游巢湖。

七、宝刹门前急救晕厥，提拿肩井当下醒神

宝峰寺位于靖安县宝峰镇，为江南著名古刹，周围层峦叠嶂，危岩壁立，树木葱茏，山川回合，背靠宝珠峰，面临北河水，左右两山环抱，正面七岭奔来，俗称九龙聚会之地，气势灵奇。唐贞元四年（公元788年）马祖道一禅师在此圆寂。

顿雄师父专程陪我们去给知客师治疗腰痛，中午时分，有一游客突然昏倒在寺院门口。闻其酒气满身，望其两眼紧闭、牙关紧咬、双手握固，扒开两眼，瞳孔未见散大，压眶上切迹反应迟钝。问其同行3人，说刚刚漂流后吃肉喝酒，想来寺院看看，没想到刚到门口她就突然倒下、人事不省。刚才有一位医生掐人中、合谷，没有反应。于是就蹲在患者头前，双手用力提拿肩井，拇指与食指、中指对掐，连拿3把，只听得那女子大叫一声，醒了过来。

中医急救，大家都知道掐人中的方法，其实拿大筋也可起死回生：提拿患者肩上、双腋前下方、两大腿根部大筋，使劲提拿几下至患者苏醒。

八、长针通经蠲除久痹，凝神驭气赶跑寒邪

普宁观音庵义众师，满族镶黄旗，出家多年，清修精进，曾在海拔4km以上的青藏高原跟随上师修密多年。只因年高，不耐山上风寒侵袭，致身上多处疼痛，两腿冷痛尤甚，只好驻锡广东。颈肩腰背痛点分别用火针、小针刀治疗，最后治疗两腿疼痛发冷。为针代秩边，触电感下传至脚趾，然后将针稍上提，施以热补手法向里压针，患者感觉到一股热气从上往下走，过了膝关节速度变慢，慢慢地传到踝关节，过了踝关节就更慢了，那热流就像虫子爬似的一点一点地到了脚趾头，老人高兴地说，体内的寒气排出去了。这时助手一看我，已是面色变白、汗珠直往下掉。

九、人参进补贵在适宜，长幼虚实务要分清

凤凰山位于深圳市宝安区福永街道凤凰村，属粤东沿海莲花山

系，清朝列为新安八景之一。清康熙年间《新安县志》记载："凤凰岩，在茅山之北，巨石嵯峨；广数丈，洞澈若堂室，相传有凤凰栖于内，故得名。"山下凤凰古村是文天祥族人后裔的祖居和民居，始建于宋末元初大德年间。山顶立有迄今600余年的凤岩古庙是文天祥曾孙文应麟为了纪念那位"人生自古谁无死，留取丹心照汗青"的文天祥所建。

山上一位年逾九旬的老和尚，昏迷了三天三夜，已准备后事。陈总告知去见最后一面：观其面色红润、牙关紧闭，测其鼻息微若游丝，诊其寸口若有若无但沉取有根。细问左右服侍之人，说：德高望重的老人已病月余，看望的弟子们纷至沓来，各种滋养补品轮番进食，尤以人参大补元气，日日频饮，三天前突然昏迷不醒，水米不进，只好预办后事。遂用中指开耳窍以通心肾交泰之气，针刺内关唤醒君主神明，数分钟患者眼开神清、坐起说话，继与好友龚富华为他推拿按摩以疏通经络气血，约半小时后下地行走。

又汕头佩如之子，广州大学学生，失眠、易激动，面上、背部长满痤疮，曾去多家医院经中医、西医诊治，少效。问其学习情况、生活习惯等，他说自从上大学，母亲认为学习过度用脑，让他每天服用人参。原来是过用人参之弊，嘱其无须治疗，从即日起停服人参。一个月后其母特来致谢，喜告一切正常。

两个案例，一老一少，皆因服食人参不当而致。少者血气方刚，父母疼爱有加，每天服用人参，让我们见识了"人参综合征"，以免日后也犯实实之戒。老者天年将近，气血阴阳俱不足，适度补益无可非议，当予阴中求阳、阳中求阴，然过用大补元气之人参，以致阳气升腾，下元摄纳无根，遂成下虚上实、气机逆乱之大厥。可见药之利弊，全在操之当否，为医可不慎乎！